清热解毒法
治疗大肠癌的基础研究

林久茂　彭　军　**主编**

科学出版社

北京

内 容 简 介

本书共六章，依次为大肠癌的流行病学及现状，大肠癌的诊断、分级与治疗，大肠癌研究模型，清热解毒中药的药学与药效学研究，清热解毒中药抑制大肠癌的作用机制研究，清热解毒中药的增效减毒作用研究。重点围绕大肠癌细胞增殖和凋亡、血管新生、干细胞、细胞转移、淋巴管新生、多药耐药、化疗肠道损伤及免疫调控等方面，较系统地阐述了白花蛇舌草、半枝莲、夏枯草、败酱草、清解扶正颗粒、片仔癀等清热解毒中药或中成药治疗大肠癌的药效作用及分子机制。

本书可为从事中医药抗肿瘤领域的广大研究者和医务工作者提供借鉴与参考。

图书在版编目（CIP）数据

清热解毒法治疗大肠癌的基础研究 / 林久茂，彭军主编 . —北京：科学出版社，2021.4

ISBN 978-7-03-068603-9

Ⅰ.①清…　Ⅱ.①林…②彭…　Ⅲ.①大肠癌－中医治疗法－研究　Ⅳ.①R273.53

中国版本图书馆 CIP 数据核字（2021）第 066462 号

责任编辑：鲍　燕　孙　曼 / 责任校对：王晓茜
责任印制：肖　兴 / 封面设计：北京图阅盛世文化传媒有限公司

科学出版社 出版
北京东黄城根北街16号
邮政编码：100717
http://www.sciencep.com

北京九天鸿程印刷有限责任公司 印刷
科学出版社发行　各地新华书店经销

*

2021年4月第 一 版　开本：787×1092　1/16
2021年4月第一次印刷　印张：16 3/4
字数：395 000
定价：168.00元
（如有印装质量问题，我社负责调换）

本书编委会

主　编　林久茂　彭　军

副主编　陈武进　曹治云　赵锦燕　林　珊　冯建国　陈　曦

编　委（按姓氏汉语拼音排序）

蔡巧燕　福建中医药大学	林明和　福建中医药大学
曹治云　福建中医药大学	林榕波　福建省肿瘤医院
陈　曦　中国人民解放军联勤保障	刘建鑫　福建中医药大学
部队第九〇〇医院	卢丽莎　福建省人民医院
陈达鑫　福建中医药大学	彭　军　福建中医药大学
陈妹钦　福建省人民医院	任丽萍　福建省人民医院
陈武进　福建省人民医院	尚海霞　福建中医药大学
褚剑锋　福建中医药大学	沈阿灵　福建中医药大学
方　翌　福建中医药大学	孙海燕　福建省人民医院
冯建国　浙江省肿瘤医院	魏丽慧　福建中医药大学
关建华　福建中医药大学	杨　升　福建省协和医院
华杭菊　福建省人民医院	张　铃　福建中医药大学
黄　彬　福建中医药大学	赵锦燕　福建中医药大学
林　珊　福建中医药大学	郑　燕　福建省人民医院
林久茂　福建中医药大学	

主 编 简 介

林久茂　1975年2月生，福建尤溪人。博士、研究员、博士研究生导师，福建省高等学校新世纪优秀人才。1997年7月毕业于中国协和医科大学医学实验技术专业；2010年12月获福建中医药大学中西医结合基础专业医学硕士学位；2016年7月获福建中医药大学中西医结合基础医学博士学位。2014年11月至2015年3月为美国凯斯西储大学医学院访问学者。

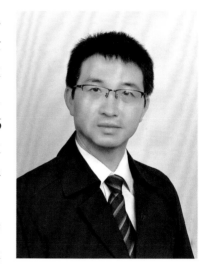

　　现任福建中医药大学中西医结合研究院肿瘤研究所所长、福建省高校中西医结合基础重点实验室主任、国家中医药管理局"细胞生物学"科研三级实验室主任。现为福建中医药大学研究生导师团队"中西医结合肿瘤研究导师团队"负责人，福建省"中西医结合高峰学科"中西医结合肿瘤学科带头人，福建省中医药学会肿瘤学分会副主任委员、福建省抗癌协会中西医整合肿瘤专业委员会副主任委员、中国中西医结合学会科研院所工作委员会秘书长、中国免疫学会中医药免疫分会委员、中国中西医结合学会实验医学专业委员会委员、中国老年学和老年医学学会肿瘤康复分会食管癌专家委员会常务委员、福建省中医肿瘤多学科联盟专家顾问、福建省中西医结合学会监事会监事、福建省中医药促进会监事等，*World Journal of Gastrointestinal Oncology*、*Asia-Pacific Journal of Life Sciences*杂志编委。

　　自2009年起从事中西医结合肿瘤基础研究，主要研究清热解毒类中药治疗肠癌、胃癌、肝癌等消化道肿瘤的作用机制。先后主持国家自然科学基金面上项目2项，福建省自然科学基金4项及卫生健康委员会、教育厅等多项课题。以第一作者或通讯作者发表SCI源论文48篇。申报国家发明专利9项，其中已授权3项。研究成果获福建省科技进步奖三等奖、中国中西医结合学会科学技术奖二等奖、中国中西医结合学会科学技术奖三等奖。

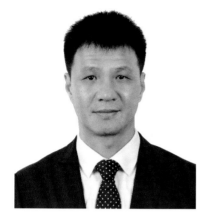

彭 军 1969 年 11 月生，安徽芜湖人。博士、研究员、博士研究生导师。1993 年毕业于第二军医大学临床医疗专业；2007 年获得美国俄克拉荷马大学生化和分子生物学专业博士学位；博士毕业后赴新加坡国立大学生物科学系从事博士后工作；2009 年 7 月作为"海外高层次引进人才"进入福建中医药大学工作；2011 ～ 2014 年师从国医大师陈可冀院士从事中西医结合博士后研究。

现任福建中医药大学医学实验中心主任，兼任中西医结合研究院副院长、中西医结合学院院长、福建省中西医结合老年性疾病重点实验室主任等职务。享受国务院政府特殊津贴，福建省海外高层次创业创新人才（百人计划），政协第十二届福建省委员会委员，农工党福建省第十二届委员会常委，农工党福建中医药大学总支主委。兼任中国中西医结合学会科研院所工作委员会主任委员、中国医师协会中西医结合医师分会常务委员、中国医师协会中西医结合医师分会基础与转化医学专业委员会主任委员、福建省中西医结合学会副会长、中华中医药学会肿瘤分会委员会常务委员等多个学会常委或委员，以及 *Chinese Journal of Integrative Medicine*、*Oncology Reports* 杂志编委。

自 2009 年 7 月作为"海外高层次引进人才"引进至福建中医药大学工作以来，一直致力于中西医结合防治心血管疾病、肿瘤重大慢性病研究。共带领团队先后获得各级各类课题 60 多项，其中国家自然科学基金 15 项；在 *Cancer Research*、*Clinical Cancer Research*、*Oncogenesis* 等杂志发表 SCI 源论文 100 余篇；申报发明专利 9 项，其中已授权 3 项。研究成果获得中国中西医结合学会科学技术奖二等奖。

杜　序

　　中医药是肿瘤综合治疗或绿色治疗的重要组成部分，与现代西方医学互相补充，结合并用。中医药辅助治疗肿瘤临床疗效显著，可减轻肿瘤患者的临床症状、减轻放化疗的毒副作用及靶向治疗的不良反应、改善患者的生存质量。因中医药治疗肿瘤的自身特点和独特优势，不仅被广大肿瘤患者接受和青睐，而且得到了广大肿瘤医务工作者的认可，同时备受国内外肿瘤领域专家、学者的广泛关注。

　　肠癌是常见的消化道恶性肿瘤，近年来其在我国的发病率和死亡率不断升高，严重威胁人们的生命健康。清热解毒法是中医药治疗大肠癌等恶性肿瘤的重要治法之一。该书详细介绍了中西医结合肿瘤基础研究的方法与思路，并重点围绕大肠癌常用清热解毒中药白花蛇舌草、半枝莲、败酱草、夏枯草，以及清解扶正颗粒、红藤复方及福建特色名贵中成药片仔癀等，运用现代研究技术系统地阐述了其治疗大肠癌的药效作用及分子机制，为明确清热解毒中药治疗大肠癌的物质作用基础提供了有力佐证，为临床清热解毒法于大肠癌方面的进一步应用提供了可靠的依据。

　　相信该书的出版能为从事中医肿瘤及中西医结合肿瘤领域的广大医务工作者和研究者提供有力的借鉴与参考，有助于中西医结合肿瘤学术的传承、创新和发展，有助于中西医结合学科的人才培养。

　　相信随着现代科技的日新月异和中西医结合研究的不断深入，中医药防治肿瘤必将涌现更多优秀的成果，推动中医药、中西医结合事业的不断发展，为人类健康事业发展做出更大贡献。

　　是为序！

杜建

2020 年 12 月 12 日

前　言

大肠癌（colorectal cancer，CRC）包括结直肠癌，是最常见的消化道恶性肿瘤之一，我国大肠癌的发病率高居世界消化道肿瘤的第二位，其死亡率居第五位，每年死亡的患者约占全世界癌症相关死亡人数的 25%。近年来，我国随着老龄化人口的不断增加及生活方式和饮食结构等习惯的改变，大肠癌的新增发病率及其死亡率每年都在不断递增，每年递增率高达 4.71%，远超 2% 的国际平均水平，且有年轻化趋势，严重危害人类的生命与健康，同时给社会和患者家庭造成了严重的经济负担。大肠癌目前治疗方法广泛多样，早期肠癌以手术治疗为主，晚期及术后复发、转移的患者则以化疗、靶向、免疫治疗为主，化疗及靶向治疗可改善其症状，控制肿瘤生长，延长患者总生存期，但治疗副作用大，给癌症患者造成严重的身体和心理负担，很多肠癌患者因难以耐受各种副作用从而失去治疗信心，进而拒绝积极抗肿瘤治疗。近年来，各种临床研究证实采用中西医结合治疗，如中医药联合化疗治疗晚期大肠癌，能预防和减轻化疗药物不良反应，提高肿瘤化疗效果，提高患者生活质量，延长患者生存时间，实现带瘤生存。

大肠癌属中医学"肠覃""癥瘕""肠癖""肠积""脏毒""积聚""锁肛痔"等病症范畴，肠癌中医病机以"湿热蕴毒下迫大肠、热伤肠络、毒邪成痈"和"正气不足、后天脾胃亏虚、脏腑机能失调、气虚血瘀、气滞痰阻、癌毒内生"为主要病机。此外，化疗和靶向治疗造成的不良反应也是毒，属于药毒。可见，"热毒""癌毒""药毒"是导致肠癌发生、发展及其临床疗效不佳的重要因素，因此治疗大肠癌，应以"清热解毒、消痈散结"为主要治则。同时，在此基础上予以扶正固本，可使毒解（祛邪）而不伤正。

中医药治疗疾病，因其具有"多成分、多靶点、多途径与注重整体调节"和"毒副作用小"等特点，在肿瘤学研究领域引起了越来越多的关注。但中药治疗疾病的作用机制和物质基础不明确，以及质控体系不完善等原因，在一定程度上限制了中药在临床中的推广应用，有待广大医务工作者和科技工作者去努力解决，切实把中医药这一祖先留给我们的宝贵财富继承好、发展好、利用好。为此我们听取多方面意见和建议，博采众长，经过一年多的梳理、归纳与总结，编著本书，期望能为从事中医药抗肿瘤研究领域的广大学者和医务工作者在研究思路及研究技术方法上提供借鉴和参考。

《清热解毒法治疗大肠癌的基础研究》一书是福建中医药大学中西医结合肿瘤学科基础研究工作的总结，同时回顾、参考了国内外的相关研究成果。本书内容主要包括六部分，共分为六章。首先，介绍了大肠癌的流行病学、现状及其诊断、临床分级与临床治疗，以使读者对大肠癌能有个基本和整体性的认识。其次，介绍了大肠癌研究常用的细胞与动物模型，以及基于我们团队的前期研究成果，以白花蛇舌草、半枝莲、片仔癀等清热解毒类中药为例介绍中药的药学与药效学研究方法。随后重点围绕大肠癌细胞凋亡和增殖、血管新生、干细胞生长、细胞转移及淋巴管新生等方面，较系统地阐述了白花蛇舌草、半枝莲、夏枯草、败酱草、清解扶正颗粒、片仔癀等清热解毒类中药抑制大肠癌的作用机制。最后围绕逆转耐药、减毒作用和免疫调节等方面揭示该类中药的增效减毒作用优势及其作用机制，为临床应用该类中药治疗大肠癌等恶性肿瘤奠定实验基础并提供理论依据，并为探索中药治疗肿瘤的科学内涵开展相关研究奠定基础。

此外，片仔癀抑制大肠癌的详细研究结果已写在《片仔癀基础研究与临床应用》一书中，本书仅做简要概述，不再详尽介绍，一些新的研究发现本书做了详细阐述，特此说明。

本书编著得到福建中医药大学中西医结合学科的大力支持和帮助。在中国科学院资深院士、福建中西医结合研究院院长陈可冀教授的关心下，由福建中医药大学中西医结合肿瘤学科成员及福建省人民医院、浙江省肿瘤医院、中国人民解放军联勤保障部队第九〇〇医院、福建省协和医院、福建省肿瘤医院等从事中西医结合临床与基础工作的专家学者共同编写。感谢为本书编写提供各种帮助和建议的各位专家、各位同仁！

编写本书对我们是一种压力和挑战。尽管我们尽心尽力了，但由于我们水平、能力和技术有限，定有不足，书中不足之处在所难免，恳请批评指正！

林 彭

2021 年 2 月 4 日

目　　录

第一章
大肠癌的流行病学及现状

第一节　大肠癌的流行病学

大肠癌在我国是常见恶性肿瘤且近年发病率持续上升，农村发病率低于城市，在大城市，其发病率已居各种恶性肿瘤的第二位，如在上海其发病率已居男性恶性肿瘤第三位，在女性恶性肿瘤中仅次于乳腺癌，居第二位，从趋势上看，大肠癌发病率在今后很长一段时期内将稳步上升，成为我国最常见的发病率上升的恶性肿瘤之一。

2018年，美国癌症学会预计结直肠癌在美国男、女新发病例和死亡病例中位居第3位。2017年《中国大肠癌流行病学及其预防和筛查白皮书》显示，结直肠癌居恶性肿瘤发病率第3位，死亡率居第5位。如能早期诊断则可提高结直肠癌患者的生存率，早期大肠癌患者的5年生存率超过90.0%，而转移性结直肠癌患者的5年生存率仅为14.0%。

大肠癌是世界上最常见的恶性肿瘤之一，也是发达国家癌症相关死亡的常见原因之一，在老龄化人群中发病率越来越高。这种疾病转移形式的患者生存和治疗选择仍然相对较差。与癌变相关的细胞自主遗传和表观遗传变化，以及沿着结直肠癌序列的逐步和连续进展，在过去的几十年里得到了深入的研究。同时，人们对肠道微生物群落这种癌症实体的发生和进展的影响越来越感兴趣。压倒性的证据表明微生物群落是发生大肠癌重要、潜在的诱因。微生物群落的干扰可能导致上皮屏障功能的损害、上皮自我更新的失衡、DNA损伤和免疫反应的改变，从而促进肿瘤的发生和发展。

大肠癌是消化系统常见的恶性肿瘤之一，近年来我国大肠癌发病率呈现上升趋势。研究资料显示，大肠癌发病率随着年龄的增长逐渐升高，每年递增约4.2%。在2012年诊断的全球1 361 000例大肠癌中，中国大肠癌的新发病例数达到253 000例，占全球大肠癌新发病例的18.6%，作为全球大肠癌新发病例最多的国家，积极开展肿瘤防治对策，对降低中国大肠癌的发病率和死亡率具有重要的意义，在制订具有中国特色的防治对策时，既需要结合中国大肠癌的流行病学特征，也需要积极应用欧美发达国家在大肠癌筛查中的既得经验，节省摸索时间和费用，因此对全世界大肠癌进行流行病学研究，能够帮助政府制定流行病学筛查策略，预算相关人力物力的投入，并开展相关流行病学及临床基础研究。

可惜的是，目前整个中国在大肠癌领域仍然缺乏足够完善的流行病学数据库及数据系统，对全国大肠癌的流行病学特征难以获得可信赖的分析结果，以致难以制定在全国具有普遍适用性的相关政策和筛查普查方案，而在东南沿海发达城市，如北京、上海、广州等地，以地区为主的流行病学数据相对比较完备，其分析结果具有局部地区适用性，由于大肠癌被认为是一种生活方式疾病，对其分析所得的结论对周边其他具有类似生活方式的地区亦具有重要的参考价值。

第二节　大肠癌的西医发病机制

一、大肠癌病因

1. 地理差异　环境和遗传因素可能是结肠癌发病的主要影响因素。遗传易感性可能是基于环境因素之上而发挥作用。其依据可以从世界各地发病率的不同得到解释。此外，从低危国家向高危国家的移民发病率明显增加。移居美国的日本人，其第一代移民中大肠癌死亡率比本土日本人增加 3 ~ 4 倍，因此无法仅用遗传学来解释上述资料，其中最有可能的致癌因素是饮食。其他自低危地区向高危地区移民（如波兰、瑞典向美国移民），在新的生活环境中，大肠癌发病率迅速上升，但是稳定在一个低于所移居国普通人群发病率的水平，也证明环境因素的重要作用。

2. 饮食因素　有足够的证据表明，饮食因素特别是动物脂肪、纤维素、动物蛋白等在大肠癌的发病中发挥重要作用。大肠癌是进食高动物脂肪（尤其是牛肉）人群的社会病，有人推论，由于高脂饮食造成的胆酸、胆盐、中性类固醇向肠道排出增加，或被某些肠道细菌降解为致癌原所致。动物实验亦提示，如果胆盐池增大，或将胆汁改道至大肠的不同部位则可诱发肿瘤形成。在人类，大肠腺瘤和大肠癌患者十二指肠内的鹅去氧胆酸量明显增加，且与腺瘤发生的高危因素如腺瘤数目、体积、异型增生程度及绒毛成分等均有相关性。游离脂肪酸和胆汁对上皮组织均有直接毒性作用。

饮食中纤维的作用仍有争议，已有证据表明纤维摄入与大肠癌呈负相关；低纤维饮食者，粪便在肠道中通过时间延长，致癌物与黏膜接触时间延长。此外，纤维可以降低粪便 pH。在美国，普通人群的粪便 pH 高于食素人群，而后者仍高于非洲的普通人群。粪便酸度增高可能对大肠黏膜有保护作用，其机制可能是 pH 增高使细菌作用于胆酸的活力增加，特别是促进初级胆酸向次级胆酸转化，并可使某些细菌繁殖。

3. 职业因素　石棉、钢厂工人，接触地毯合成纤维及从事静坐工作的工人较非静坐的工人患癌的危险性增加一倍，但其发生率仅限于乙状结肠癌和降结肠癌。吸烟与大肠癌也可能有一定联系。

4. 促发条件　息肉综合征、家族性结肠腺瘤病、Gardner 综合征均以多发性大肠腺瘤为特征，通常为 100 个以上甚或数千个。上述综合征中几乎所有患者最终都发生大肠癌。家族性结肠腺瘤病的变异型如 Oldfield 综合征（伴发多发性皮肤腺囊肿）、Turcot 综合征（伴中枢神经系统肿瘤）发生大肠癌的危险性亦增加。其他少见的非腺瘤性息肉病综合征如幼年性息肉病、Peutz-Jegher 综合征、Cronkhite-Canada 综合征亦与大肠癌有关。约 5% 的大肠癌患者在首发癌的同时可有多源性肿瘤发生。另有 5% ~ 8% 可发生二重癌，1/3 以上的患者同时伴有腺瘤。尸检时大肠腺瘤的发生率约为 40%。

5. 家族史和个人史　大肠癌患者（散发性癌，无已知综合征存在）的一代血缘亲属中大肠癌的发病率较普通人群增加 4 倍。与遗传有关的大肠癌的确切发病率尚不清楚，但有文献报道，至少占全部大肠癌的 5% 以上。

（1）遗传性（部位特异性）非息肉性结肠癌（HNPCC），亦称 Lynch Ⅰ 型综合征。该综合征系常染色体显性遗传，占散发性大肠癌的 5%～6%，诊断大肠癌时平均年龄为 40 岁，较普通人群提前 20 年，与家族性腺瘤性息肉病和溃疡性结肠炎等高危人群相似。一例患者发病并不能做出 HNPCC 诊断，必须在现症患者的基础上进行家族谱系调查，方可诊断。其典型特征是发病年龄较早，病变通常位于右半结肠，亦可表现为多发性腺瘤进而恶变为癌（亦多发于右半结肠）。需要指出的是，"非息肉性"一词意在勿将该病与家族性腺瘤性息肉病相混淆，而并非无腺瘤发生。

（2）癌家族综合征：至少有两种不同类型，一种类型为经典的遗传性癌综合征，亦称 Lynch Ⅱ 型综合征，其特征为多部位、多器官的多发性肿瘤，包括结肠、小肠、胃、乳腺、子宫内膜、卵巢和胰腺。首次发现肿瘤的年龄多为 45 岁左右，外显率为 75%。另一种类型是 Li-Fraumeni 综合征，主要累及软组织、骨骼、乳腺，而极少累及胃肠。

（3）遗传性胃结肠癌：原发性胃或大肠（或同时发生）多发性肿瘤。若系大肠癌，多为右半结肠受累，外显率为 90%，首发肿瘤年龄常为 40 岁左右。

（4）Muir-Torre 综合征：系多脏器多发性肿瘤，通常为大肠、膀胱，常伴随皮脂腺肿瘤，有可能发生局部浸润，常合并皮肤角质棘皮瘤或自愈性上皮瘤。

（5）炎症性肠病：系溃疡性结肠炎，少数为克罗恩病，偶见慢性血吸虫病和阿米巴肠病亦可发生大肠癌。在中国，炎症性肠病的癌变率约为 44/10 万，与西方国家相似。

（6）局部放射线照射史：Ⅱ 期宫颈癌患者局部放射治疗后（通常照射量达 8000Gy）常发生直肠和乙状结肠癌、膀胱癌、前列腺癌，局部照射后少数患者亦可发生大肠癌，放射治疗后发生大肠癌的潜伏期一般在 10 年以上，且与照射剂量有关。肠管接受放射线剂量低于 30Gy 时极少发生癌变。

（7）胆囊切除史：多项研究表明，胆囊切除有可能促发大肠癌，但此说仍有一些争议，甚至有资料显示，胆囊切除非但不会增加大肠癌变的危险性，反而会略微降低大肠癌的发生率。但从总体分析结果估算，胆囊切除术后发生大肠癌的危险性增高 1.5 倍，其中主要是由于女性右侧大肠癌的发生率增加所致。其机制与胆酸和中性类固醇在右侧结肠沉积有关，而远端结肠则未暴露于这些高浓度的潜在致癌物质中。

（8）输尿管乙状结肠吻合术史：输尿管乙状结肠（有时为直肠）吻合口处是多种肿瘤的好发部位，主要发生腺癌，亦可能发生炎性及异型增生性息肉。由于这类肿瘤发生率较高，目前某些临床研究中心已将输尿管乙状结肠吻合术后长期存活的患者召回，并重新进行输尿管回肠吻合手术。

（9）其他相关因素：有人报道 Barrett 食管、糖尿病、色素性视网膜炎及免疫缺陷综合征可能与大肠癌有关，但均未定论。有人指出，皮肤赘生物有可能是大肠腺瘤（亦可能是癌）的标志。另有人认为，皮肤赘生物并不一定与大肠腺瘤或癌有关，但可以视为结肠镜检查的一个适应证。

二、发病机制

1. 癌前病变 目前组织学认定的大肠癌前病变是异型增生（不典型增生），其定义为上皮细胞发生肿瘤性增生，可能为非浸润性、已有癌变，或具有直接浸润的倾向。因此，上皮细胞肿瘤性增生既可以是良性（腺瘤或异型增生）的，亦可以是恶性（癌），溃疡性结肠炎常见异型增生。

2. 腺瘤 - 癌（异型增生癌）演变过程 腺瘤的发生和演变：越来越多的证据表明，大多数的大肠癌是来源于已经存在的腺瘤或异型增生，通常此癌变过程经历以下 4 个阶段：①在完全正常的黏膜发生腺瘤或异型增生。②腺瘤生长直至浸润，其体积至少要达到4mm。③腺瘤继续生长，并出现异型增生，常伴有绒毛成分。④浸润，通常可见直接向黏膜下浸润，有时可见先浸润至固有膜。

3. 关于原位癌的争议 有关原位癌存在与否，多年来欧美学者与日本学者分歧较大，日本学者通过大量的临床病例证实确实有部分平坦 / 凹陷型大肠癌是原位发生的，且此种类型的癌极易发生浸润。而欧美学者则认为，浸润性癌中往往都有腺瘤成分，且与腺瘤的体积有关，体积越小，腺瘤成分出现的可能性就越大。经内镜切除的伴有浸润性癌变的腺瘤性息肉中，90% 以上含有明显的腺瘤成分。但是，某些小的癌组织中腺瘤的并存率很低，55 岁以下患者中极少见到；外向性生长且分化较高的癌或浸润局限于黏膜下的癌组织中则腺瘤的并存率较高。此外，亦有研究认为确实有一些癌组织中无腺瘤成分。欧美学者认为，语言及词意的不同，以及对组织学所见的解释不同是导致上述分歧的主要原因。

例如，仅仅累及数个隐窝但异型增生程度较高甚至出现结构上的"背靠背"现象的小腺瘤，由于尚未浸润至黏膜下，因而不能认为其有浸润。那么，如何解释上述病变呢？由于它仍符合腺瘤的定义，即腺体良性增生（尽管出现高度异型增生），因此，应解释为腺瘤伴高度异型增生。但是，某些学者则将其解释为"原位癌"，并且指出，因为它是"癌"而不是腺瘤，所以它就是"原位癌"。此种情况下，谁也不能否认其组织学所见，其分歧点只是如何解释这些组织学所见。遗憾的是，由于各执己见，无法得到"正确"结论。因此，鉴于双方的观点不同，解释及结论则不可能一致。在美国，广泛采用 Astler 和 Collar 的浸润性癌分期系统。根据这一分期系统，Dukes A 期的癌仍属于高度异型增生的腺瘤。鉴于临床实际的需要，欧美学者提出，"癌"一词应仅限于已发生浸润的病变，从而避免了不恰当的手术。

再例如，原位癌有可能是腺瘤浸润癌的另一种情况：其黏膜中的腺瘤成分即使有轻度异型增生，但尚未出现浸润癌的形态学特征性改变。如果去除其浸润成分，则只能判定为腺瘤。但是，即使出现浸润成分，此种黏膜内的病变应该解释为浸润癌的黏膜内成分，亦即原位癌。类似上述的情况亦可见于其他器官如宫颈，当原位癌出现浸润时，常常有形态学改变，通常为角质性癌，但如果出现异型增生，则往往见不到此种形态学改变。因此，角质形成可以视为浸润的一个标志。大肠腺瘤向癌转变亦应有此种变化。此种变化虽有时发生，但并不常见。有人提出将有无此种改变作为鉴别腺瘤与癌的一个指标。如果没有此种改变，那么形态学所见不能解释为腺瘤，只能是息肉样癌的一部分，因此，不支持腺瘤 -

癌演变过程。关于此论点亦是各执己见，由于观点不同，解释则各异。

但是，欧美学者亦不否认，小部分大肠癌确实起源于高度异型增生的隐窝，且伴随高度异型增生的浸润性癌。目前尚不清楚的是，为何此类大肠癌生长非常迅速。此外，欧美学者还提出，某些癌直接来源于并非高度异型增生的上皮，且并不经过原位癌的阶段，发生浸润时其形态学亦无改变。这些可能见于那些不易发现的无蒂（扁平）腺瘤或癌。但是并不支持原位癌的学说。欧美学者认为，这些黏膜改变是异型增生或腺瘤样改变，因此提出原位癌的观点已经过时，应被废止。鉴于此种争议，有人提出，既然黏膜内成分是腺瘤，那么来源于正常黏膜（原位癌）的说法没有必要继续使用。

目前我国的病理学者认为，腺瘤（异型增生）-癌变过程及原位癌均存在。之所以出现上述争议主要是由于欧美学者与日本学者的判断标准存在较大差异：日本学者主要根据核型和细胞结构来判断腺瘤、异型增生或癌，而欧美学者则以有无浸润来区分。在腺瘤向癌转化的过程中，DNA 多个位点在不同时间随机发生基因改变的累积，促成了癌变过程，即所谓"多步致癌过程"。大肠癌癌变过程的分子途径主要有染色体不稳定和微卫星不稳定两种。85% 的散发性大肠癌是通过前一个途径，涉及的基因有 APC、k-ras 和 P53 等；15% 的散发性大肠癌和遗传性大肠癌则通过后一个途径，涉及的基因为 APC、k-ras、BRAF1、TGFBR2、BAX 和 MMR 等。上述基因的突变可源于遗传，也可源于环境因素的长期作用。

第三节　大肠癌的中医病因病机

一、病因病机概括

大肠癌又称"积聚""肠覃""肠风""脏毒""下痢""锁肛痔"等。现针对大肠癌的基本病因病机进行分析。

发病原因多由饮食不节、忧思抑郁、久泻久痢、劳倦体虚、感受外邪、湿热蕴结等因素引起，导致脾不健运，湿热蕴毒下迫大肠，热伤肠络，毒邪成痈而发为大肠癌。

病机主要为内虚、热毒、湿聚、气滞血瘀四大学说，素体脾胃虚寒，脾肾不足，正气亏虚，或长期过食肥甘厚味，或情志不畅，导致气机不畅，肠腑湿热毒邪久留，或气滞血瘀，毒热内蕴，发为本病。其病位在肠腑，关乎脾、胃、肾，病属虚实夹杂，其本为虚、寒，其标为瘀、毒、湿、热；其发病关键为气机不畅，六腑以通为顺，实而不能满，邪气久留，积聚乃生。大肠癌的病机是多因素的复杂过程，治疗亦当整体审查。

在临床治疗大肠癌患者中发现，中晚期该病患者多表现为气血不足、脾肾虚弱，发病关键是人体内环境失调，脏腑及经络功能失调，即"正气内虚"。大肠癌的发病前提是脾虚气弱，引发本病的重要因素是瘀毒留滞，这是肿瘤形成、生长、转移的直接病理基础。手术后患者以气血两虚多见，主要原因是手术后耗气伤血，损伤人体正气而致气血不足。化疗后以脾气不足多见，主要原因是化疗药物毒副作用损伤人体后天之本脾胃，故致患者脾气不足。

肿瘤形成的病因、病机及病理即"虚、毒、瘀"。肿瘤的根本病因是体内癌毒的存在；正气虚损是肿瘤发生的主要病机；瘀滞则是肿瘤的主要病理变化，虚久则积渐深而体更虚。故上述病因病机在临床上常是几种因素相互交叉出现，互为因果，相互联系。

二、古籍文献

（1）明·董宿在《奇效良方·肠癖痔漏门》中曰："若夫肠头成块者，湿也……皆由湿热风燥，四气相合而致也。"其论述本病由湿热风燥，四气相合而致。

（2）清·李用粹《证治汇补·便血》曰："皆由七情六淫、饮食不节、起居不时、或坐卧湿地、或醉饱行房、或生冷停寒、或酒面积热，触动脏腑，以致荣血失道，渗入大肠。"其阐释了内伤七情、外感六淫、饮食不节、劳逸失度、纵食嗜欲而致脏腑受损，经络痞塞，营卫失和，营气不荣，卫气不固而致风邪冷气内袭脏腑，挟热攻窜而致血气溢散，壅滞经络，而渗于肠内，血失常道而致便血。从而论述了本病是由内伤七情、外感六淫、饮食不节、劳逸失度所致。

（3）《灵枢·五变》曰："人之善病肠中积聚者，何以候之……皮肤薄而不泽，肉不坚而淖泽。如此则肠胃恶，恶则邪气留止，积聚乃作；脾胃之间，寒温不次，邪气稍至，蓄积留止，大聚乃起。"《黄帝内经》中的这段论述讲到了大肠癌的发病经过，首先是正气不足，邪气得以留止，久则蓄积，至大聚乃起。

（4）《景岳全书·积聚》曰："凡脾肾不足及虚弱失调之人，多有积聚之病，盖脾虚则中焦不运，肾虚则下焦不化，正气不行则邪滞得以居之。"脾肾不足，运化不畅，邪气得以居之。

（5）《外科正宗·脏毒论》云："又有生平性情暴急，纵食膏粱，或兼补术，蕴毒结于脏腑，火热流注肛门，结而为肿。其患痛连小腹，肛门坠重，二便乖违，或泻或秘，肛门内蚀，串烂经络。"其阐明情志损伤，饮食不节，恣食膏粱肥腻、醇酒厚味，误食不洁之品，以致脾胃受损，运化失司；脾虚则湿毒内蓄，蓄久化热，湿热毒邪流注肠道，导致局部气血运行不畅，湿毒瘀滞凝结而成肿瘤。

（6）《丹溪心法·卷二·肠风脏毒》论述"脏毒者，蕴积毒久而始见"。《医宗金鉴》中描述"发于内者，兼阴虚湿热下注肛门，内结蕴肿，刺痛如锥"，都认识到大肠癌发病与外邪侵袭及正气内虚密切相关。

（7）《灵枢·百病始生》云："风雨寒热，不得虚，邪不能独伤人——此必因虚邪之风，与其身形，两虚相得，乃客其形。是故虚邪之中人也，留而不去，传舍于肠胃之外，募原之间，留着于脉，稽留而不去，息而成积。"其阐述了先天不足、脏腑亏虚是大肠癌发生的根本原因。

（8）《素问·风论》曰："久风入中，则为肠风飧泄。"其认为感受风邪是肠风的主要致病原因。

（9）《灵枢·百病始生》曰："起居不节，用力过度，则脉络伤——阴络伤则血内溢，血内溢则后血。肠胃之络伤，则血溢于肠外，肠外有寒，汁沫与血相搏，则并合凝聚不得散而积成矣。"其认为起居不节和大肠癌密切相关。

（10）《儒门事亲》曰："积之始成也，或因暴怒喜悲思恐之气。"此处说明七情不适，人体气血郁滞不通，可导致积聚的发生和发展。

（11）《圣济总录·积聚门》提到"脾胃虚弱，饮食累伤，积久不去，结在肠内，与正气交争则心腹鞕，妨害饮食，肢体消瘦；以手按之，积块有形，谓之食癥"。

（12）《景岳全书·积聚》又云："凡脾肾不足及虚弱失调之人多有积聚之病。盖脾虚则中焦不运，肾虚则下焦不化，正气不行则邪滞得以居之。"

（13）《疮疡经验全书》所说："多由饮食不节，醉饱无时，恣食肥腻……纵情醉饱，耽色不避，严寒酷暑，或久坐湿地，恣意耽着，久不大便，遂使阴阳不和，关格壅塞，风热下肿，乃生五痔。"此处之五痔，包括了"关格壅塞"的大肠癌。

（14）《灵枢·水胀》云："肠覃何如？寒气客于肠外，与卫气相搏，气不得荣，因有所系，癖而内著，恶气乃起，息肉乃生，其始也，大如鸡卵，稍以益大，至其成如杯子状，久者离岁，按之则坚，推之则移，月事以时下，此其候也。"此处指出大肠癌外邪入侵、营卫失和的病机。

三、病机分型

1. 湿热下注　传导失司。湿性重着、黏滞，并有趋下之势，留滞于大肠易发为泄泻，其病变缓慢不易察觉，最易引起慢性肠道疾病，愈后易复发。热邪在气分易灼伤大肠津液，耗气伤津，出现肠燥津亏，大便秘结；入营血则耗血动血，使大肠失于血液濡养，动力减弱，大便枯竭难下甚则便血。湿与热结，蕴结于肠道，湿重于热则大便溏薄，热重于湿则黄稠臭秽，湿热并重甚者则会出现下痢脓血等症状。湿热，在外可由于气候湿热，久居湿地，饮食失宜等因素所致；在内可由于素体脾虚，湿热内生，运化无力，日久不去，最终下注大肠，引发本病。

2. 饮食失宜　损伤肠络。胃主受纳、腐熟水谷，胃是接受食物的器官，也是将食物进行初步消化的场所。脾主运化，将胃中所受的水谷转化为精微物质，并输送至全身各个脏腑，维持其气血充盈，保证机体各项生理功能正常，继而维持后天各项生命活动。脾胃上受水谷，传化精微，为后天之本，故而饮食失宜最易损伤脾胃，导致后天气血生化无源，正气受损，使外邪易于侵入而内邪易于滋生。若病在大肠，则最易造成食积、痰湿、气滞、瘀热下迫大肠，邪气与大肠糟粕相蕴结，最终日久成毒，损伤肠络。饮食失宜主要体现在饥饱无度，暴饮暴食不加节制；长期饮食不注意卫生；嗜食肥甘厚味或生冷、辛辣之品。

3. 情志不遂、七情内伤　《素问·举痛论》说："百病生于气也。"情志不遂可导致脏腑气机逆乱，进而引起五脏所司功能失常，气血津液失调，使人体的自我调节能力减退，易感受外邪而诱发各种疾病。若忧思过度，心脾气机郁滞，肝气郁结，气郁日久，可以引起痰湿、血瘀等病变，痰饮与瘀血相互搏结于大肠，最终形成肿瘤。若大怒，则肝气上逆，内生火热，同时肝木克伐脾土，导致肝强脾弱，脾失健运，水湿内生，湿与热合，湿热下迫大肠，日久则损伤肠络。

4. 肺脾肾虚、运化无力　肺主行水，其宣发肃降的功能推动着全身的水液运行，且肺与大肠为脏腑阴阳表里相配合，肺气不宣会影响大肠功能，出现大便不畅等症状。肾主人体的生长发育，为先天之本，且肾主水，水液的运化有赖于肾的调节。脾为后天之本，为气血生化之源，主运化水谷精微。两脏腑的功能与全身的运化有着密切关系，先天不足或素体虚弱正气亏虚之人，两脏虚损，易出现全身水液运化失常，水湿内停。或素体有热，则水湿化热，湿热下注最终阻滞气机，大肠传导失司，也可导致本病的发生。

5. 肝肾阴虚　虚热内生。肝主疏泄，疏通调达全身气血津液；主藏血，而血属阴，故称肝体阴而用阳，易出现阴虚。肾主水，调节全身津液。若年老体虚，久病损伤肝肾，阴液亏虚，或因七情内伤，肝郁化火伤阴，最终导致肝肾阴虚，肠络燥热津亏，血虚失于濡养，大肠传导失司，以致大便燥结，排便困难，肠道久失濡润，日久导致癌变。

四、晚期大肠癌发生的主要原因

1. 瘀　在大肠癌发病中有重要作用，瘀血停滞，不能正常行于脉管。血随气行，血的凝结阻滞多伴气滞，气血凝滞不散，久而久之便成瘀积肿块。正如王清任在《医林改错》中说："肚腹结块，必有形之血。"《圣济总录》描述"气血流行不失其常，则形体和平……及郁结壅塞，则乘虚投隙，瘤所以生"，说明前人对腹内有形的包块肿物，认为多由血瘀所致。临床上，根据瘀血凝滞的理论，采用活血化瘀法进行治疗，往往获效。

2. 毒　是一种不同于六淫、痰饮、瘀血，从外感或内生具有强烈危害性的致病因素。毒有内外之分，外毒多指药石之毒，内毒一般指邪气在致病过程中产生的毒，如痰毒、热毒等，毒是肿瘤发生、发展和转移的重要原因。毒滞难化，积聚不去，久而久之渐成肿核或瘕结块。所以治疗上固护正气的同时解毒非常重要。毒邪炽盛患者多表现局部灼热疼痛，五心烦热，或口渴，或便秘，或溏泻，苔黄脉数。治以清热解毒药物，消灭细菌，清除热毒，防止毒邪炽盛，耗损津液，以便达到驱邪扶正、邪去正复的目的。

3. 湿、痰　是机体水液代谢障碍形成的病理产物，这种病理产物一经形成便作为新的致病因素，导致脏腑功能失调继而引起各种复杂的病理变化。祖国医学有"百病多由痰作祟""怪病多痰"之说，痰、湿是大肠肿瘤重要致病因素之一。《丹溪心法》谓："痰之为物，随气升降，无处不到。"凡人身上下有块者都是痰。故前人认为痰、湿与肿瘤的发生有着内在联系。据此，在治疗中应用化痰软坚、祛湿化浊之法往往可以达到肿块逐渐缩小或软化的目的。正气亏虚是其发病之本，由虚致实，所以临证遣方必先治其本。在扶助正气的同时兼顾瘀、毒、湿、痰的辨证论治。

第四节　大肠癌的研究进展

一、预防与易感因素

1. *Nutrition*：警示！"炎症性饮食"或增加结直肠癌风险

慢性炎症可造成癌症。饮食通过改变炎症生物标志物的循环水平而在调节慢性炎症中起到重要作用。2017 年 6 月，发表在 *Nutrition* 的一项在加拿大纽芬兰进行的基于人群的病例对照研究，调查了炎症性饮食和结直肠癌风险之间的相关性。本研究旨在确定饮食的促炎症潜力与结直肠癌（CRC）风险之间的相关性。总共纳入了 547 例 CRC 病例（来自纽芬兰结直肠癌注册）和 686 例来自普通人群的对照。社会人口学、用药史、生活方式和 169 条目的食物频率调查问卷等数据从两组中回顾性收集。研究者计算了饮食炎症指数（DII）评分，并用作分类和连续变量进行分析。其调整了潜在混杂因素后的多变量逻辑回归用于评估比值比。使用每个四分位数的中位值进行趋势的线性检验。调整后总能量的平均 DII 评分为 -0.81（范围：-5.19 ～ 6.93）。病例组的 DII 评分（-0.73±1.5）比对照组（-0.89±1.6）的稍高（P=0.04）。调整潜在混杂因素后，无论使用 DII 作为连续变量（OR，1.10；95% CI，1.01 ～ 1.20），还是作为分类变量（OR，1.65；95% CI，1.13 ～ 2.42），DII 评分和 CRC 风险之间均具有统计学显著相关性（P=0.02）。结果表明，纽芬兰人群中，促炎症饮食与 CRC 风险的增加相关。

富含脂肪和精制糖类的西方饮食模式容易导致炎症反应。此外，饱和脂肪（芝士、黄油、肥肉等动物性油脂）、反式脂肪（油炸食品、加工的零食、甜点、植物黄油）、酒精及一些食品添加剂如阿斯巴甜等都可助长慢性炎症的嚣张气焰。为了躲开谈之色变的"癌症"，我们应少吃以上的"促炎食物"。

2. ASCO2017：维生素 D 也是宝！高剂量维生素 D 或延缓转移性结直肠癌进展

一项由 Dana-Farber 癌症研究所研究人员开展的多机构的维生素 D 随机、单盲治疗癌症患者临床试验发现，高剂量维生素 D 或可减缓转移性结直肠癌患者的疾病进展，相关研究结果公布在 2017 年 6 月 2 ～ 6 日在美国芝加哥举行的第 53 届美国临床肿瘤学会年会（ASCO）上。

Dana-Farber 胃肠道肿瘤学研究中心的主任 Kimme Ng 博士表示："直至开展了这一研究才发现维生素 D 与转移性结直肠癌之间的关系。"Ng 博士将在 ASCO 会议上介绍 SUNSHINE 研究的早期成果。与此同时，患者可以与医生沟通检测其血液中维生素 D 的含量，并考虑服用补充剂维持血液中的剂量。这些研究数据需要在较大的研究中得到确认，但是对于转移性结直肠癌患者，采用高剂量维生素 D 与标准治疗方式相结合的方式似乎是有益的。

研究人员对 139 例接受化疗和贝伐珠单抗联合治疗的患者进行了临床试验。然后将患者随机分配到高剂量维生素 D 组（8000 单位 / 天，持续 2 周，每天三次，后续进行 8000 单位 / 天的治疗），或者每天服用 400 单位（通常由多种维生素丸提供的水平）作为对照组。服用高剂量的结直肠癌患者疾病发生进展前中位数为 13.1 个月，对照组为 11.2 个月。在转移性癌症患者的世界里，2 个月的差距是非常大的。建立补偿模型以消除年龄及先前存在的疾病情况等影响因素，在大约 17 个月的中位随访期间，高剂量组的患者无进展生存期提高了 33%。

其他试验结果表明，接受高剂量维生素 D 的患者比接受低剂量维生素 D 的患者更易发生腹泻。这种差别还没有达到统计学意义，可能与 SUNSHINE 试验中患者数量相对较少，高剂量组的患者更多地进行了手术驱除转移性肿瘤，也可能会有助于患者疾病的治愈有关。但是临床试验观察分析表明，血液中维生素 D 水平较高的患者其无进展生存期和总生存期明显更好。

这项研究成果还需要更大型的研究来验证。基于以上研究结果，研究人员认为Ⅲ期临床研究是必要的。

3. Gastroenterology：饮食质量指标评估可用于结直肠癌风险评估

饮食质量指标评估（DQI）主导的健康饮食可降低白种人结直肠癌风险。近日研究人员考察了 4 种 DQI 指数［健康饮食指数 2010（HEI-2010），改变的健康饮食指数 2010（AHEI-2010），改变的地中海饮食评分（aMED）及预防高血压的膳食方法得分］在不同人种中对于结直肠癌风险评估的差异。

研究人员分析了 190 949 份来自非洲裔美国人、夏威夷土著人、日裔美国人、拉美裔和白人的数据，参与者年龄为 45～75 岁，平均随访 16 年，发生 4770 例侵袭性结直肠癌。

研究发现，4 项 DQI 分数与结直肠癌风险呈负相关，分数越高结直肠癌风险越低（$P \leq 0.003$）。调整后女性的 AHEI-2010 和 aMED 分数与结直肠癌风险相关性较低；男性 HEI-2010 调整后的风险比为 0.69，女性为 0.82；男性 AHEI-2010 调整后的风险比为 0.75，女性为 0.90；男性 aMED 调整后的风险比为 0.84，女性为 0.96；预防高血压的膳食方法得分男性调整后的风险比为 0.75，女性为 0.86。所有指数分数仅与左半结肠和直肠癌具有相关性，非裔美国人与其他 4 个族裔群体相比，指数分数与癌症风险相关性较差。

研究表明，饮食质量指标评估适用于绝大部分族裔群体的结直肠癌风险评估。

4. AACR2017：膳食纤维增加，减少结直肠癌风险

一项公布在美国癌症研究协会（AACR）2017 年度会议上的最新研究显示：饮食控制干预的目标是通过三餐和零食中米糠（RB）和菜豆粉（NB）的额外摄入，增加膳食纤维量，改变肠道菌群，从而可能降低结直肠癌风险。来自科罗拉多州立大学的主要研究者 Eric Borresen 表示，米糠和菜豆粉含有高膳食纤维和其他重要植物化学物质，在动物和人类流行病学研究中表明其可抑制结肠癌的发生。

该试验项目是富含豆类 / 麸皮营养的饮食肠道健康试验（BENEFIT）的一部分，试验旨在提高社区对此类知识的认知度，如米糠、菜豆粉等简单的食物如何影响肠道健康。

研究招募了 29 名 CRC 幸存者，随机分配接受 4 周不同的饮食计划，包括（30g 米糠+35g 菜豆粉）/ 天，或不含这些食物的控制饮食。米糠作为米的一部分，在加工过程中通过抛光去除。而试验中，米糠和菜豆粉在正常三餐和零食中都有提供。空腹血液、尿液和粪便样本分别在基线时间、第 2 周和第 4 周时收集。米糠或菜豆粉的消耗量（占每日热量摄入的 4%～9%）带来膳食纤维、铁、锌、硫胺素、烟酸、维生素 B_6、叶酸和 α- 生育酚等摄入的增加。

在粪便微生物检测中，与对照组相比，补充饮食组的几种细菌有显著增加，包括甲烷短杆菌、瘤胃球菌、普氏杆菌和双歧杆菌。补充饮食组中的粪便微生物检测显示细菌的丰富性和多样性增加。血浆、尿液和粪便代谢组的变化，显示了一定数量的微生物，宿主和饮食衍生代谢产物的增加，如植物甾醇、脂肪酸、氨基酸、胆汁酸和碳水化合物代谢的小分子副产物。CRC 预防方面，相比对照组，在受试者接受膳食纤维补充饮食 4 周后，粪便代谢物提取物中 CRC 细胞发育减少。以上结果支持膳食米糠 / 菜豆粉调节肠道新陈代谢，改变菌群，有降低结直肠癌风险的可能。

5. 乳制品和结直肠癌风险：队列研究的系统回顾和荟萃分析

以往关于摄入乳制品与结直肠癌风险之间关系的研究表明其与牛奶成反比关系，然而，奶酪或其他乳制品的证据并不一致。方法：通过系统回顾和荟萃分析，明确乳制品与结直肠癌风险之间的剂量 - 反应关系。我们在 PubMed 数据库中搜索了截至 2010 年 5 月的前瞻性研究。使用随机效应模型估计相对风险（RR）。结果纳入 19 项队列研究。总的 RR 为 0.83（95% CI［置信区间］：0.78 ～ 0.88，I2=25%）每 400 克 / 天乳制品，0.91（95% CI：0.85 ～ 0.94，I2=0%）每 200 克 / 天牛奶摄入量，0.96（95% CI：0.83 ～ 1.12，I2=28%）每 50 克 / 天奶酪。在男性和女性中都观察到反向关联，但仅限于结肠癌。有证据表明，牛奶和乳制品总量与结直肠癌风险之间存在非线性关系（$P < 0.001$），在较高的摄入量范围内，反向关联似乎最强。结论：这项荟萃分析表明，牛奶和乳制品，而不是奶酪或其他乳制品，与降低结直肠癌风险有关。

6. 一个常见抗菌添加剂增加小鼠结肠炎症和 colitis-associated 结肠肿瘤发生

三氯生（TCS）是一种高含量的化学物质，在牙膏、化妆品、厨具和玩具等 2000 多种消费品中用作抗菌成分。麻省大学张国栋课题组在 *Science Translational Medicine* 上发表长文指出：在相对低剂量的情况下短暂接触 TCS，会导致低级别结肠炎症，增加结肠炎，并加剧小鼠的协同结肠癌。接触 TCS 会改变小鼠的肠道菌群，其促炎作用在无菌小鼠中减弱。此外，TCS 治疗增加了 Toll 样受体 4（TLR4）信号在体内的激活，但未能促进 TLR4-/- 小鼠结肠炎的发生。总之，研究结果表明，这种广泛使用的抗生素通过调节肠道菌群和 TLR4 信号通路，可能对结肠炎症和相关的结肠肿瘤发生产生不良影响。总之，这些结果突出了需要重新评估 TCS 对人类健康的影响，并可能更新管理这种广泛使用的抗菌药物使用的政策。

小鼠食用含 10 ～ 80ppm[*] 三氯生的饮食 3 周后，全身和结肠炎症加强：一是血浆中的促炎症细胞因子的浓度显著增加；二是结肠隐窝损伤扩大。在结肠炎相关的肠癌模型鼠上的实验表明，低剂量三氯生的饮食会使结肠癌模型小鼠的生存率降低，且显著地增加肿瘤数量及体积。

7. 食用坚果有利于Ⅲ期结肠癌患者生存

既往的观察性研究报道高胰岛素血症患者的结肠癌复发率和死亡率增高，包括 2 型糖尿病、肥胖、久坐生活方式和高糖负荷饮食等。食用坚果与 2 型糖尿病、代谢综合征和胰岛素抵抗风险降低有关。但是食用坚果对结肠癌复发和生存的影响尚不清楚。对 826 例Ⅲ期结肠癌患者进行前瞻性观察性研究发现，患者通过食物频率问卷报告其日常饮食情况。中位随访时间 6.5 年，研究结果表明，与不食用坚果的患者相比，每周食用两份或更多坚果的患者无病生存风险比为 0.58，总生存期风险比为 0.43。亚组分析进一步表明，食用树生坚果具有明显获益。存在其他已知或疑似肿瘤复发及死亡风险因素时，总坚果摄入与结局改善的关系依然存在。文章最后认为，高坚果摄入量可能与Ⅲ期结肠癌患者肿瘤复发和死亡率显著降低有关。

8. *JAMA Oncology*：长达 7 年随访表明，遵守 ACS 营养和运动指南，能使中期肠癌患者术后 5 年生存率提高 9%

2016 年发表在《美国医学会杂志 - 肿瘤学》（*JAMA Oncology*）上的一项临床研究结果显示：如果严格遵循美国癌症协会（American Cancer Society，ACS）制定的营养和运

---

[*]：ppm 是英文 pants permillion 的缩写，1ppm=1mg/kg。

动指南，诊断时处于病情中期的结肠癌患者（Ⅲ期），术后 5 年生存率可以从 76% 提高到 85%，死亡风险相对下降了 42%。为了全面评价患者对饮食和运动指南依从性在生存率方面的影响，研究团队以问卷的形式对 992 名受试者的运动和饮食情况进行了调查，然后对比 ACS 指南进行打分，从 0 到 6 分的不同分值反映了患者的依从性程度，分数越高，依从性越好。在随访期间，有 335 名受试者癌症复发，299 人死亡，其中 256 人因复发而死。总体来看，26% 的参与者 ACS 指南依从性评分为 0～1 分，9% 的参与者评分为 5～6 分。而数据统计的结果表明，依从性最好（5～6 分）的肠癌患者比依从性差（0～4 分）的患者 5 年生存率提高了 9%，死亡风险下降了 42%，并且具有更好的无病和无复发生存期。

当前 ACS 营养和运动指南主要分为以下几部分：

（1）达到并保持健康的体重。

如果是超重或肥胖，一定要限制摄入高热量的食物和饮料并增加体力活动以促进体重的减轻。专家认为 18.5～24.9 范围内的 BMI 是健康的，25～29.9 是超重，>30 则是肥胖。

（2）定期参加体力锻炼。

确诊癌症后尽量避免不活动，并尽快恢复正常的日常活动。

每周至少锻炼 150 分钟。

包括每周至少 2 天的力量训练。

（3）实现蔬菜、水果和全谷物的膳食模式。

限制食用加工肉类和红肉。

每天至少 2.5 杯（1 杯 =250ml）蔬菜和水果汁。

选择全谷类代替精制谷物。

（4）限制饮酒。

建议常饮酒者减少酒量，至少降至男性每天 10 盎司（约 280g）白酒或 24 盎司（约 680g）啤酒，女性每天 5 盎司（约 140g）白酒或 12 盎司（约 340g）啤酒。

9. *Cell Stem Cell*：高胆固醇可使肠癌发展增速 100 倍

加利福尼亚大学洛杉矶分校的 Peter Tontonoz 教授发现，胆固醇会影响小肠干细胞的增殖速度，从而加速肿瘤形成速度，而相对于正常的水平来说，这个加速过程高达 100 倍。在研究中发现：缺少了溶血卵磷脂酰基转移酶 3（LPCAT3）之后，小肠干细胞开始疯狂增殖，并促进胆固醇合成的基因表达上调，小鼠模型中试验表明：高胆固醇饮食的小鼠体内小肠干细胞的增殖速度比正常的小鼠快了五分之一。

胆固醇是人体的必需元素，是细胞膜的重要构成部分，但是富含饱和脂肪和反式脂肪的食物却会为机体带来不必要的胆固醇，这会使我们机体的胆固醇不断升高。因此，Tontonoz 教授说道："我们应该避免食用过多加工过的食物：比如红肉。"而在饮食选择方面，合理地摄入营养元素才是健康的选择。多吃蔬菜水果。

二、筛查与诊断

1. *Annals of Internal Medicine*：粪便免疫化学测试筛查不适合近端结肠癌

粪便免疫化学测试（FIT）是欧洲众多结直肠癌筛查项目的基础，具有很高的敏感性，患者依从性较好。传统的愈创木脂检测粪便血红蛋白的方法是利用对过氧化物酶活性进行检测的一种间接方法，在多种食物中存在非血红蛋白过氧化物酶催化成分，会引起假阳性，因此限制了该种方法的应用价值。而 FIT 是利用单克隆或多克隆抗体直接检测人粪便中的血红蛋白，不受进食食物的影响。定性 FIT 是在粪便中血红蛋白含量超过一定阈值后会产生可视性的颜色变化，定量 FIT 则可测量数值，当超过一定的正常值范围后被定义为阳性。

美国多社会工作组结直肠癌部门领衔，发布了共识意见，其目的在于促进健康从业人员正确运用该项方法，同时促进以 FIT 为基础的大肠癌筛查策略的制定和实施。该共识联合发表在 2016 年 10 月的 *GIE*、*Gastroenterol* 及 *AJG* 杂志上。

然而，意大利研究人员于 10 月 1 日在《内科医学年鉴》（*Annals of Internal Medicine*）上发表了一项基于人群的大型研究报告。该研究报告称，FIT 限制了长期健康筛查的有效性，因为右端结肠癌在老龄人群中更为普遍，而与远端或左端结肠癌相比，FIT 对近端或右端结肠癌的检测能力较低。

意大利团队在意大利威尼托地区进行了一项以人群为基础的结直肠癌筛查项目的回顾性分析，在这个项目中，该团队分析了超过 12 万参与筛查项目患者的数据，并通过解剖定位来确定长期晚期腺瘤和结直肠癌的检出率。通过分析发现，FIT 检测的近端结直肠癌的检出率不到远端结直肠癌的三分之二，其千分比为 0.45 ∶ 0.73。

2. ACS：建议在 45 岁时开始结直肠癌筛查

美国癌症协会（ACS）更新了其结直肠癌筛查指南，并建议在 45 岁时开始对平均患病风险人群进行结直肠癌筛查。这项更新是由于最近的数据显示在中青年人群中 CRC 的比率有所增加。

ACS 指出，尽管 55 岁及以上人群中结直肠癌的发病率一直在稳步下降，但自 1994 年以来，50 岁以下人群中结直肠癌的发病率上升了 51%。此外，此类人群的死亡率最近也开始上升，这表明发病率的上升并不仅仅是由于结肠镜检查的增加。

尽管年龄在 45 ～ 49 岁的结直肠癌发病率低于年龄在 50 ～ 54 岁的人群，但后者的发病率较高，部分原因是筛查开始于 50 岁。与年龄较大的患者相比，40 多岁的患者接受筛查的可能性要小得多，因此，这一人群的真正潜在风险可能更接近于 50 ～ 54 岁成年人的风险。

ACS 表示，随着年龄的增长，年轻群体的个体将继续承担更高的风险。

3. *Gut*：粪便隐血阳性的全因死亡率较高

2016 年 7 月 16 日发表在《内脏》（*Gut*）杂志网络版上的一项新研究表明，粪便隐血试验阳性与多种原因导致的死亡有关，不只是结直肠癌。

该试验来自英格兰 Ninewells 医院及医学院的研究机构，在 2000 年 3 月 29 日至 2016 年 3 月 29 日期间，研究人员对 134 192 名年龄在 50 ～ 74 岁的男性和女性进行了粪便隐血试验，并将其结果与英格兰国家记录数据库的死亡率数据进行了比较。在早先的研究报道中，研究人员发现，那些粪便隐血试验结果为阳性的患者（$n=2714$）与那些测试结果为阴性的患者相比，死于 CRC 的风险更高（HR=7.79，95% CI=6.13 ～ 9.89）。

此外，粪便隐血试验阳性与死于循环系统疾病、呼吸系统疾病、消化系统疾病（排除 CRC）、神经心理疾病、血液和内分泌疾病及非 CRC 的风险增加显著相关（HR=1.58，95% CI=1.45 ～ 1.73）（表 1-4-1）。在调整年龄、性别和调整增加胃肠道出血风险的药物处方后，"外因"的死亡风险并没有显著增加。

该研究的作者承认这项研究存在局限性，包括粪便隐血试验的结果没有提供定量信息，如 FIT 的结果，以及没有评估是否坚持使用处方药或非处方药等。研究人员认为，为了进一步评估粪便隐血试验阳性与健康状况的关系，以及粪便隐血试验是否可以作为临床护理中有意义的标志物，有必要进行基于人群的前瞻性定量拟合研究。

表 1-4-1 死亡风险调整表

死亡原因	风险比（HR）（95% CI）	P 值
循环系统疾病	1.28（1.07～1.53）	0.007
呼吸系统疾病	1.96（1.53～2.51）	< 0.0001
消化系统疾病	3.36（2.50～4.51）	< 0.0001
神经心理疾病	1.66（1.19～2.32）	0.003
血液和内分泌疾病	2.06（1.26～3.36）	0.004
其他原因	1.69（1.07～2.69）	0.03

4. *Gut*：肠道微生物标志有望诊断结直肠癌

一项最新研究结果表明，肠道菌群中的某些菌株与结直肠癌相关，可以作为一种非侵入性、准确、节约成本的诊断试验。

得克萨斯大学公共卫生学院 Manasi S. Shah 博士及其团队对 2012～2016 年发表的 9 项研究进行了荟萃分析，采用不同的实验方法来评估结直肠癌和肠道微生物之间的关系。

为了识别一组共同的特征性微生物标志物，他们评估了来自不同种族人群 509 份粪便样本的原始 16S rRNA 基因序列数据（79 例大肠腺瘤，195 例 CRC，235 例对照者）。他们还比较了两种不同的生物信息学方法以处理数据：常用的封闭参考操作分类单元分配方法及新型菌株特异性方法。与 CRC 有关的特定微生物菌种包括 Parvimonas MICRA ATCC 33270、咽峡炎链球菌和几种变形菌门。整个研究中，与对照组相比，这些在来自 CRC 患者的粪便样本中"频繁和显著增加"。与对照分类相比，使用这些微生物标志物分类显示，封闭参考操作分类单元分配方法接受者操作特征曲线下面积（area under the receiver operating characteristic curve，AUROC）为 76.6%，菌株特异性方法为 80.3%。当结合微生物标志物与临床特点，分类准确率超过 80%，两种方法的 AUROC 分别为 83.3% 和 91.3%。

Manasi S. Shah 博士表示，虽然之前已有研究发现肠道菌群与结直肠癌之间的关系，但研究结果未达成一致。他们的研究首次尝试收集现有的微生物标志基因数据并统一处理，尽管队列人口、实验室方法和后续分析有统计学差异，对微生物结果有影响，但值得肯定的是，他们发现细菌信号显著与大肠癌相关。

三、治疗与预后

1. World Congress of Gastroenterology 2017：在结直肠癌诊断后服用阿司匹林或可延长生存期

奥兰多一项小型研究表明，在结直肠癌诊断后，每日服用低剂量的阿司匹林可能会延长生存期，这也证实了该疗法的预防效果。

俄亥俄州代顿市的莱特州立大学的一名内科住院医师 Heidar Albandar 和他的同事评估了从 1996 年到 2014 年被诊断为结直肠癌的 174 名退伍军人的记录——91 名使用阿司匹林的患者和 83 名从未使用过阿司匹林的人。其中约 98% 的患者是男性，约 90% 是白人。在服用阿司匹林的患者中，有 69 名患者在诊断前曾经接受过治疗，22 名患者在诊断后开始接受治疗。

研究人员收集了患者服用阿司匹林的时间和持续时间、癌症家族史、人口学特征、肿瘤分期及从诊断到死亡的时间等信息。

研究结果表明：①阿司匹林使用者的诊断年龄中位数明显大于非使用者（71 岁 vs 66 岁；P=0.001）；②使用阿司匹林的患者诊断为 Ⅲ 期或 Ⅳ 期癌症的比例低于不使用阿司匹林的患者（37.4% vs 56.6%；P=0.011）；③无论阿司匹林是在诊断之前还是之后开始服用，使用阿司匹林的患者中位生存期比不使用阿司匹林的患者长约 20 个月（987 天 vs 389 天；P=0.002）。此外，在阿司匹林使用者中，那些在癌症诊断后开始治疗的退伍军人比那些在诊断时已经服用阿司匹林的人，生存时间多了一年多，尽管这个差异并不显著（1308 天 vs 921 天；P=0.22）。来自新奥尔良杜兰大学的医学博士 Jordan Karlitz 表示，"这些发现很有趣，但这是一项针对特定人群的小型研究"，因为这项研究是回顾性的，其研究对象主要是男性，且均为退伍军人。Albandar 对此表示赞同并表示，如果这些发现能在一个更大、更有前瞻性的临床试验中得到重复，并有更多的女性参与，那将是一件好事。

2. Science：肠道菌群可能是免疫治疗结果的关键

近期《科学》（Science）杂志刊出了多项关于肠道菌群影响肿瘤免疫治疗疗效的研究，研究者们发现肠道微生物确实在免疫治疗中发挥关键作用，肠道微生物可影响肿瘤患者免疫检查点抑制剂治疗效果。

（1）法国 Gustave Roussy 癌症研究所 Zivogel 等报告，CTLA-4 抗体治疗的 T 细胞应答，与肠道中多形拟杆菌和脆弱类杆菌相关，在接受抗生素处理的无菌小鼠中，体内肿瘤对 CTLA-4 抗体疗法几乎没有反应。脆弱类杆菌移植，可增强 CTLA-4 抗体疗法的抗肿瘤活性。

（2）美国研究者 Gajewski 等用类似方法揭示，双歧杆菌属的存在，有利于 PD-L1 抑制剂发挥抗肿瘤作用。当时两项研究发表后引起学界关注，但也有学者认为只是小鼠实验，不能佐证肠道微生物会影响免疫治疗效果（Science.2015，350：1084-1809）。

（3）Zivoge 团队分析了接受过 PD-1 抑制剂治疗的 249 例肺癌、肾癌等不同类型肿瘤患者，这些患者中 69 例患者曾在接受免疫治疗前后，因牙科治疗或尿路感染等服用了抗生素。研究者将患者分为两组，一组服用抗生素导致肠道菌群暂时性紊乱，另一组未服用抗生素肠道菌群正常。结果显示，服用抗生素的肿瘤患者总生存期与未服用者相比近乎折半，免疫治疗有效和无效患者的肠道微生物组成有显著差异。

研究者将患者的肠道微生物移植到无菌小鼠模型中，发现移植治疗有效患者肠道微生物的小鼠，接受 PD-1/PD-L1 抑制剂治疗也有效，移植治疗无效患者的肠道微生物的小鼠，治疗也无效（Science.2018，359：91-97）。

（4）美国 MD Anderson 癌症中心 Gopalakrishnan 等分析了 112 例接受 PD-1 抑制剂治

疗的黑色素瘤患者的口腔和肠道微生物，发现免疫治疗有效和无效患者的肠道微生物组成有显著差异，有效患者肠道菌群有较高的 α 多样性和较多的瘤胃球菌科（Ruminococcaceae）细菌（Science. 2018，359：104-108）。

（5）继 2015 年发声后，Gajewski 团队再次发表研究，并登上《科学》杂志 2018 年开年第一期封面。研究者对 42 例转移性黑色素瘤患者的粪便菌群构成进行了分析，发现患者肠道菌群组成与 PD-1 抑制剂免疫治疗效果显著相关。治疗有效患者肠道菌群中，有高丰度的长双歧杆菌（*Bifidobacterium longum*）、产气柯林斯菌（*Collinsella aerofaciens*）和屎肠球菌（*Enterococcus faecium*）。将有效患者肠道菌群移植给无菌小鼠后，可提高肿瘤控制、T 细胞应答和 PD-L1 抑制剂治疗疗效（Science. 2018，359：104-108）。

虽然这些研究还处于非常早期的阶段，但是研究所呈现的结果表明肠道菌群与癌症之间是强烈相关的，肠道菌群对于未来癌症的预防和治疗至关重要。当然，关于肠道微生物对免疫治疗结果的影响，对不同的免疫治疗药物的反应始终是多方面的。但是肠道微生物可能是最重要的方面，不仅在治疗反应方面，而且在癌症发生方面。

3. *Lancet Oncol*：TAS-102+ 贝伐珠单抗可用于治疗难治性的转移性结直肠癌

TAS-102 是由三氟胸苷（FTD，细胞毒药物）和 Tipiracil 盐酸盐（胸苷磷酸化酶抑制剂）组成的复方制剂，Tipiracil 盐酸盐可阻止 FTD 被胸苷磷酸化酶降解，而治疗过程中，FTD 插入 DNA 后被胸苷激酶 1（TK1）磷酸化，从而阻止新的癌细胞的生成。在既往密集治疗过的转移性结直肠癌患者中，与安慰剂相比，TAS-102 显示出显著的总生存时间获益。在临床前的动物模型中，与 TAS-102 和贝伐珠单抗中的任一种单药相比，两药联合可增强结直肠癌裸鼠移植瘤的抗瘤活性。

为评价 TAS-102 联合贝伐珠单抗的活性和安全性，日本学者进行了一项开放性、单组、多中心的 Ⅰ / Ⅱ 期研究。

研究显示：2014 年 2 月 25 日至 2014 年 7 月 23 日期间，研究人员招募了 25 名转移性结直肠癌患者：Ⅰ 期研究有 6 名患者，2 期有 19 名。在剂量水平 Ⅰ 期接受 TAS-102 治疗的 6 名患者没有剂量限制性毒性，作为 Ⅱ 期推荐剂量（RP Ⅱ D）。接受 RP Ⅱ D 治疗的 21 名患者中有 9 名未出现中心评价的进展事件，16 周无进展生存率为 42.9%（80%CI，27.8 ～ 59.0）。在所有 25 名患者中评估的、最常见的 ≥ 3 级不良事件为中性粒细胞减少 [18 例（72%）]、白细胞减少症 [11 例（44%）]、贫血 [4 例（16%）]、发热性中性粒细胞减少症 [4 例（16%）] 和血小板减少症 [3 例（12%）]。报告了 3 名（12%）患者有治疗相关性严重不良事件。没有发生与治疗有关的死亡事件。

由此可见，TAS-102+ 贝伐珠单抗具有治疗安全性及活性，可能成为难治性的转移性结直肠癌患者的潜在治疗选择。

4. *Lancet Gastroen Hepatol*：观察等待疗法可否有效治疗直肠癌?

对于新辅助化放疗后临床完全缓解的患者实施观察等待疗法（watch-and-wait）可以避免常规手术增加直肠癌病情加重的风险。但是，这种方法的安全性还不清楚。基于此，多伦多圣米高医院的 Nancy Baxter 等报道的一项研究评估了观察等待疗法治疗直肠癌的有效性和可靠性。

研究人员系统地搜索了 MEDLINE、Embase 和 Open Grey 文献（截至 2016 年 6 月 28 日）

中关于直肠腺癌患者新辅助放化疗的数据，报道了临床完全缓解后观察等待的数据。研究人员确定了观察等待治疗手段的 2 年局部复发率。通过比较研究中临床完全缓解后的观察等待，或行根治性手术切除，或达到病理完全缓解的患者，评价非再生复发率、癌症特异性死亡率、无病生存时间和总生存时间。

该研究纳入了 23 项研究，包含 867 例患者，中位随访时间为 12 ～ 68 个月。汇总的 2 年局部复发率为 15.7%（95% CI 11.8% ～ 20.1%），95.4%（95% CI 89.6% ～ 99.3%）的患者复发后进行了挽救治疗。

临床完全缓解后观察等待的患者与根治性手术达病理完全缓解患者的非再生复发率（RR=1.46，95% CI 0.70 ～ 3.05）或癌症特异性死亡率（RR=0.87，95% CI 0.38 ～ 1.99）无显著差异。尽管总生存时间差异无统计学意义（HR=0.73，95% CI 0.35 ～ 1.51），但手术组的无病生存时间更长（HR=0.47，95% CI 0.28 ～ 0.78）。观察等待患者与手术患者之间的非再生复发率（RR=0.58，95% CI 0.18 ～ 1.90）、癌症特异性死亡率（RR=0.58，95% CI 0.06 ～ 5.84）、无病生存时间（HR=0.56，95% CI 0.20 ～ 1.60）和总生存时间（HR=3.91，95% CI 0.57 ～ 26.72）无显著差异。

近年来随着数据的不断积累，一些研究者发现，在一些新辅助放化疗后达到临床完全缓解的患者中，采用观察等待的方式延期或者避免手术，同样具有很好的生存结局，特别是对于低位直肠癌无法保留肛门的患者，可获得更好的生活质量。然而，目前这种治疗策略的数据均来自回顾性分析，总体样本量较小，尚无前瞻性数据支持，因此观察等待这一治疗手段在国际和国内各大指南中均未被推荐。

5. *J Clin Oncol*：Non-V600 BRAF 突变应成为转移性结直肠癌新的临床亚型

在评估转移性结直肠癌患者病情时，分子学检测已成为不可缺少的一部分。新一代测序技术（NGS）通常会发现没有明确临床或预后影响的突变，其中 codon600 以外的 BRAF 突变（non-V600 BRAF 突变）就是其中之一。研究人员对转移性结直肠癌患者中 non-V600 BRAF 突变的临床、病理及预后影响进行了探究，共纳入了接受 NGS 测序的转移性结直肠癌患者 9643 例，其中有 208 例存在 non-V600 BRAF 突变，占全部患者的 2.2%，占 BRAF 突变患者的 22%。与 non-V600 BRAF 突变患者相比，存在 V600E BRAF 突变的患者，发病年龄更低（58 岁 vs 68 岁），女性患者发病率更低（46% vs 65%），高级别肿瘤发生率更低（13% vs 64%）；在比较转移情况时，non-V600 BRAF 突变患者发生腹膜转移的可能性低于 V600E BRAF 突变的患者（15% vs 59%），而在肝、肺或淋巴结转移率无显著差异。

其结果表明，转移性结直肠癌患者中约 2.2% 出现 non-V600 BRAF 突变，可以作为转移性结直肠癌预后良好的临床亚型。

6. *JAMA Oncol*：抗肿瘤疫苗 5T4 联用环磷酰胺治疗转移性结直肠癌

免疫检查点抑制剂对大多数结直肠癌患者效果不佳，急需其他的治疗方法。研究发现癌胚抗原 5T4 在超过 90% 的转移性结直肠癌中存在高表达。近日研究人员考查了改良安卡拉痘苗 -5T4（MVA-5T4）及小剂量低剂量的环磷酰胺对转移性结直肠癌的治疗效果。

研究招募了 55 名不能手术的转移性结直肠癌和标准化疗后病情稳定患者，随机分配至对照组（*n*=9）、环磷酰胺组（*n*=9）、MVA-5T4 组（*n*=19）及 MVA-5T4 联合环磷酰胺组（$n=18$）。患者接受 50mg 的环磷酰胺或 1×10^9 50% 组织培养传染性剂量的 MVA-5T4。研究的主要终点是抗 5T4 免疫响应，次要终点包括抗 5T4 免疫响应动力学、无进展生存期及总生存期。

患者平均年龄为 64.2 岁。研究发现 MVA-5T4 组及联合治疗组的 5T4 特异性免疫响应显著高于其他组。环磷酰胺降低调节性 T 细胞浓度，独立地延长接受 MVA-5T4 患者的无进展生存期（5.0 个月 vs 2.5 个月，HR，0.48，95% CI 0.21 ～ 1.11）。MVA-5T4 可成倍提高 50% 患者的免疫响应，延长患者无进展生存期（5.6 个月 vs 2.4 个月；HR，0.21；95% CI 0.09 ～ 0.47）和总生存期（20.0 个月 vs 10.3 个月；HR，0.32；95% CI 0.14 ～ 0.74）。治疗未发生 3 级以上不良事件。

研究认为改良安卡拉痘苗 -5T4 联用低剂量的环磷酰胺可有效延长转移性结直肠癌患者生存期。

7. *JCO*：围手术期肝动脉灌注泵化疗可以改善结直肠癌肝转移灶切除后患者生存情况

结直肠癌是美国发病第三的肿瘤，许多患者会出现肝转移。合并肝转移的患者 10 年总生存率仅为 20%。结直肠癌肝转移灶切除后，许多患者会出现复发，其中一半的患者肝脏为唯一的复发部位。JCO 近期发表了一篇文章，研究围手术期肝动脉灌注泵化疗（HAI）与结直肠癌肝转移灶完全切除后患者生存的关系。

研究回顾性分析了 1992 ～ 2012 年间接受结直肠癌肝转移灶完全切除的患者。所有接受 HAI 的患者同时接受了围手术期系统化疗。共纳入 2368 例接受结直肠癌肝转移灶完全切除的患者，平均随访时间 55 个月。尽管 HAI 组晚期患者更多，但接受 HAI 患者（$n=785$）的平均总生存时间为 67 个月，优于未接受 HAI 患者（$n=1583$）的 44 个月。接受 HAI 的患者 10 年总生存率为 38%，未接受 HAI 的患者为 23.8%。对于接受系统化疗的患者（$n=1442$），接受 HAI 的患者平均总生存期为 67 个月，为接受 HAI 的患者为 47 个月。经过调整后的 HR 值为 0.67，表明接受 HAI 患者总生存期更长。对于淋巴结阴性的结直肠癌患者，接受 HAI 的患者平均总生存期显著优于未接受 HAI 的患者（129 个月 vs 51 个月）。对于临床风险评分 0 ～ 2 分的低风险患者，接受 HAI 的患者平均总生存期显著优于未接受 HAI 的患者（89 个月 vs 53 个月）。

文章最后得出结论，接受 HAI 的患者平均总生存时间约比未接受 HAI 的患者长 2 年。原发肿瘤淋巴结阴性及低临床风险评分的患者接受 HAI 治疗获益最大。

8. *Lancet Oncol*：mXELIRI 或可替换 FOLFIRI 作为转移性结直肠癌的标准二线疗法

研究表明改良的 XELIRI（mXELIRI；卡培他滨联合伊立替康）方案用作一线或二线治疗时疗效和耐受性均较好。现 Rui-Hua Xu 等在转移性结直肠癌患者中，将 mXELIRI 方案与标准 FOLFIRI 的安全性及疗效进行对比，研究结果于近日发表在 *Lancet* 子刊上。

研究人员进行一项多中心的开放性随机非劣效性的Ⅲ期临床试验。在中国、日本、韩国的 98 家医院招募年满 20 岁的组织学确诊的不能行手术切除的结直肠腺癌患者，以及从转移性结直肠癌的一线化疗退出的患者。将患者按照 1 ：1 随机分至 mXELIRI 有或无贝伐珠单抗组（伊立替康 200mg/m² 静脉滴注第 1 天；卡培他滨 800mg/m² 口服 2 次 / 日，第 1 ～ 14 天；贝伐珠单抗 7.5mg/kg 静脉滴注第 1 天），或 FOLFIRI 有或无贝伐珠单抗组（伊立替康 180mg/m² 静脉滴注第 1 天；亚叶酸钙 200mg/m² 静脉滴注第 1 天；氟尿嘧啶

$400mg/m^2$ 静脉滴注第 1 天，并维持氟尿嘧啶 $2400mg/m^2$ 持续静脉滴注 46h，14 天重复一次；有或无第 1 天静脉补充贝伐珠单抗 5mg/kg）。根据国家、美国东部肿瘤协作组（Eastern Cooperative Oncology Group，ECOG）表现状态、转移灶数量、既往奥沙利铂治疗和有无贝伐珠单抗分层。主要节点：总体存活率。

在 2013 年 12 月 2 日至 2015 年 8 月 13 日，共招募了 650 位患者，随机分至 mXELIRI 有或无贝伐珠单抗组（326 人），或 FOLFIRI 有或无贝伐珠单抗组（324 人）。中位随访 15.8 个月（IQR 8.7～24.9），共有 490 人死亡（mXELIRI 组 242 例、FOLFIRI 组 248 例）。mXELIRI 组和 FOLFIRI 组的总体存活期中位值分别是 16.8 个月（95% CI 15.3～19.1）和 15.4 个月（IQR 13.0～17.7；HR 0.85，95% CI，0.71～1.02；$P < 0.0001$）。最常见的 3～4 级不良反应是中性粒细胞减少［mXELIRI 组 17%（52/310）；FOLFIRI 组 43%（133/310）］。mXELIRI 组 3～4 级腹泻的发生率高于 FOLFIRI 组［22（7%）vs 10（3%）］。mXELIRI 组和 FOLFIRI 组分别报道了 46 例（15%）和 63 例（20%）的严重不良反应事件。mXELIRI 组和 FOLFIRI 组分别有 2 例（1 例肺炎、1 例肺部感染）和 1 例（肺部感染）治疗相关的死亡。

研究表明，mXELIRI 结合或不结合贝伐珠单抗治疗，耐受性良好，相比 FOLFIRI 结合或不结合贝伐珠单抗对于总体存活期无劣效性。mXELIRI 或许可以替换 FOLFIRI 作为转移性结直肠癌患者的标准二线主干疗法，至少对亚洲患者是如此。

参 考 文 献

赫捷，2016. 临床肿瘤学 . 1 版 . 北京：人民卫生出版社 .

矫树华，刘鹏亮，史继伟，等，2014. 纳米碳吸附 5- 氟尿嘧啶在大肠癌淋巴化疗中的临床研究 . 东南国防医药，16（1）：18-19，38.

赖少清，鞠凤环，王贵齐，等，2010. 2004～2008 年 704 例大肠癌临床流行特征 . 中国肿瘤，19（2）：111-113.

王桂生，2011. 大肠癌手术治疗进展研究 . 吉林医学，32（12）：2444-2445.

王苗，霍俊锋，孔军辉，2018. 2002～2014 年中国恶性肿瘤死亡城乡差异分析 . 实用预防医学，25（11）：1302-1306.

CA. 2016. 2015 中国癌症统计数据发布 . 中国医学创新，13（5）：149.

第二章

大肠癌的诊断、分级与治疗

第一节　大肠癌的诊断

一、临床表现

大肠癌临床表现因病变部位、病理类型、范围大小、有无转移及并发症发生而不同。

1. 结肠癌的临床表现　临床上常将结肠分为左半结肠和右半结肠，两者分界线一般定在结肠右 2/3 与左 1/3 交界处。其各有不同的临床特点。

（1）右半结肠癌的临床表现：右半结肠肠腔直径宽大，盲肠处直径为 7.5cm，肠壁薄，故梗阻症状较左半结肠癌少见。血供丰富，癌肿多呈菜花样，质脆易坏死脱落出血。继发感染后毒血症现象较明显，有贫血、发热、乏力等全身症状。贫血发生率约为 38%。肠腔内粪便呈液状，与血液相混合，似果酱样便，类似菌痢。患者可有右侧腹部不适、食欲差，中晚期者多可扪及腹块。

（2）左半结肠癌的临床表现：左半结肠肠腔直径狭小，在乙状结肠和直肠交界处最狭段直径平均为 2.5cm。肿瘤呈环状浸润型生长，粪便常呈半固体状，易引起排便习惯改变，如大便变细、便秘或肠梗阻。病变近端炎症可致腹泻、排便次数增多，排出血便与粪便相混合。约有 59% 的患者可出现贫血。

2. 直肠肛管癌的临床表现　临床上以齿状线为界区分直肠、肛管。直肠癌是指齿状线以上与乙状结肠交界部长约 15cm 肠管发生的癌。肛管癌指肛缘与齿状线之间发生的癌。由于解剖及生理功能的不同其临床症状有所不同。

（1）直肠癌的临床表现：直肠癌早期无任何症状，当癌肿逐渐增大影响到直肠功能时开始出现症状；合并有溃疡和感染时，则症状明显。一般来说，自肿瘤发生到出现症状约需半年。主要表现为排便不适、便血、疼痛等。排便不适，是由癌肿直接刺激直肠而产生。主要表现为便意频繁，排便次数增多，便不尽感；每次排便量不多、粪便变细，不成形或带有凹槽。排便不适程度与癌肿大小有关。当出现便前肛门内有明显下坠感，便时里急后重时，已多属中晚期；癌肿进一步生长，可导致肠腔狭窄，出现慢性肠梗阻症状，如全腹部膨隆、阵发性腹痛、肠鸣音亢进、大便困难等。便血是直肠癌最常见的症状，约 80% 患者排便时见少量出血，以便血为最初表现者约占 51.9%，一般认为便血是癌肿侵犯黏膜下血管网的标志，但与病变的早晚没有明显的关系。便血常间断出现，外沾于粪便表现多呈鲜红色；癌肿表现溃破合并感染时，出现脓血便，易导致患者出现贫血。直肠癌早期出血疼痛者，与其他症状相比较为少见，约占15%。其性质表现为腹胀和阵发性腹痛。晚期直肠癌侵入骶丛神经、膀胱、前列腺、阴道后壁等直肠周围组织时，可引起持续性的腰痛、尿路刺激症状、排尿不畅和性交时阴道疼痛等。

（2）肛管癌的临床表现：肛管癌最初表现为肛门部的包块，当癌肿侵及皮肤神经丛后，出现疼痛。当肿块破溃时可合并出血和感染，局部瘙痒、外排黏液；当出现里急后重、大便习惯改变时，常提示已侵犯括约肌，表明病程已近中晚期。病患腹股沟淋巴结可因转移或感染发生肿大。少数患者在原发肿瘤引起明显症状前，其腹股沟即出现转移的表现——腹股沟肿块。

二、体格检查

系统的体格检查是诊断、治疗疾病的重要步骤之一。对疑似或确诊的大肠癌患者有必要进行全面体格检查，以便从整体把握病情的发展，完善诊断及治疗方案。体格检查包括全身视、触、叩、听检查，以及详细的直肠肛门检查。

1. 全身检查 包括体温、脉搏、呼吸、血压、身高、体重、发育（包括第二性征发育）、营养、体型、面容、神志、表情、体位、皮肤、黏膜、淋巴结、头颈部、胸部（心肺）、腹部、肛门、脊椎弯曲度、四肢及神经系统检查。有明显临床症状的大肠癌患者大多已处于进展期。仔细的全身检查有利于发现其他脏器有无转移，初步确定临床分期。

除系统的体格检查外，对腹部体检更应注意，包括有无腹部膨隆、肠型等肠梗阻现象，触诊有无包块、肠段，对可疑结肠肿瘤者更应细致检查两侧肋下深部，有无肝曲、脾曲、结肠肿瘤的体征；左右两下腹及乙状结肠肿瘤有无肿块。同时，应排除结肠痉挛及有粪块的可能。

2. 肛管、直肠和会阴部及腹股沟检查

（1）肛管、直肠的检查：是诊断肛管尤其是直肠疾病必不可少的重要方法，常能发现许多临床上有价值的重要体征。有资料显示距肛缘7cm以下的直肠癌占42.2%。约80%的直肠癌可在直肠指诊时被发现，据报告有经验的医生通过直肠指诊对直肠癌诊断准确率达95%以上。因此，考虑大肠癌的患者应常规行此项检查。检查前应向患者充分解释直肠、肛门检查的必要性，这样可以解除患者的恐惧、害羞心理，充分得到患者配合。另外，应根据患者的身体状况和检查目的的具体要求，选择不同的体位和检查方法，既可以减轻患者的痛苦，还有利于观察、了解到有价值的临床症状。

1）检查体位

膝胸位：患者两肘关节屈曲，置于检查床上，胸部尽量靠近床面，两膝关节屈曲成直角跪于床上，臀部抬高。这是肛门、直肠最常用的检查体位之一。

侧卧位：左侧卧位，患者取左侧卧位，右腿向腹部屈曲，左腿伸直，臀部靠近检查床右边；右侧卧位，其比左侧卧位更能摸及较高位置的肿块，因左侧卧位时，乙状结肠坠入左髂窝，则远离手指，而在右侧卧位，乙状结肠向肛门方向靠近，与手指较近，容易摸到较高部位的肿块。

截石位：患者仰卧于专门的检查床上，双下肢抬高并外展，屈髋屈膝。需要做双合诊时常选用此体位。

蹲位：取下蹲排大便姿势，屏气向下用力可使直肠下降 1 ~ 2cm，便于扪及直肠上段的包块。

弯腰前俯位：双下肢略分开站立，身体前倾，双手扶于支撑物上。该方法简单易行，不需要特殊的检查场所。

2）检查方法：每个医生都能做直肠指诊，但要达到高质量的直肠指诊，即通过直肠指诊首先发现低位、早期、小的直肠癌及癌前病变则并非易事。检查时需注意以下问题：

询问病史：进行直肠指诊前要详细询问病史，做到检前心中有数，检查时有重点，而不致漏诊与误诊。

肛门视诊：检查者以两手拇指或食、中、环三指轻轻按压肛门两侧，向外牵拉，暴露。观察肛门周围有无脓肿、血、黏液、肿块或瘘管外口，有利于诊断病变性质。

直肠指诊：是一种简单易行的重要方法。直肠指诊前先戴手套，手套的食指上涂足量的润滑剂，先轻轻按摩肛缘，使括约肌放松，然后将食指慢慢转入直肠腔内。先试验肛门括约肌的松紧度，再触、扪肛管及直肠的前后、左右，或有次序地从右、前、左、后一圈反复上下触诊，以了解是否有肿块、触痛、狭窄，注意感觉肿块的大小、质地、移动度及表面形态。当直肠指诊有疑问时，可变换体位再进行检查。一般食指长度为 7 ~ 7.5cm，若向内压，有效长度可增至 9 ~ 10cm，若由膝胸位改为蹲位，在增加腹压下可长达 11 ~ 12cm，故经常规直肠指诊未能摸到的高位直肠癌（距肛门 10 ~ 12cm），改为蹲位就容易摸到。当手指抽出后观察指套上有无脓、血、黏液等，必要时可取其涂片镜检或做细菌学检查。有时直肠指诊需在局部麻醉下进行，如肛裂患者怀疑合并有直肠肿瘤者，检查后应嘱患者休息片刻。

（2）会阴部及腹股沟的检查：低位直肠癌和肛管癌均有直接浸润会阴器官或向会阴、腹股沟转移的倾向。应常规行腹股沟淋巴结的检查，尤其注意腹股沟韧带水平组（腹股沟淋巴结包括韧带水平组和垂直组）。发生癌性转移的淋巴结质地坚硬或有橡皮感，活动度差，一般无压痛或呈轻压痛，往往比正常的腹股沟区淋巴结肿大，可为单个或多个，有些甚至融合成团。若直肠癌发生于直肠前壁或浸润前壁，女性患者应常规行阴道镜检查，注意阴道后壁有无侵及；男性患者应详细询问近期有无血尿、血精史，必要时请泌尿科会诊，行膀胱镜检查。另外，注意会阴部有无疣状新生物或溃疡，以协助鉴别诊断肛门部生长肿块。

三、实验室检查

大肠癌是消化道常见恶性肿瘤之一，其发病率和死亡率有逐年增加的趋势。早期大肠癌常无明显临床症状，不少患者确诊时已偏晚期；经根治术后的大肠癌患者亦常发生复发和转移。严重影响疗效和预后。因此，大肠癌的早期诊断及癌转移复发的有效检测对大肠癌的预防和治疗具有重要意义。内镜、影像和病理学检查虽是大肠癌常用的诊断方法，但对大肠癌的早期诊断和病情监测仍具有一定的局限性。实验室检查具有无创性、灵敏、特异、简便、可动态观察的特点，已成为大肠癌辅助诊断、观察疗效、检测复发转移和判断预后的重要技术和方法。

1. 粪便隐血检查　粪便隐血检查（fecal occult blood test，FOBT）是大肠癌筛查的常规检查方法。粪便隐血试验简便、无创、快速、敏感，具有很好的实用价值。应用粪便隐血检查可检出 50% ～ 60% 的大肠癌和 30% 的大肠腺瘤。粪便隐血试验持续阳性可能是早期大肠癌的唯一可检查出的异常指标。目前常用的隐血试验有化学法隐血试验和免疫法隐血试验。

（1）化学法隐血试验：根据血红蛋白中含铁血红素具有类似过氧化物酶作用，能催化过氧化氢释放新生态氧，氧化各种色原物质，如邻联甲苯胺（o-tolidine）、愈创木酯（gum guaiacum）显色。化学法隐血试验简便、价格便宜，但缺点是敏感性较低，特异性不强，并受饮食干扰。各种动物性食品、肉类及血制品，含过氧化物酶类的新鲜蔬菜和水果均可导致假阳性，服用大量维生素 C 或其他还原性药物则可使隐血试验呈假阴性。应用愈创木酯和邻联甲苯胺法隐血试验检测大肠癌的阳性率为 60% 左右，而假阳性率占 30%。因此，传统的化学法隐血试验筛查大肠癌有较高的假阳性率和假阴性率。

（2）免疫法隐血试验：是继化学法之后发展起来的更为敏感和特异的方法。免疫隐血法是采用抗人血红蛋白的单克隆抗体和多克隆抗体进行特异性抗原抗体反应建立的隐血试验。免疫隐血试验具有很高的敏感性和特异性，可检出每克粪便中 0.1 ～ 0.7mg 血红蛋白（相当于每天 0.1 ～ 0.7ml 出血），并且只特异性针对人血红蛋白，不受粪便中动物血红蛋白和肌红蛋白及饮食的干扰。早期应用的免疫隐血法为免疫扩散法、反向血凝法、酶联免疫法等，因其操作复杂，价格较高，不利于临床应用和大批量筛查。近年建立的胶体金免疫试纸法具有简便、快速、敏感、特异等优点，是粪便隐血试验较理想的方法，适用于大肠癌的筛查和临床常规检查。临床应用胶体金免疫隐血试验检测结直肠癌的阳性率为 84.6%，高于化学法的阳性率（61.5%），提高了大肠癌的检出阳性率。但要注意的是，免疫隐血试验对下消化道微量出血有较高的特异性，较适用于大肠癌的检测。但上消化道少量出血时，由于胃酸和蛋白酶的作用使血红蛋白降解破坏或抗原性改变，可导致阳性反应减弱，甚至出现假阴性结果。仅靠单一的免疫粪便隐血试验筛查消化道微量出血和早期大肠癌仍有一定局限性。

免疫法与化学法相结合的"序贯粪便隐血试验"综合了化学隐血试验简便、价廉和免疫隐血试验特异性高的优点。先用化学法隐血试验初筛，阳性者再以免疫法隐血试验排除假阳性病例，免疫隐血试验阳性者再接受肠镜检查。序贯粪便隐血法是一种敏感性好、特异性强、简单经济、效果良好的大肠癌筛选方法。

2. 肿瘤标志物检测

（1）大肠癌患者为什么要查肿瘤标志物？肿瘤标志物在肿瘤学中占重要地位，当出现细胞癌变向临床肿瘤进展阶段演变时，肿瘤标志物可作为一般临床诊断和鉴别诊断、判断疗效、监测复发的指标。

有些标志物也有助于临床进行肿瘤早期诊断，即使不少肿瘤标志物在良性疾病的血清中也可有轻、中度升高或暂时升高。但肿瘤标志物的连续动态测定不但有助于良、恶性疾病的鉴别，对一个已确诊的患者来说还可用于预后及疗效的观察。因为一些公认的肿瘤标志物在血清中的含量往往和肿瘤组织的生长、消退或转移有直接的定量关系。有些肿瘤标志物在提纯后制备抗体，尚可应用于该肿瘤的靶向诊断及治疗。并且肿瘤标志物在研究肿瘤的发生、发展及分化和逆转的过程中也是极重要的指标。

现代的肿瘤标志物对大肠癌还缺乏特异性，但结合临床对大肠癌的诊断、判断预后、治疗效果、监测复发或转移，仍起到较大作用，故为临床所重视。

（2）血清癌胚抗原在大肠癌的诊断和随访中有何意义？

癌胚抗原（CEA）是一种分子量 20 万、含 70% 糖的大分子蛋白，其部分结构与免疫球蛋白十分类似，属于免疫球蛋白超家族的一员。早期胎儿中，由内胚层衍生而来的胃肠道及肝、胰都可合成癌胚抗原，成年人胃肠道也能合成癌胚抗原并分泌入肠腔。97% 健康成人血清癌胚抗原的浓度在 2.5μg/L 以下，吸烟或妊娠期可增高。

胃肠道肿瘤细胞因极性消失，癌胚抗原反流入淋巴或血液，导致血清癌胚抗原增高。癌胚抗原最初被认为是结肠腺癌的一种特异性抗原，但在进一步研究中发现癌胚抗原存在于许多组织、黏膜中，所以癌胚抗原又是一种非特异性的肿瘤标志物。大肠癌、肺癌、胰腺癌、胃癌、乳腺癌和一些其他肿瘤都可见血清中癌胚抗原水平升高。癌胚抗原超过 20μg/L 时，往往提示有消化道癌症。但不少良性疾病也可引起血清癌胚抗原上升，如良性乳腺肿瘤、严重酒精性肝硬化、肺气肿及结缔组织病、心血管疾病、糖尿病和非特异性结肠炎等，也可有 15% ～ 53% 的患者出现血清癌胚抗原增高。故癌胚抗原不是恶性肿瘤的特异性标志物，在诊断上只有辅助价值，如结合细胞学检查再测定癌胚抗原，可使恶性肿瘤的诊断率提高 10% ～ 30%。

血清癌胚抗原对诊断大肠癌无特异性，具有一定的假阳性和假阴性，因此，不适合作为普查或早期诊断的手段。但癌胚抗原检测对大肠癌的预后判断和疗效观察有较大的临床价值，尤其对于监测治疗后伴有血清癌胚抗原持续升高的患者具有很重要的价值，它可以提示有潜伏的转移和残留癌。如血清癌胚抗原水平与大肠癌的杜氏（Dukes）分期有明确的关系，越晚期病变，血清癌胚抗原越高，手术后降低，复发时又开始上升。化疗因能引起组织坏死而释放癌胚抗原，血中癌胚抗原可暂时升高。但手术前或治疗前不伴有癌胚抗原升高，则术后对癌胚抗原的监测意义不大。

术前癌胚抗原增高者，根治术后应在 6 周内或 1 ～ 4 个月内恢复正常，仍居高不下者可能仍残留肿瘤或预示复发。动态观察常提示临床前复发或残留，有研究者认为在表现复发症状前 10 周到 13 个月，癌胚抗原已升高，故根治术后对癌胚抗原增高者要严密检查与追踪随访，必要时可做第二次手术探查。癌胚抗原对肝和腹膜后转移者较敏感，而对淋巴结与肺转移者相对不敏感。

（3）还有哪些肿瘤标志物与大肠癌有关？

CA19-9：是 SW-1116 人结肠癌抗原在小鼠中制成的单克隆抗体 19-9 所识别的抗原，表达在高分子量（> 400 000）黏蛋白上的糖类位点，是一种单涎酸神经节苷脂，与其他黏蛋白抗原相似。人血清 CA19-9 的上限为 37U/L，消化系统癌症患者血清 CA19-9 明显增高，在多种腺癌中升高，如胰腺癌、结直肠癌及胃癌。对胰腺、胃及肝胆管的癌具有高敏感性，是胰腺癌较为可靠的标志物。也有一些消化系统以外的恶性肿瘤和良性疾病显阳性反应，一般不超过 100U/L。故血清 CA19-9 的检测不能作为早期诊断，但作为预后和病情追踪的指标则是肯定的。测定 CA19-9 的水平有助于判断预后，如患者术前 CA19-9 值高，术后可降至正常范围；若对患者随诊测定 CA19-9，可在放射影像及临床出现体征前预示肿瘤的复发；术后 CA19-9 迅速降低，若重新上升往往是肿瘤复发的先兆。此外，在胃液及血清中测定 CA19-9 及癌胚抗原，可提高筛选胃癌的敏感性及特异性。

CA50：与 CA19-9 密切相关，常同时表达的糖鞘脂抗原，它的化学结构是去岩藻糖基的 CA19-9。血清 CA50 对胰腺癌、肝胆系统癌的阳性率分别为 85% 和 80%，与 CA19-9 相近。但对结肠癌的阳性率高于 CA19-9，为 70%。CA50 的临床意义也和 CA19-9 类似，但不及 CA19-9 研究深入和结论明确。

CA242：也是一种唾液酸化的糖鞘脂抗原，几乎总是和 CA50 一起表达，但两者受不同的单克隆抗体识别，也主要用于消化道肿瘤的病情监测。

CA72-4：是 1981 年美国科氏（Colcher）等用乳腺癌肝转移的癌细胞膜成分免疫小鼠，所得单克隆抗体 B72-3 所识别的肿瘤相关糖蛋白抗原，称为 TAG-72 肿瘤相关糖蛋白。CA72-4 也可作为胃肠道和卵巢癌的肿瘤标志物。CA72-4 增高：①恶性肿瘤阳性率，胃肠道癌为 40%，肺癌为 36%，卵巢癌为 24%。癌胚抗原和 CA72-4 的检测有互补作用。对原发性乳腺癌、胃癌、大肠癌及卵巢癌患者血浆 CA72-4 连续检测表明，肿瘤切除后的 CA72-4 下降至 4000U/L 所需日数平均为 23.3 日，提示 CA72-4 在检测残余肿瘤时很有作用；CA72-4 还可与 CA125 联合检查，作为诊断原发性及复发性卵巢肿瘤的标志：两者均阳性时特异性为 100%；两个均阴性，说明无残留肿瘤。②健康正常人和良性胃肠道疾病的阳性率分别为 3.5% 和 6.7%。

（4）为什么要多种肿瘤标志物联合检测？用测定肿瘤标志物的方法诊断肿瘤已沿用多年，并起了很大的作用。但是用单独检测某一肿瘤标志物的方法诊断肿瘤存在的主要问题有二：①阳性率不高。②特异性不强。

临床上常采用多种肿瘤标志物联合检测，应用多变量分析的方法来提高诊断的阳性率和特异性。

不少证据表明，同一肿瘤可含有多种肿瘤标志物，而不同肿瘤或同种肿瘤的不同组织类型，除有共同的标志物外，也可有不同的标志物。对某一特定的肿瘤测定，可同时选择几种特异性较高的标志物，互相补充，提高诊断的阳性率。

在大肠癌的肿瘤标志物检测中，癌胚抗原是最常用于大肠癌的肿瘤标志物，尤其常用于对大肠癌的治疗效果及预后、复发的监测。但由于癌胚抗原的特异性、灵敏性有限，常需联合检测 CA19-9、CA50 等肿瘤标志物，以提高诊断准确性。

3. 内镜检查

（1）适应证和禁忌证

1）适应证包括：①不明原因便血，钡剂灌肠不能确诊者；②慢性腹泻疑有溃疡性结肠炎、克罗恩病、慢性痢疾等结肠病变者；③疑有结肠肿瘤、息肉者；④钡灌肠检查疑有病变者或发现病变不能确定性质者；⑤钡灌肠检查阴性，但有明显肠道症状或疑恶性变者；⑥大肠癌术后随访复查者或药物治疗后观察疗效者；⑦适于结肠镜治疗者如息肉电凝切除者；⑧不明原因的腹痛；⑨可能与肠道有关的腹部包块；⑩结直肠癌术前常规检查（主要明确有无多发病灶）。

2）禁忌证包括：①严重心脏病、严重高血压、肺功能不全或极度衰竭者；②腹膜炎、疑有结肠穿孔、急性重症肠炎者；③妊娠期、月经期不行结肠镜检查为妥；④精神病患者或不能合作者；⑤有较严重的肛裂或肛周脓肿的患者。

（2）大肠肿瘤诊断：大肠息肉是常见的肠黏膜病变，绝大多数为腺瘤，现已公认为癌前病变。腺瘤发展为腺癌是一个渐进过程，大致通过"增生性息肉→管状腺瘤→绒毛状腺瘤→早期癌→浸润癌"的模式发展，需 7 ～ 12 年时间，平均 10 年时间。若能在未发展到浸润癌之前发现并切除息肉，即可终止病变的发展，取得预防或根治早期大肠癌的疗效。结肠镜检查是目前发现大肠息肉最有效的方法，有报道 95% 以上的早期大肠癌由腺瘤演变而来，腺瘤的癌变与腺瘤体积、数目、部位及组织学类型有关。一般认为，息肉越大，恶变率越高。大于 2cm 息肉的恶变率可达 50%，明显高于 1 ～ 2cm 息肉的癌变率（14%），而小于 1cm 的息肉几乎无癌变。息肉的好发部位依次为乙状结肠、直肠、降结肠、横结肠、升结肠和盲肠，而左半结肠息肉的恶变率高于右半结肠。多发性息肉的恶变率高于单发者。在组织形态学方面，分叶状、菜花状息肉恶变机会明显高于球形、半球形息肉。绒毛状腺瘤、绒毛管状腺瘤容易癌变，腺瘤伴中、重度不典型增生的恶变机会进一步增大。

对内镜诊断为大肠癌者，多参照胃癌的内镜分型进行大肠癌分型。

1）大肠癌的内镜下分型

Ⅰ型：息肉隆起型（Ⅰp有蒂型，Ⅰs无蒂广基型）。

Ⅱ型：平坦型（Ⅱa表浅隆起型，Ⅱb表面平坦型，Ⅱc表浅凹陷型）。

Ⅲ型：深凹陷型。

2）进展期大肠癌分型：多采用日本 Borrmann 胃癌分型法，详见表 2-1-1。

表 2-1-1　日本 Borrmann 胃癌分型法

分型	描述
Ⅰ型（息肉型）	癌灶体积大，4 ～ 6cm，呈广基息肉样隆起，表面不平，呈菜花状
Ⅱ型（局限溃疡型）	为明显周围浸润的局限性溃疡癌，癌灶范围常较Ⅰ型大，中央为较大的溃疡，可深达 0.8cm，溃疡边缘为结节状隆起，呈火山口样，无局部向外溃破，肿瘤边界清晰，此型最常见
Ⅲ型　溃疡浸润型	此型与Ⅱ型的区别在于溃疡边缘向四周肠壁及黏膜浸润而致溃疡边缘与肠壁无明显界限，形成似环状堤坝向周围有一处或多处决口状，亦可表现为肿瘤表面有众多溃疡，呈明显高低不平，易出血
Ⅳ型　浸润型	癌灶呈环状浸润造成管腔管状狭窄，质地坚硬，此型癌组织学形态是癌组织内结缔组织大量增生，病变区域纤维化，该型较少见
Ⅴ型　特殊型	某些黏液癌可呈特殊的镜下形态，癌灶呈肿块型，伴有绒毛乳头突起，质地松软，有弹性，边界不清，多见于升结肠和盲肠

如表所示，内镜下可初步判断大肠肿瘤的性质，但对病灶的组织学类型难以做出及时诊断；另外，对微小病灶也易遗漏。日本已对早期大肠癌提出小癌及微小癌的概念，前者指肿瘤直径小于 0.5cm 者。另外，小灶性腺瘤及扁平型结直肠癌尤其是凹陷型癌即使病灶直径小于 1cm 亦可侵至黏膜下层，有一定的淋巴结转移率，但这些小病灶在普通肠镜中极易漏诊，新近的变焦结肠镜弥补了这一缺陷，其具有常规结肠镜和实体显微镜的双重功能，与病理学诊断的符合率可达 96.5%。

4. 大肠癌 X 线检查

（1）检查技术：大肠癌的常规 X 线检查方法包括腹部透视及平片、大肠单对比造影、大肠双对比造影及大肠癌肿瘤血管造影等。全消化道钡餐造影对于比较明显的大肠肿瘤，特别是右半结肠癌有一定诊断价值，但一般不采用全消化道钡餐造影诊断临床上可疑的大肠肿瘤，采用钡剂灌肠或结肠双对比造影检查效果更佳。

1）腹部透视及平片：对于大肠癌所致肠梗阻的诊断，腹部透视或平片可以协助判断梗阻的部位。大肠癌导致的肠梗阻，表明肿瘤多已是晚期，X 线立位透视或平片表现为肠管扩张，并可见多个液气平面，仰卧位 X 线片上小肠或结肠明显扩张胀气，而远段结肠无气体存在，据此可大体推测肿瘤的部位，优质的 X 线片上甚至可以直接看见肿瘤所在。对于大肠癌导致的肠穿孔，腹部立位透视或 X 线片于膈下可见新月形游离气体影，表明肠道气体已经从破裂口进入腹腔，口服或经直肠注入碘水造影可能见到造影剂溢出肠管外。但总的看来，腹部透视和 X 线片的诊断价值有限，通常难以确诊。

2）大肠单对比造影

肠道准备：对于大肠癌患者，忌用清洁剂灌肠，可采用无渣饮食连续 2 天，口服缓泻剂的方法。该检查适应证广泛，对于临床上可疑大肠疾病患者，如大肠肿瘤、溃疡性结肠炎、过敏性结肠炎、结肠息肉和结肠梗阻等均可进行钡剂灌肠检查。主要的禁忌证是，对于大肠穿孔患者绝对不能进行钡剂灌肠，可采用碘水灌肠代替，相对禁忌证包括极度虚弱而不能耐受检查者。

造影剂配制：硫酸钡混悬液的钡与水的比例为 1 : 4 或 1 : 6。

钡剂输入：一般采用 Foley 管，经肛门插入直肠下段。对于肛门松弛的患者，钡剂易外流，可采用带气囊的 Foley 管（对于直肠病变者不宜使用）。如采用灌肠筒输入，灌肠筒以悬高 1m 为宜，钡剂慢速注入。现多采用自动灌肠机输入，压力不能过大，一般以 3kPa 左右为宜。在注入过程中应仔细观察钡剂流动状态，是否有阻塞、充盈缺损及黏膜变化等。

常规摄片的位置：①先根据需要摄点片，特别是乙状结肠部位，应加摄左、右斜位点片，因此部位互相重叠易于忽略病变；②根据需要可考虑摄一正位全结肠照片；③排便以后在俯卧位再摄一大片以观察全结肠黏膜相，如果残留钡剂过多可嘱患者排后再检查；④必要时可注气以观察有无较小的息肉性病变存在；⑤直肠中下段由于仰卧位时钡剂充盈不佳，该部位癌肿容易漏诊，应采用头低脚高位使直肠得以充盈并旋转体位观察是否存在病变。

单对比造影的局限性：①单对比造影钡剂密度过高，肠腔充盈后观察受到限制。排便以后又因肠管互相重叠，观察也不满意，易遗漏小的病变。因此，检查时必须多方位旋转患者，充分暴露各个部位以免发生漏诊，尤其是乙状结肠与直肠交界处。结肠袋的收缩及乙状结肠与直肠交界处生理性狭窄易被误认为病变，检查者必须熟悉正常变异。②确认盲肠是否充盈，以看到回肠末端或阑尾为根据。但在实际工作中，回肠末端及阑尾有时不可能充盈，此时判断盲肠是否充盈则需要一定的经验。③单独依靠透视进行诊断有一定限制，对早期黏膜病变尤须注意，必须摄片与透视相结合。④对小息肉的诊断有一定的限度。

3）大肠双对比造影

Fisher 法：先将低浓度造影剂（30% ~ 50%，W/V）输入全结肠，然后将钡剂排出，再注入空气，并变换体位进行照片。本法往往因排泄不充分不易得到良好双对比造影相。

Brown 法：特点是不用清洁灌肠。而是用控制饮食及用泻剂方法达到结肠清洁的目的，如有良好的肠道准备可取得满意效果。对年老体弱和不能耐受泻剂的患者不能采用本方法。另外，若肠道准备不充分，肠内留有残渣，将干扰对病变的观察。

4）大肠癌肿瘤血管造影：对大肠癌进行血管造影，明确各段大肠癌的供血动脉，对指导介入治疗靶血管的选择有着重要的意义。近年来肿瘤的介入治疗成为热点，与外科手术相比其有创伤小的优点，有诊断和治疗两个方面的功能。主要的治疗方法包括：①栓塞肿瘤的供血动脉阻断其血供，从而导致肿瘤细胞死亡以治疗肿瘤。②经肿瘤供血动脉灌注抗癌药物化疗。③经肿瘤供血动脉注入放射性物质微粒，对肿瘤进行近距离放疗。④经介入放射学血管内支架置入或血液分流支架的安置。⑤经介入放射学肿瘤的基因治疗等。在这些治疗之前都必须准确掌握肿瘤的靶血管，对大肠肿瘤血管的造影，能为介入诊断和治疗提供形态学依据。

适应证：对大肠癌行血管造影，明确供血动脉，主要目的是对其进行介入治疗。适应证包括：①大肠癌手术前治疗，有助于减少术中扩散。②根治术后肝等脏器的预防性治疗。③术后复发或有广泛转移，不能再手术者。④不能手术的晚期大肠癌患者。

禁忌证：碘过敏，有严重感染，大量腹水，恶病质，有广泛转移者，或心、肝、肾功能不全者等。

（2）X 线表现：进展期大肠癌分为蕈伞型、溃疡型和浸润型，以溃疡型居多，其典型X 线表现是"苹果核征"（apple core sign）。浸润型癌以肠腔狭窄为主要表现，诊断中要注意与其他疾病相鉴别。X 线检查对早期大肠癌的鉴别诊断有一定困难，隆起型病变是否有蒂有助于判断其良恶性质。无蒂性隆起病变，除病变的大小外，病变的基底部、整体形态、表面性状，以及有无中心凹陷、黏膜皱襞集中和肠管变形等对良恶性鉴别诊断有很大帮助。

1）进展期大肠癌：大肠癌的大体分型比较混乱，目前国际上较为通用的是 Borrmann分型，此分型简单明确，易于掌握，并能在一定程度上反映肿瘤的生物学行为。

蕈伞型（Borrmann Ⅰ型）：癌肿表现为突向肠腔内、境界清楚的肿块影，表面呈菜花状，有时可伴有轻微凹陷，基底部与周围肠壁分界清楚，无周围浸润征象。Borrmann Ⅰ型癌与其他类型相比，常见于右半结肠，较少引起肠腔狭窄，但常引起肠套叠，癌症常位于套叠段头部。

局限溃疡型（Borrmann Ⅱ型）：表现为境界清楚伴有环堤的溃疡型肿瘤，隆起中央见火山口状溃疡，是与 Borrmann Ⅰ型鉴别的关键。由于肠腔不像胃腔那样宽大，大肠的Borrmann Ⅱ型癌不易获得如胃癌那样中心存在钡液的"半月综合征"。因此，在双对比造影时应尽可能利用钡剂在肠管内流动的钡层来显示环堤与钡龛，特别是在肠管弯曲较多的直肠、乙状结肠，更应注意选择不同体位来获得最佳影像学征象。Borrmann Ⅱ型癌沿肠壁环周浸润造成管腔变形、环周狭窄时，则形成大肠癌的典型 X 线表现——"苹果核征"，又称"餐巾环征"（napkin ring sign）。狭窄的两端可见境界清楚的环堤，中央的管腔狭窄段为癌性溃疡所形成的癌性隧道。

浸润溃疡型（Borrmann Ⅲ型）：病灶的边缘不甚锐利，环堤较为低矮部分易出现破溃，溃疡的边缘亦可见向周边破溃而不完整，肿瘤的周围常伴有黏膜的粗大结节和巨大皱襞，亦可有黏膜皱襞的集中。癌肿沿肠壁环周浸润可造成管腔狭窄，出现"苹果核征"，狭窄段两端与正常肠壁的分界不清，并有沿肠管长轴浸润的征象。

浸润型（Borrmann Ⅳ型）：在早期很容易忽略。主要发生于乙状结肠和降结肠，常表现为范围较长的管腔狭窄，肠壁略呈波纹状，正常结肠袋变得不规则。如肿瘤浸润广泛，向四周及长轴侵蚀，其长度可达10cm以上，而狭窄内腔直径仅为1～3cm。上述病变呈固定不变，无论是采用压迫、注射解痉药还是排便以后均无改变。本型形成溃疡者不多见，黏膜表面呈粗乱卵石状、星芒状，正常肠壁界线不明确。做出本型大肠癌的诊断时，应注意同其他疾病相鉴别，如克罗恩病、结肠转移癌、缺血性结肠炎、弥漫性憩室周围炎和放射性结肠炎等。

2）早期大肠癌：早期大肠癌的定义和分型与早期胃癌相同，是指癌肿的浸润深度限于黏膜层和黏膜下层者。其分型如下：Ⅰ型（隆起型）、Ⅱa型（表浅隆起型）、Ⅱb型（表浅平坦型）、Ⅱc型（表浅凹陷型）、Ⅲ型（凹陷型）。早期大肠癌以隆起型为主，据统计Ⅰ型占81.2%，Ⅱa型占11.9%，Ⅱa＋Ⅱc型占7.3%，而Ⅱc型仅占0.6%。Ⅰ型大肠癌又进一步分为有蒂的Ⅰp型和广基的Ⅰs型，Ⅰp型所占比例更高（52.5%）。

Ⅰp型：病变都有明显的蒂，是早期大肠癌中最多见的类型，大小多在10～30mm，病理学上常是腺瘤内癌。X线和内镜对其良恶性鉴别都存在一定的困难，最终诊断常需要病理学检查。一般情况下，蒂的存在是排除进展期癌的重要指征。X线检查能直接显示蒂部的形态，且利用体位的变换可观察头部的摆动，也是证明蒂存在的重要征象。

Ⅰs型：表现为境界清楚突向腔内的隆起，基底部多为广基，也可形成切迹。对于基底部相对较窄形成切迹者，检查时变换体位无头部摆动是与Ⅰp型区别的要点。肿瘤表面表现为分叶状、结节状，也可较为光滑。

Ⅱa型：扁平隆起，隆起的高度较低，大小多为6～20mm，边界较为清晰，表面不甚光滑。利用钡剂的流动改变钡层的厚度，能较好地显示隆起的透光区和高度，是与Ⅰ型的鉴别点。

Ⅱa＋Ⅱc型：为Ⅱa型癌的隆起中央出现凹陷者，利用钡层的流动显示病灶中心的凹陷非常重要，本型癌多已有黏膜下层的浸润。

Ⅱc型：与早期胃癌相比，大肠癌Ⅱc型非常少见，多发生在大肠的慢性炎症性病变等基础上。

Ⅲ型：病变向大肠壁内黏膜下层凹陷形成溃疡，病变一般均侵及黏膜下层，利用钡层的流动和切线位摄片可清晰显示溃疡的深度。

5. 大肠癌的超声检查

（1）经腹超声检测：由于肠壁局部增厚、肠腔变窄，超声图像显示"假肾征"，中心残腔内的气体为强回声，似肾脏集合系统，可见流动细小光点，周边增厚的肠壁为实质性低回声似肾脏的皮质，但无肾锥体、肾盂、输尿管等结构，无肾动脉树特有的彩色多普勒血流图。

（2）大肠液体灌注超声检测

1）肠壁增厚型：局部肠壁增厚、僵硬，呈低回声，肿块向肠腔内突起，表面凹凸不平，边界不规则，周边肠壁也可有不同程度增厚。肠腔狭窄。

2）肠内肿块型：肿块呈较低或强弱不等的实质性回声，向肠腔内突起，表面不规则呈菜花状，可浸润至肌层、浆膜层，晚期肠癌肿块表面破溃坏死形成溃疡，声像图表现为肿块表面附着絮状不规则中等或强回声物质，同时肠腔狭窄。

3）肠外肿块型：肿块向肠外浸润生长，管腔狭窄不明显。

4）肠梗阻：肿瘤浸润生长，肠腔变窄，发生肠梗阻，肠腔内容物的细小光点随肠蠕动而流动，到肿瘤部位受阻形成旋涡或逆流。

5）肠蠕动：肿瘤部位肠管僵硬，肠蠕动减弱或消失。

6）肠壁浸润：浸润肠壁周围脏器，肠癌可突破浆膜，与膀胱或阴道相通，形成直肠膀胱瘘或直肠阴道瘘，超声图像可见直肠内液体由瘘门进入膀胱或阴道。肿瘤与周围组织粘连，周围脏器受压，压迫输尿管远端或膀胱，引起肾盂积水。

7）彩色多普勒超声检测：肿块周边及实质性块影内可探及动静脉血流频谱。

（3）经直肠超声检查：直肠肿瘤回声、肠壁病变表现与腹部检查所见相同，可用时钟位表示病灶的范围。在直肠探头水囊的衬托下，肠壁受累的层次范围清晰可见，可用于了解肿瘤侵犯肠壁的深度，黏膜层有病变时，回声较强的黏膜层中出现低回声，且不光滑，肌层有侵犯时，肌层的低回声区出现边界不规则隆起的较低回声，若浆膜层未被穿破，则可见较强回声的浆膜被抬起，但浆膜强回声带是连续完整的，若浆膜层被侵犯，其强回声层连续性中断，浆膜层内出现肿瘤的低回声。

（4）大肠癌的超声分期

1）第一期：肿瘤仅局限于黏膜层，未侵犯到肌层。

2）第二期：肿瘤除破坏黏膜层外还浸润到肌层。

3）第三期：肿瘤侵犯全层肠壁，但淋巴结未转移。

4）第四期：肿瘤侵犯全层肠壁，肿瘤转移。

6. 大肠癌 CT 检查

（1）大肠癌的 CT 诊断标准与分期

正常肠壁的厚度：直肠平均为 0.3cm（0.1～0.4cm），结肠为 0.23cm（0.1～0.4cm），均小于 0.5cm，无明显分层。根据国际统一的 TNM 分类法和修订后的 Dukes 分期标准对大肠癌进行术前 CT 分期。

原发肿瘤分期（T 分期）：螺旋 CT 扫描无任何异常发现者为 T_0 期。肠壁局部增厚（大于 0.5cm）、有肿物、强化明显、肠腔无狭窄为早期病变 T_1 期。局部肠壁增厚并有牵缩但外缘光滑平整、外周脂肪清晰者为 T_2 期。肠壁外缘不光整、肠腔有狭窄、外周脂肪间隙稍模糊者为 T_3 期。T_1～T_3 期均为 Dukes A 期。肿瘤局部与邻近组织器官间脂肪层密度明显增高并见突破浆膜层的线样高密度影向肠壁外脂肪层延伸者为 T_4 期或 Dukes B 期。

淋巴结转移分期（N 分期）：局部未见明显淋巴结转移者为 N_0 期。病变局部或肠壁外周 3cm 以内有单个或少于 4 个淋巴结（直径 1cm 左右），平扫密度高且强化明显，或有多个较小淋巴结（直径 0.5cm 左右）但强化明显者定为 N_1 期或 Dukes C1 期（但淋巴结直径小于 1cm，平扫密度低且强化不明显则不认为是转移）。局部有 4 个以上淋巴结，强化明显者为 N_2 期。系膜血管根部有明显淋巴结影，强化明显者定为 N_3 期或 Dukes C2 期。

远隔转移分期（M 分期）：发现肝、肺、卵巢、脑及骨骼转移者定为 M 期或 Dukes D 期。

（2）大肠癌的 CT 表现：CT 作为双对比造影和内镜的重要补充手段，在显示癌肿的肠壁和肠外浸润、周围脏器和淋巴结转移等方面有独特的优势，在临床上发挥着越来越重要的作用。

1）基本 CT 征象

肠壁增厚：正常结肠壁厚度为 0.23cm（0.1～0.4cm），结肠癌肠壁增厚，达 0.9～2.5cm。Thoeni 将厚度≥0.6cm 作为肠壁增厚的标准，必须指出，肠腔充分扩张及与肠壁的良好对比是准确判断肠壁增厚的关键，在评价肠壁增厚时还应注意肠管斜切面所致的假阳性。增厚肠壁的黏膜多明显凹凸不平，浆膜面则视癌肿侵犯程度而有不同表现。

腔内肿块：大肠癌肠腔内肿块常为偏心性，呈分叶状或不规则形。较大的瘤体内可见低密度坏死区，表面可有小溃疡，肿块与周围肠壁分界较清楚，周围肠壁厚度正常。黏液腺癌有时可在肿块内出现钙化。

肠腔狭窄：当癌肿引起的肠壁增厚侵及肠壁周径的 3/4 以上时，可表现为肠腔的不规则狭窄、肠壁的非对称性增厚，失去正常的结肠袋形态，狭窄肠腔的边缘轮廓不规则。大肠癌所致肠腔狭窄者绝大多数是浸润型癌和溃疡型癌（Borrmann Ⅱ 或 Ⅲ 型）。

异常强化：大肠癌引起的肠壁增厚和肿块，表现为较明显的强化，多为均匀强化。癌肿较大时，可表现为不均匀强化，其内有时可见低密度区。

癌性溃疡：进展期大肠癌形成溃疡者约占 88%，癌肿形成的溃疡表现为火山口状，当癌性溃疡增大沿管壁浸润时，可造成管腔狭窄。

2）各型大肠癌的 CT 表现

Borrmann Ⅰ 型（蕈伞型）：癌肿表现为突向肠腔内境界清楚的大肿块影，表面呈菜花状，有时可伴有轻微凹陷。基底部与周围肠壁分界清楚，无周围浸润征象。Borrmann Ⅰ 型癌较少引起明显肠腔狭窄，但常引起肠套叠，癌肿多位于套叠段头部，增强扫描时该部可有较明显强化。

Borrmann Ⅱ 型（局部溃疡型）与 Borrmann Ⅲ 型（浸润溃疡型）：Borrmann Ⅱ 型和 Borrmann Ⅲ 型溃疡型癌占进展期大肠癌的大多数（约占 88%）。在 CT 诊断上主要是 Borrmann Ⅱ 型、Ⅲ 型癌的鉴别，尽管两者都是溃疡型癌，但其表现有所不同。由于 CT 的断面相能较好地显示环堤与周围肠壁的关系，故在鉴别两者上 CT 有较大的优势，环堤的基底部与周围肠壁的关系则是 Borrmann Ⅱ 型、Ⅲ 型癌的鉴别点，前者表现为环堤外缘境界清楚，与周围肠壁多成直角或锐角；后者则环堤外缘呈斜坡状，与周围肠壁成钝角，分界不清，更易于向肠壁外浸润生长。小的溃疡型癌表现为伴有环堤的溃疡型肿块，类似 Borrmann Ⅰ 型癌，但溃疡型癌于隆起中央存在火山口状溃疡，是与 Borrmann Ⅰ 型癌鉴别的关键。

Borrmann Ⅳ 型（浸润型）：大多见于直肠、乙状结肠和降结肠，常表现为较长的管腔狭窄，由于癌肿多沿黏膜下层及其深层弥漫性浸润，表现为肠壁弥漫均匀性增厚，僵硬。不伴有明显的环堤或溃疡，与溃疡型癌相比，本型大肠癌狭窄段肠腔的黏膜面相对较为光滑，肠壁增厚的程度较均匀。

（3）不同部位大肠癌的 CT 诊断

1）盲肠、升结肠：由于肠腔比较宽大，盲升结肠癌临床症状出现相对较晚，癌肿常形成较大肿块才被发现。癌肿引起肠壁增厚，并造成肠腔狭窄，狭窄的肠腔多为偏心性，绝大多数是溃疡型癌，以 Borrmann Ⅱ 型癌居多。发生于盲肠的 Borrmann Ⅰ 型癌可引起肠套叠，如不注意套叠前端的表现可致漏诊。癌肿多位于套入肠袢的前端，呈软组织密度团块影，靠肠腔内的一侧，表面呈半球状，不甚光滑，增强后肿块有较明显的强化。诊断时应注意与阑尾周围脓肿、淋巴瘤、克罗恩病和肠结核等相鉴别。读片时明确病变与回盲瓣的关系对于鉴别诊断有重要的价值。

术前明确升结肠癌与十二指肠降段的关系有重要的临床意义。十二指肠降段受累表现为其与结肠间脂肪层密度增高或消失，结肠肿块与十二指肠融合，十二指肠肠腔变形。肿块还可造成肠管间的相互穿通，正常情况下，十二指肠降段内很少见到气体，行结肠充气CT扫描，当癌肿与十二指肠分界不清，并在结肠和十二指肠内同时看到气体时，即使未直接显示瘘管，也强烈提示结肠与十二指肠间有瘘管形成。

2）结肠右曲、结肠左曲：其解剖关系较复杂，相邻的腹腔脏器有肝脏、胆囊、胃、十二指肠、脾脏和肾脏等，癌肿尤其易于侵及肝脏和脾脏，生长入肝裂内的结肠右曲癌可能被误诊为肝脏肿瘤，注意其边缘与肝实质的境界在上部层面多较模糊，越向下方层面肿块的形态越清楚，内部常可见气体影，有助于明确诊断。侵犯胆囊表现为右曲肠管与胆囊间脂肪间隙消失，受侵胆囊壁增厚和密度增高。

结肠右曲和左曲走行呈弧形，此部肿瘤表现常不典型，肿瘤有时不易辨认，利用工作站进行图像回放，在连续层面上观察有助于识别，当肠腔不连续时提示占位性病变的存在。当癌肿仅累及肠管一侧壁时，特别是结肠右曲和左曲下壁的病变，在CT横断图像上有时不易辨认，利用冠状面和矢状面多平面重建有助于发现病变。发生于肠曲处的癌肿易造成肠梗阻，扩张与萎陷肠管的交界处应高度注意癌肿存在的可能性。

3）横结肠和乙状结肠：均为腹膜内位器官，走行迂曲，分布范围广，位置变异较大。横结肠充气扩张时，位置可位于中下腹及盆腔上部，并与小肠分布区有重叠。横结肠癌位于中上腹时，定位多无困难。但当横结肠位置较低时，CT对于病变的定位有时存在困难，不易与乙状结肠或回肠相鉴别，明确肠管走行及其与肝曲和脾曲的关系，对于准确定位非常重要，另外扫描前尽量使全结肠充盈良好，以及利用工作站影像回放和多平面重建功能，有助于准确定位。与其他部位的癌肿相比，横结肠癌多生长得较大，在读片时应注意癌肿与胃下极等周围脏器的关系。

乙状结肠是全结肠中肠管最细的部分，乙状结肠癌的肠壁多呈不对称性增厚，黏膜面凹凸不平，肠腔狭窄多较明显且不规则，容易引起完全或不完全肠梗阻。对于老年人出现的肠梗阻，当盆腔及下腹部出现较多扩张肠袢，一时难以区分是哪组肠袢时，由于盲肠及降结肠解剖位置较为恒定，可将其作为定位标志，根据盲肠、降结肠扩张的情况判断梗阻部位，如两者均有扩张，则应怀疑是否存在乙状结肠癌。

4）直肠：直肠癌多表现为偏心性的溃疡性肿块，与其他部位的癌肿相对，出现环周狭窄的比例相对较低。对于出现明显直肠狭窄的患者，难以进行双对比造影或内镜检查，CT能更好地明确病变的范围，可清晰地显示肠壁增厚的程度和病变两端的情况、癌肿向肠腔浸润的范围和癌肿与腹膜返折点的关系，对制订手术术式有重要的临床意义。

直肠癌除沿系膜下血管方向累及淋巴结外，低位或晚期直肠癌可横向转移累及髂内淋巴结和闭孔淋巴结，或逆行转移累及坐骨直肠窝内和腹股沟淋巴结，应全面观察内外血管走行区有无肿大淋巴结。

7. 大肠癌 MRI 检查

（1）正常直肠壁结构 MRI 表现：采用直肠内线圈和表面线圈进行高分辨率成像可清晰显示直肠壁诸层结构。T_1WI 上直肠腔内的气体为低信号，黏膜层为中等稍低信号，黏膜下层表现为较高信号，固有肌层内侧部分的环形肌和外侧部分的纵行肌均表现为较低信号影，直肠筋膜表现为细线状包绕直肠的低信号结构，直肠周围脂肪则表现为较高信号。

（2）直肠癌基本 MRI 表现：直肠局限性或弥漫性肠壁增厚和肿块形成。T_1WI 癌肿表现为中等偏低信号，癌肿出血时则可见较高信号，由于气液体和肠壁周围脂肪的衬托，T_1WI 显示癌肿的边界清楚。T_2WI 癌肿呈中等或高信号，如果是黏液腺癌，由于肿瘤组织分泌大量的黏液，形成黏液湖，则表现为明显高信号。在结肠水成像图像上，直肠癌肿造成的肠腔狭窄显示更为清楚，而癌肿组织本身由于信号衰减，并不呈现较高信号改变。Gd-DTPA 动态增强配合脂肪抑制技术，癌肿显示不规则强化，癌肿边界显示清楚。

（3）MRI 在直癌分期中的价值和限度：MRI 对显示直肠周围浸润优于 CT，特别是对直肠周围脏器浸润的检测，较直肠内超声和 CT 均要优越，但同样存在一些限制。采用体线圈成像，MRI 无法评价癌肿对肠壁浸润的深度，而直肠内线圈成像则可以很好地分辨肠壁各层结构，从而提高原发肿瘤分期（T 分期）的准确性。采用体线圈成像，评价直肠癌 T 分期的总准确率为 59%～95%，淋巴结转移分期（N 分期）的准确率为 39%～95%，采用腔内线圈，T 分期的准确率为 66%～91%，N 分期的准确率为 72%～79%。但多数报道认为 MRI 对直肠癌 T 分期和 N 分期的判断不及直肠内超声准确，也有认为直肠内线圈成像的效果与直肠内超声相近，甚至更好。直肠内线圈 MRI 的主要限制是不能检测肿瘤的远处器官（如肝、脑等）转移，对显示局部距离稍远组织、器官的浸润情况也有限制，因此，它无法对肿瘤进行远隔器官转移分期（M 分期）。

MRI 鉴别 T_1 和 T_2 期癌肿的关键是看环形肌是否受累，早期癌表现为黏膜和黏膜下层的增厚，固有肌层完整，T_1WI 表现为不均匀强化。确定固有肌层是否完整主要用小角度快速成像和 T_2WI，当癌组织侵入但未穿透固有肌层时，T_2WI 上表现为一低信号带包绕的高信号团块影，剩余的固有肌层在 T_1WI 上不强化。MRI 鉴别 T_2 和 T_3 期的关键是看直肠周围脂肪有无浸润，直肠周围脂肪浸润表现为脂肪组织模糊、消失或出现不规则的条索状或结节影。MRI 显示周围脏器如子宫、膀胱、前列腺和盆壁等的侵犯方面优于 CT，这主要归因于 MRI 的多平面成像能力，MRI 和 CT 一样可显示肿大的淋巴结，但不能鉴别是炎性还是转移性，无法区别正常大小却已有转移的淋巴结。

第二节　大肠癌的临床分级

不管是什么样的恶性肿瘤，在其发生发展过程中，都必将表现出早、中、晚的阶段性。

不同的肿瘤发展阶段，治疗原则和具体方法是不同的，治疗效果和预后也有明显差别。因此，有必要对恶性肿瘤的各个发展阶段进行分期。

进行大肠癌分期的目的主要在于：①决定治疗原则和方法；②判断治疗效果；③评估预后；④统一分期标准，可使参与肿瘤研究和治疗者交流资料。

大肠癌的分期属诊断的范围之一，包括临床分期和病理分期。临床分期为治疗前对大肠癌范围的估计，为拟订治疗方案的重要参考。病理分期主要依据肿瘤浸润深度和层次、肿瘤大小范围及淋巴结与血道转移情况，对估计预后有重要参考价值，同时分期也可以作为相对统一的评价治疗效果与预后的标准。

在恶性肿瘤的临床工作中，我们常提到的分期主要是指临床分期和 TNM 分期两大类。大肠癌常见的分期有 TNM 分期和 Dukes 分期。

大肠癌的分期应用得最多的是 Dukes 分期。Dukes 分期始于 1932 年，其后几经修改。该分期与大肠癌患者的 5 年生存率有明显的相关性，从 A～D 期的 5 年生存率分别为 80%、65%、25% 与 10%，因而广为临床所接受。但由于 Dukes 分期没有将区域淋巴结转移的数目考虑在分期中，同时也没有将仅局限于黏膜下层的肿瘤单独列项，不能满足现代对结直肠癌认识的需要，而有逐渐被 TNM 分期取代的趋势。资料显示，TNM 分期与大肠癌患者的 5 年生存率有更明显的相关性。

1. Dukes 分期　1932 年由著名的英国大肠癌专家 Dukes 首先提出，该分期至今仍被广泛采用。他将大肠癌分为 A、B、C 3 期，Dukes A 期为癌限于肠壁内；Dukes B 期为癌已侵及肠壁外；Dukes C 期指只有转移者，无论癌限于肠壁内还是侵及肠壁外（表 2-2-1）。如今引用较多的是经改良的 Dukes 分期。

表 2-2-1　Dukes 分期

分期	描述
Dukes A 期	限于黏膜层及黏膜下层
Dukes B 期	限于侵入或侵出固有肌层
	B1：只侵及固有肌层者
	B2：癌已侵出固有肌层者
Dukes C 期	癌伴有淋巴结转移者
	C1：癌限于肠壁内但有淋巴结转移者
	C2：癌已侵出肠壁并有淋巴结转移者

2. 我国大肠癌分期　1982 年及 1986 年全国大肠癌病理协作组曾拟定出我国大肠癌病理分期，2002 年大肠癌病理学协作组综合国内各家意见，以 Dukes 分期为基本框架，制定出我国大肠癌病理分期系统（表 2-2-2）。

3. TNM 分期　由美国癌症联合委员会（the American Joint Committee on Cancer，AJCC）提出（表 2-2-3、表 2-2-4、表 2-2-5）。

表 2-2-2 我国大肠癌分期

分期	描述
Dukes A 期	癌肿未穿出肌层，无淋巴结转移
A1 期	即早期大肠癌（但不包括伴有淋巴结转移的病例）
A2 期	癌肿侵入浅肌层，但未累及深肌层
A3 期	癌肿侵入深肌层，但未穿出深肌层
Dukes B 期	癌肿已穿出深肌层，侵入浆膜层、浆膜外或直肠周围组织，但无淋巴结转移
Dukes C 期	癌肿已发生，无淋巴结转移（包括早期大肠癌伴有淋巴结转移的病例）
Dukes D 期	癌肿已发生远隔器官的转移（肝、肺等）

表 2-2-3 TNM 分类

分类	描述
T	原发肿瘤
T_x	原发肿瘤不能被确定
T_0	无原发肿瘤依据
T_{is}	原位癌：上皮内或固有膜的浸润
T_1	肿瘤侵犯黏膜下层
T_2	肿瘤侵犯固有肌层
T_3	肿瘤穿透固有肌层与黏膜下层，或者进入无腹膜覆盖的结肠周围或直肠周围组织
T_4	肿瘤直接累犯其他器官或结构和（或）穿透脏腹膜
N	区域淋巴结
N_x	区域淋巴结不能被确定
N_1	无区域淋巴结转移
N_2	区域淋巴结转移 1～3 个
N_3	区域淋巴结转移 4 个或更多
M	远处转移
M_x	远处转移不能被确定
M_0	无远处转移
M_1	有远处转移

表 2-2-4 TNM 分期

分期	T	N	M
0 期	T_{is}	N_0	M_0
I 期	T_1	N_0	M_0
	T_2	N_0	M_0
II 期	$T_{3\sim4}$	N_0	M_0
III 期	T 任何	N_1	M_0
	T 任何	N_2	M_0
IV 期	T 任何	N 任何	M_1

表 2-2-5　3 种分期比较

AJCC	T	N	M	Dukes	我国大肠癌分期
0 期	T_{is}	N_0	M_0	A 期	A1 期
I 期	T_1	N_0	M_0		
	T_2	N_0	M_0		A2 期（浅肌层）
					A3 期（深肌层）
II 期	T_3、T_4	N_0	M_0	B 期	B 期
III 期	T 任何	$N_{1\sim3}$	M_0	C1 期（肠周淋巴结）	C 期
				C2 期（顶端淋巴结）	
IV期	T 任何	N 任何	M_1		D 期

第三节　大肠癌的西医治疗

一、外科治疗

（一）结肠癌的外科治疗规范

1. 结肠癌的手术治疗原则

（1）全面探查，由远及近。必须探查并记录肝脏、胃肠道、子宫及附件、盆底腹膜，以及相关肠系膜和主要血管、淋巴结及肿瘤邻近脏器的情况。

（2）临床分期为 $cT_{1\sim4}N_{0\sim2}M_0$ I～III期患者，且无须急诊处理的症状，建议切除足够的肠管，清扫肿瘤血管起始部的根部淋巴结及清扫范围外的可疑转移淋巴结也应切除或活检，建议常规清扫两站以上淋巴结。

（3）临床分期为 $cT_{1\sim4}N_{0\sim2}M_0$ I～III期患者，若伴肠梗阻等症状，建议行一期切除吻合，或一期切除吻合 + 近端保护性造口，或一期肿瘤切除近端造口近端闭合，或造瘘术后二期切除，但梗阻者不建议行腹腔镜手术，或者选择支架植入，因为肠道支架通常适用于远端结肠的病灶，并且放置后能使近端结肠减压，从而择期结肠切除时能一期吻合的病例。若出现肠穿孔等急症，应根据腹腔污染程度选择，手术方式同肠梗阻，需充分冲洗引流。若出现出血等症状，行结肠切除术加区域淋巴结清扫术，或行内镜下或介入栓塞止血，择期根治性手术。

（4）推荐锐性分离技术。

（5）推荐由远及近的手术清扫。建议先处理肿瘤滋养血管。

（6）推荐遵循无瘤手术原则。

（7）对已失去根治性手术机会的肿瘤，如果患者无出血、梗阻、穿孔症状，则根据多学科会诊评估确定是否需要切除原发灶。

（8）结肠新生物临床诊断高度怀疑恶性肿瘤及活检报告为高级别上皮内瘤变，如患者可耐受手术，建议行手术探查。

2. 早期结肠癌 $cT_1N_0M_0$ 的治疗　建议采用内镜下切除、局部切除或结肠切除术。侵入黏膜下层的浅浸润癌（SM1），可考虑行内镜下切除，决定行内镜下切除前，需要仔细评估肿瘤大小，预测浸润深度、肿瘤分化程度等相关信息必不可少。术前内镜超声检查属 T_1 或局部切除术后病理证实为 T_1 期肿瘤，如果切除完整、切缘（包括基底）阴性而且具有良好预后的组织学特征（如分化程度良好、无脉管浸润），则无论是广基还是带蒂，不推荐再行手术切除。如果具有预后不良的组织学特征，或者非完整切除，标本破碎切缘无法评价，推荐追加结肠切除术加区域淋巴结清扫。

结肠腺瘤或部分 T_1 期结肠腺癌可采用内镜下治疗，在腺瘤及 T_1N_0 期结肠癌的基础上，必须满足如下要求：

（1）直径为 5～20mm 的带蒂息肉或无梗息肉，在明确病理后再决定是否镜下切除。各种特殊内镜检查方法有助于判断息肉的良恶性，或行内镜下黏膜切除术。

（2）分层为 5～20mm 的平坦病变，或 >10mm 的广基病变怀疑为绒毛状腺瘤或广基锯齿状腺瘤/息肉，或可疑高级别上皮内瘤变≤20mm，预计可完整切除时，行内镜下黏膜切除术，或行内镜下黏膜下切除术。

（3）分层为 >20mm 的黏膜或黏膜下腺瘤，行分步内镜下黏膜切除术。

（4）部分 T_1 期（SM<1mm）结肠癌；≥20mm 的横向扩散肿瘤；结肠息肉伴纤维化，≥25mm 的绒毛状腺瘤，行分步内镜下黏膜切除术。

3. $T_{1\sim4}N_{0\sim2}M_0$ 结肠癌Ⅰ～Ⅲ期

（1）首选的手术方式是相应结肠肠段的切除加区域淋巴结清扫。区域淋巴结清扫必须包括肠旁、中间和系膜根部淋巴结。建议标示系膜根部淋巴结并送病理学检查；如果怀疑清扫范围以外的淋巴结有转移，推荐完整切除，无法切除者视为姑息切除。

（2）家族性腺瘤性息肉病如已发生癌变，建议行全结直肠切除加回肠储袋肛管吻合术。尚未发生癌变者可根据病情选择全结直肠切除或者肠管节段性切除。林奇综合征患者应在与患者充分沟通的基础上，在全结直肠切除与肠管节段性切除结合肠镜随访之间选择。

（3）肿瘤侵犯周围组织器官建议联合脏器整块切除。术前影像学报告为 T_4 期的结肠癌，在多学科（MDT）讨论的前提下，可行新辅助化疗再施行结肠切除术。

（4）行腹腔镜辅助的结肠切除术建议由有腹腔镜经验的外科医师根据情况酌情实施。

（5）对于已经引起梗阻的可切除结肠癌，推荐行一期切除吻合，或一期肿瘤切除近端造口远端闭合，或造口术后二期切除，或支架植入术后限期切除。如果肿瘤局部晚期不能切除或者临床上不能耐受手术者，建议给予包括手术在内的姑息性治疗，如近端造口术、短路手术、支架植入术等。

（6）对于已经引起穿孔的可切除结肠癌，可视腹腔污染程度选择，推荐行一期切除吻合，或一期切除吻合＋近端保护性造口，或一期肿瘤切除近端造口近端闭合，或造瘘术后二期切除，并需充分冲洗引流。

（7）对于已经引起出血的可切除结肠癌，推荐行结肠切除术＋区域淋巴结清扫术，或内镜下或介入栓塞止血，并择期行根治性手术。

（二）直肠癌的外科治疗

直肠癌手术的腹腔探查处理原则同结肠癌。

1. 直肠癌（$cT_1N_0M_0$）局部切除　早期直肠癌（$cT_1N_0M_0$）的治疗原则同早期结肠癌。早期直肠癌（$cT_1N_0M_0$）如经肛门切除必须满足如下要求：

（1）肿瘤大小＜3cm。

（2）切缘距离肿瘤＞3mm。

（3）活动，不固定。

（4）距肛缘 8cm 以内。

（5）仅适用于 T_1 期肿瘤。

（6）无血管淋巴管浸润（LVI）或神经浸润（PNI）。

（7）高 - 中分化。

（8）治疗前影像学检查无淋巴结转移的征象。

（9）内镜下切除的息肉，伴癌浸润，或病理学不确定，需追加扩大的局部切除。

注：局部切除标本必须由手术医师展平、固定，标记方位后再送病理检查。

2. 直肠癌（$cT_{2\sim4}N_{0\sim2}M_0$）治疗　直肠癌患者必须行根治性手术治疗。中上段直肠癌推荐行低位前切除术；低位直肠癌推荐行腹会阴联合切除术或慎重选择保肛手术。中下段直肠癌必须遵循直肠癌全系膜切除术原则，尽可能锐性游离直肠系膜。尽量保证环周切缘阴性，对可疑环周切缘阳性者，应加后续治疗。肠壁远切缘距离肿瘤≥2cm，直肠系膜远切缘距离肿瘤≥5cm 或切除全直肠系膜。在根治肿瘤的前提下，尽可能保留肛门括约肌功能、排尿功能和性功能。

治疗原则如下：

（1）切除原发肿瘤，保证足够切缘，远切缘至少距肿瘤远端 2cm。下段直肠癌（距离肛门＜5cm）远切缘距肿瘤 1～2cm 者，建议术中冰冻病理检查证实切缘阴性。直肠系膜远切缘距离肿瘤下缘≥5cm 或切除全直肠系膜。

（2）切除引流区域淋巴脂肪组织。

（3）尽可能保留盆腔自主神经。

（4）术前影像学提示 $cT_{3\sim4}$ 的局部进展期中下段直肠癌，建议行新辅助放疗或新辅助化疗，新辅助（术前）放化疗与手术的间隔时间见放化疗部分。

（5）肿瘤侵犯周围组织器官者争取联合脏器切除。

（6）合并肠梗阻的直肠新生物，临床高度怀疑恶性，而无病理诊断，不涉及保肛问题，并可耐受手术的患者，建议剖腹探查。

（7）对于已经引起肠梗阻者可切除直肠癌，推荐行一期切除吻合，或 Hartmann 手术，或造口术后二期切除，或支架植入解除梗阻后限期切除。一期切除吻合前推荐行术中肠道灌洗。如估计吻合口瘘的风险较高，建议行 Hartmann 手术或一期切除吻合及预防性肠造口。

（8）如果肿瘤局部晚期不能切除或临床上不能耐受手术者，推荐给予姑息性治疗，包括选用放射治疗来处理不可控制的出血和疼痛，近端双腔造口术、支架植入来处理肠梗阻及支持治疗。

（9）术中如有明确肿瘤残留，建议放置银夹作为后续放疗的标记。

（10）行腹腔镜辅助的直肠癌根治术建议由有腹腔镜经验的外科医师根据具体情况实施手术。

3. 不可切除结肠癌的治疗 部分 $T_{4b}M_0$ 的患者即使采用联合脏器切除也无法达到根治的目的。

（1）分期为 $T_{4b}M_0$，无症状原发灶潜在可切除的患者：

a：对于初始不可切除的结肠癌，依据患者具体情况使用氟尿嘧啶类药物单药化疗或者联合奥沙利铂或者伊立替康化疗，甚或三药联合化疗。

b：多项晚期结直肠癌临床研究显示，化疗联合贝伐珠单抗或者西妥昔单抗可以改善患者的预后，但不推荐两种靶向药物联合使用。

c：对可能转移的患者要选择高反应率的化疗方案或化疗联合靶向治疗方案，患者应每 2 个月评估一次，如果联合贝伐珠单抗治疗，则最后一次治疗与手术间隔至少 6 周，术后 6～8 周再重新开始贝伐珠单抗治疗。

d：局部放疗对伴有乙状结肠局部侵犯的 T_{4b} 患者，可提高治疗的缓解率，增加转化性切除的概率。

e：或行姑息性化疗，对有梗阻的 T_{4b} 结肠癌患者可通过内镜下支架植入或旁路手术解除梗阻，或行姑息性手术治疗。

（2）分期为 $T_{4b}M_0$，无症状原发灶不可切除的患者：

a：行姑息性化疗 ± 肠造瘘术。

b：行同步放化疗或最佳支持治疗。

c：对有梗阻的 T_{4b} 结肠癌患者可通过内镜下支架植入或旁路手术解除梗阻，或行姑息性手术治疗，或行肠吻合短路手术。

d：或行最佳支持治疗。

（3）分期为 $T_{4b}M_0$，有症状原发灶潜在可切除的患者：行局部外科 / 介入栓塞止血 / 内镜下治疗 + 转化治疗 [同（1）的 a、b、c]。

（4）分期为 $T_{4b}M_0$，有症状原发灶不可切除的患者：

a：行局部外科 / 介入栓塞止血治疗 + 姑息性化疗。

b：行局部外科 / 介入栓塞止血 / 内镜下治疗、姑息性化疗。

c：或行最佳支持治疗。

二、内 科 治 疗

内科治疗的总原则：① 明确治疗目的，确定治疗对象属于术前治疗 / 术后辅助治疗或姑息治疗；② 及时评估疗效与不良反应，根据评估情况进行治疗目标、药物及剂量的调整；③ 重视改善患者的生存质量及并发症处理，包括疼痛、营养情况、心理状态等。

（一）结直肠癌的术前治疗

1. 直肠癌的新辅助放化疗（表 2-3-1）

（1）目的：提高手术切除率、保肛率，延长患者的无病生存期。

（2）对象：推荐仅适用于距肛门 < 12cm 的直肠癌患者。

（3）建议：直肠癌术前治疗患者推荐以氟尿嘧啶类药物为基础的新辅助放化疗。

表 2-3-1　直肠癌的新辅助放化疗

对象	建议	备注
$T_{1\sim2}N_0M$ 或有放化疗禁忌的患者	推荐直接手术	不推荐新辅助治疗
T_3 和（或）淋巴结阳性的可切除直肠癌患者	推荐术前新辅助放化疗	
T_4 或局部晚期不可切除的直肠癌患者	必须行新辅助放化疗	①治疗后必须重新评价，多学科讨论是否可行手术 ②化疗方案推荐首选卡培他滨单药或持续灌注 5-FU 或者氟尿嘧啶 / 亚叶酸钙（5-FU/LV），在长程放疗期间同步进行化疗 ③放疗方案请参见放射治疗原则
不适合放疗的患者	在多学科讨论下决定是否行单纯的新辅助化疗	

2. T_{4b} 结肠癌术前治疗（表 2-3-2）

表 2-3-2　T_{4b} 结肠癌术前治疗

对象	建议	备注
初始局部不可切除的 T_{4b} 结肠癌	①选择客观、效率高的化疗方案或化疗联合靶向治疗方案。②必要时在多学科讨论下决定是否增加局部放疗	具体化疗方案参见结直肠癌肝转移术前治疗
初始局部可切除的 T_{4b} 结肠癌	在多学科讨论下决定是否行术前化疗或直接手术治疗	

3. 结直肠癌肝和（或）肺转移术前治疗（表 2-3-3）

表 2-3-3　结直肠癌肝和（或）肺转移术前治疗

对象	推荐方案	备注
可切除或者潜在可切除患者	参见相关内容	①建议治疗时限 2～3 个月
多学科讨论推荐术前化疗	CapeOx（卡培他滨 + 奥沙利铂）	②治疗后必须重新评价，并考虑是否可行局部毁损性治疗，包括手术、射频和立体定向放疗
	FOLFOX（奥沙利铂 + 氟尿嘧啶 + 醛氢叶酸）	
	FOLFIRI（伊立替康 + 氟尿嘧啶 + 醛氢叶酸）	
	FOLFOXIRI（奥沙利铂 + 伊立替康 + 氟尿嘧啶 + 醛氢叶酸）	
多学科讨论推荐术前化疗联合靶向药物治疗	西妥昔单抗（推荐用于 K-ras、N-ras、BRAF 基因野生型患者）	
	联合贝伐珠单抗	

（二）结直肠癌辅助治疗

结直肠癌的辅助治疗应根据患者肿瘤的原发部位、病理分期、分子指标及术后恢复状况来决定。推荐术后 4 周左右开始进行辅助化疗（体质差者适当延长），化疗时限为 3～6 个月。治疗期间应根据患者体力情况、药物毒性、术后 TNM 分期及患者意愿，酌情调整药物剂量和（或）缩短化疗周期。目前不推荐在辅助化疗中使用伊立替康或者靶向药物。详见表 2-3-4。

（三）复发 / 转移性结直肠癌化疗

原发灶位于右半结肠癌（回盲部到结肠左曲）的预后明显差于左半结肠癌（自结肠左曲至直肠）。目前治疗晚期或转移性结直肠癌使用的化疗药物有 5-FU/LV、伊立替康、奥沙利铂、卡培他滨。靶向药物包括西妥昔单抗（推荐用于 *K-ras*、*N-ras*、*BRAF* 基因野生型患者）、贝伐珠单抗和瑞格非尼。在治疗前常规推荐检测肿瘤 *K-ras*、*N-ras*、*BRAF* 基因状态。详见表 2-3-5。

表 2-3-4　结直肠癌辅助治疗

对象	建议	备注
I 期（$T_{1\sim2}N_0M_0$）结直肠癌患者	不推荐辅助治疗	
II 期结肠癌患者	首先确认有无高危因素	高危因素： 组织学分化差（III 或 IV 级） T_4 血管淋巴管浸润 术前肠梗阻 / 肠穿孔 标本检出淋巴结不足（少于 12 枚） 神经侵犯 切缘阳性或无法判定
	无高危因素者，建议随访观察，或单药氟尿嘧啶类药物化疗	
	有高危因素者，建议辅助化疗	化疗方案推荐： 5-FU/LV 卡培他滨 CapeOx 5-FU/LV/ 奥沙利铂方案
II 期直肠癌患者	辅助放疗——参见放疗内容 辅助化疗——化疗方案参照 II 期结肠癌方案	治疗期间应根据患者体力情况调整化疗周期和强度或改为观察
III 期结直肠癌患者	推荐辅助化疗	化疗方案推荐： CapeOx FOLFOX 方案 单药卡培他滨 5-FU/LV 方案
$T_{3\sim4}$ 或 $N_{1\sim2}$ 距肛缘 < 12cm 直肠癌患者	推荐术前新辅助放化疗 如术前未行新辅助放疗，可考虑术后辅助放化疗	化疗推荐以氟尿嘧啶类药物为基础的方案 放疗方案参见放射治疗原则

表 2-3-5　复发 / 转移性结直肠癌化疗

对象	建议	备注
能耐受化疗的转移性结直肠癌患者	将联合化疗作为一线、二线治疗	推荐化疗方案： FOLFOX/FOLFIRI± 西妥昔单抗（推荐用于 K-ras、N-ras、BRAF 基因野生型患者） CapeOx/FOLFOX/FOLFIRI/± 贝伐珠单抗
K-ras、*N-ras*、*BRAF* 基因野生型患者	一线治疗右半结肠癌中 VEGF 单抗（贝伐珠单抗）的疗效优于 EGFR 单抗（西妥昔单抗），而在左半结肠癌中 EGFR 单抗疗效优于 VEGF 单抗 在一线、二线治疗中没有选用靶向药物的患者，后线治疗可考虑伊立替康联合西妥昔单抗	

续表

对象	建议	备注
三线及三线以上标准系统治疗失败患者	推荐瑞戈非尼或参加临床试验	
不能耐受联合化疗的患者	推荐方案 5-FU/LV 或卡培他滨 ± 靶向药物	不适合 5-FU/LV 的晚期结直肠癌患者，考虑雷替曲塞治疗
姑息治疗 4～6 个月后疾病稳定，但仍然没有 R0 手术机会的患者	考虑进入维持治疗以降低联合化疗的毒性	维持治疗：如采用毒性较低的 5-FU/LV 或卡培他滨联合靶向治疗或暂停全身系统治疗
BRAF V600E 突变患者	如一般状况较好，可考虑 FOLFOXIRI 三药联合 ± 贝伐珠单抗的一线治疗	
一般状况或器官功能状况很差的晚期患者	建议最佳支持治疗	
转移局限于肝和（或）肺者	参考肝/肺转移治疗部分	
结直肠癌局部复发者	进行多学科评估，判定是否有机会再次切除或者放疗。如仅适于化疗，则采用上述晚期患者药物治疗原则	

（四）免疫治疗

错配修复（mismatch repair，MMR）基因表达异常导致的微卫星不稳定（microsatellite instability，MSI）是判断 PD-1 抑制剂使用与否的主要判定靶点，MSI 状态一般在体内存在三种状态：微卫星高不稳定性（MSI-H）、微卫星低不稳定性（MSI-L）和微卫星稳定性（MSS）。

1. MSI-H 患者 多个临床试验均支持 PD-1 抗体或 PD-1 抗体联合 CTLA4 抗体用于 MSI-H 患者或 dMMR 患者，但是这部分 MSI-H 人群在晚期肠癌里面只占到了 5%。此外，PD-1 抗体被 FDA 批准使用于任何瘤种 MSI-H 或 dMMR 患者。

2. MSS 患者 建议 MSS 患者参加临床试验，如化疗联合 PD-1 抗体，或者是靶向治疗联合 PD-1 抗体等。PD-1 抗体或 PD-1 联合 CTLA4 抗体治疗对于 MSS 患者基本无效。

3. 免疫治疗的副作用 免疫治疗相关的副作用可出现在多个器官或组织，如皮肤、结肠、肺、肝脏和内分泌器官（如脑垂体或甲状腺）。最常见的副作用是皮肤症状（如皮疹和瘙痒），CTLA-4 抗体的副作用中胃肠道症状（如腹泻）比较常见，PD-1/PD-L1 抗体则对甲状腺功能的影响比较常见。通常这些副作用为轻度至中度的可逆性表现，及早发现并妥善处理即可。如出现严重副作用，需立即停止治疗并进行对症处理。

（五）最佳支持治疗

最佳支持治疗应该贯穿于患者的治疗全过程，建议多学科综合治疗。详见表 2-3-6。

表 2-3-6　最佳支持治疗推荐

疼痛管理	准确完善疼痛评估，综合合理治疗疼痛，推荐按照疼痛三阶梯治疗原则进行，积极预防处理止痛药物不良反应
	同时关注病因治疗
	重视患者及家属疼痛教育和社会精神心理支持
	加强沟通随访
营养支持	建议常规评估营养状态，给予适当的营养支持，倡导肠内营养支持
精神心理干预	建议有条件的地区由癌症心理专业医师进行心理干预和必要的精神药物干预

（六）临床试验

临床试验有可能在现有标准治疗基础上给患者带来更多获益。鉴于目前药物治疗仍存在不少局限，建议鼓励患者在自愿的前提下参加与其病情相符的临床试验。

三、放 射 治 疗

（一）放射治疗适应证

直肠癌放疗或放化疗的主要目的为新辅助治疗 / 辅助治疗、转化性放疗和姑息治疗。新辅助治疗 / 辅助治疗的适应证主要针对 Ⅱ / Ⅲ 期直肠癌；新辅助长程同步放化疗结束推荐间隔 5 ～ 12 周接受根治性手术，短程放疗（25Gy/5 次）联合即刻根治性手术（放疗完成后 1 ～ 2 周内）可推荐用于 MRI 或超声内镜诊断的 T_3 期直肠癌；对于复发 / 转移并具有根治机会的患者建议行转化性放疗；姑息性治疗的适应证为肿瘤局部区域复发和（或）远处转移。对于某些不能耐受手术或者有强烈保肛意愿的患者，可以试行根治性放疗或放化疗。

（1）Ⅰ 期直肠癌局部切除术后，有高危因素者，推荐行根治性手术（高危因素详见外科部分）；如拒绝根治手术者，建议术后放疗。

（2）临床诊断为 Ⅱ / Ⅲ 期直肠癌，推荐行术前放疗或术前同步放化疗。

（3）根治术后病理诊断为 Ⅱ / Ⅲ 期直肠癌，如果未行术前放化疗者，推荐行术后同步放化疗。

（4）局部晚期不可手术切除的直肠癌（T_4），放疗剂量可以局部加量至 54 ～ 56Gy，如评估后仍无法切除，周围正常组织可耐受，递增至 60Gy。放化疗后重新评估，争取根治性手术。

（5）Ⅳ 期直肠癌：对于转移病灶可切除或潜在可切除的 Ⅳ 期直肠癌，建议行化疗 ± 原发病灶放疗，治疗后重新评估可切除性；转移灶必要时行立体定向放疗或姑息减症放疗。

（6）局部区域复发直肠癌：可切除的局部复发患者，建议先行手术切除，然后再考虑是否行术后放疗。不可切除局部复发患者，若既往未接受盆腔放疗，推荐行术前同步放化疗，放化疗后重新评估，并争取手术切除。

（二）放射治疗规范

1. 靶区定义　靶区指必须进行照射的原发肿瘤高危复发区域和区域淋巴引流区。

（1）放射野应包括肿瘤或者瘤床及 2 ～ 5cm 的安全边界、骶前淋巴结、髂内淋巴结。T_4 肿瘤侵犯前方结构时可考虑照射髂外淋巴结。

（2）区域淋巴引流区包括骨盆内髂总血管淋巴引流区、直肠系膜区、髂内血管淋巴引流区和闭孔血管淋巴引流区。

（3）有肿瘤和（或）残留者，全盆腔照射后局部缩野加量照射，同时需慎重考虑肠道受照射剂量。

（4）盆腔复发病灶的放疗：①既往无放疗病史，建议行复发肿瘤及高危复发区域放疗，可考虑肿瘤局部加量放疗。②既往有放疗史，根据情况决定是否放疗。

2. 照射技术　根据医院具有的放疗设备选择不同的放射治疗技术，如常规放疗、三维适形放疗、调强放疗、图像引导放疗等。

（1）推荐 CT 模拟定位，如无 CT 模拟定位，必须行常规模拟定位。建议取俯卧位或仰卧位，充盈膀胱。

（2）推荐三维适形或调强放疗技术。

（3）如果行调强放疗，必须进行计划验证。

（4）局部加量可采用术中放疗、腔内照射或外照射技术。

（5）放射性粒子植入治疗不推荐常规应用。

3. 照射剂量　无论使用常规照射技术还是三维适形放疗（3D-CRT）或调强放疗（IMRT）等新技术，都必须有明确的照射剂量定义方式。三维适形照射和调强放疗必须应用体积剂量定义方式，常规照射应用等中心点的剂量定义模式，并通过改变体位或其他方法尽量减少照射野内的小肠体积。

（1）术前或术后放疗，原发肿瘤高危复发区域和区域淋巴引流区推荐 DT 45 ～ 50.4Gy，每次 1.8 ～ 2.0Gy，共 25 ～ 28 次。局部晚期不可手术切除直肠癌者，推荐长疗程的常规分割照射，不推荐如 25Gy/5 次 /1 周联合即刻手术。术前放疗如采用其他剂量分割方式，有效生物剂量必须 ≥ 30Gy。术后放疗不推荐 25Gy/5 次 /1 周的短程放疗。

（2）短程放疗（25Gy 分 5 次照射），然后 1 周内给予手术治疗的方式可以作为腔内超声或直肠 MRI 分期为 T_3 的直肠癌患者的治疗选择。

（3）小肠受量应限制在 45Gy 以内，具体限制可参考 QUANTEC 推荐的剂量限制参数（基于小肠肠祥的体积 V15 < 120cc，基于整个腹膜腔的体积 V45 < 195cc）。

（4）对于不可切除的肿瘤，如果技术上可行，考虑周围正常组织情况，放疗剂量可以局部加量至 54 ～ 56Gy，如评估后仍无法切除，周围正常组织可耐受，递增至 60Gy。

（5）有肿瘤和（或）残留者，全盆腔照射后局部缩野加量照射 DT 10 ～ 20Gy，同时需慎重考虑肠道受照射剂量。

4. 不良反应处理　应该考虑给予女性患者指导并使用阴道扩张器来缓解阴道狭窄带来的症状。

应该告知男性患者不孕不育的风险，并提供相关精子库的信息。

应该告知女性患者不孕不育的风险，并在治疗前提供相关卵母细胞、卵细胞、卵巢组织库的信息。

（三）同步放化疗的化疗方案和顺序

（1）同步放化疗的化疗方案。推荐卡培他滨或 5-FU 为基础方案。

（2）术后放化疗和辅助化疗的顺序。Ⅱ～Ⅲ期直肠癌根治术后，推荐先行同步放化疗再行辅助化疗，或先行 1～2 周期辅助化疗、同步放化疗再辅助化疗的夹心治疗模式。

四、肝转移的治疗

（一）初始可达到根治性切除的结直肠癌肝转移

（1）同时性肝转移是指结直肠癌确诊时发现的肝转移，而结直肠癌根治术后发生的肝转移称为异时性肝转移。

（2）推荐所有肝转移患者接受多学科协作治疗。

1）新辅助化疗：①结直肠癌确诊时合并初始可根治性切除的肝转移：当原发灶无出血、梗阻或穿孔，且肝转移灶有清除后复发高危因素者推荐行术前化疗，化疗方案见内科治疗。②结直肠癌根治术后发生的可根治性切除的肝转移：原发灶切除术后未接受过化疗，或化疗 12 个月以前已完成，且肝转移灶有清除后复发高危因素者可采用术前化疗；肝转移发现前 12 个月内接受过化疗的患者，可直接切除肝转移灶。

2）肝转移灶清除后（NED）的患者推荐根据术前治疗情况及术后病理在多学科讨论下决定是否行术后辅助化疗。

（3）局部治疗

1）肝转移灶手术的适应证：①结直肠癌原发灶能够或已经根治性切除。②肝转移灶可切除，且保留足够的肝脏功能。③患者全身状况允许，没有肝外转移病变；或仅为肺部结节性病灶。

2）肝转移灶手术的禁忌证：①结直肠癌原发灶不能取得根治性切除。②出现不能切除的肝外转移。③预计术后残余肝脏容积不够。④患者全身状况不能耐受手术。

3）手术治疗：①同时性肝转移如条件许可，可达到根治性切除者，建议行结直肠癌原发灶和肝转移灶同步切除。②术前评估不能满足原发灶和肝转移灶同步切除条件的同时性肝转移者，先手术切除结直肠癌原发病灶，肝转移灶的切除可延至原发灶切除后 3 个月内进行；急诊手术不推荐原发结直肠癌和肝脏转移病灶同步切除。③结直肠癌根治术后发生肝转移既往结直肠原发灶为根治性切除且不伴有原发灶复发，肝转移灶能完全切除且肝切除量＜50％ 者（无肝硬化者），应当予以手术切除肝转移灶。④肝转移灶切除术后复发达到手术条件者，可进行 2 次、3 次甚至多次的肝转移灶切除。

4）射频消融：也是根除肝转移灶的治疗手段之一，但局部复发率较高。一般要求接受射频消融的转移灶最大直径小于 3cm，且一次消融最多 3 个。对于肝转移切除术中预计残余肝脏体积过小时，也建议对剩余直径小于 3cm 的转移灶联合射频消融治疗。

5）立体定向放疗（SBRT）：目前也是根除肝转移灶的治疗手段之一，是不适合手术或消融治疗患者的替代治疗方法。

（二）潜在可切除肝转移的治疗

必须经过 MDT 讨论制订治疗方案，建议新辅助化疗或其他治疗后再次评估，转化为可切除肝转移，按可切除治疗方案处理，仍为不可切除的，参照不可切除肝转移的治疗原则。

（三）不可切除肝转移的治疗

1. 原发灶的处理

（1）结直肠癌原发灶无出血、梗阻症状或无穿孔时可以行全身化疗，也可选择先行切除结直肠癌的原发病灶，继而进一步治疗（注：对于结直肠癌原发灶无出血、梗阻症状或穿孔时合并始终无法切除的肝 / 肺转移的患者是否必须切除原发灶目前仍有争议）。

（2）结直肠癌原发灶存在出血、梗阻症状或穿孔时，应先行切除结直肠癌原发病灶，继而全身化疗（参见内科姑息治疗部分）。治疗后每 6 ～ 8 周予以评估，决定下一步治疗方案。

2. 射频消融　推荐存在以下情况考虑射频消融：①一般情况不适宜或不愿意接受手术治疗的可切除结直肠癌肝转移患者；②预期术后残余肝脏体积过小时，可先切除部分较大的肝转移灶，对剩余直径小于 3cm 的转移病灶进行射频消融。

3. 放射治疗　对于无法手术切除的肝转移灶，若全身化疗、动脉灌注化疗或射频消融治疗无效，可考虑放射治疗，但不作为常规推荐。

五、肺转移的治疗

（一）可切除肺转移的治疗

1. 新辅助治疗及辅助治疗　参见结直肠癌肝转移的相关规范，但目前对于肺转移灶切除后是否需行化疗仍有争议。

2. 局部治疗　影像学的诊断可以作为手术的依据，不需要组织病理及经皮针刺活检证据。当影像学提示转移灶不典型等其他病情需要时，应通过组织病理对转移灶加以证实，或密切观察加以佐证。

（1）手术治疗原则：①原发灶必须能根治性切除（R0）。②肺外有不可切除病灶不建议行肺转移病灶切除。③肺切除后必须能维持足够功能。④某些患者可考虑分次切除。⑤肺外可切除转移病灶，可同期或分期处理。

（2）手术时机选择：肺转移灶切除时机尚无定论。

1）即刻手术：可以避免可切除灶进展为不可切除灶，或肿瘤播散。

2）延迟手术：因肺的多发转移较常见，对单个微小结节可留 3 个月的窗口观察期，可能避免重复性手术。

3）对于同期可切除肺及肝转移灶的患者，如身体情况允许可同时行肝、肺转移灶切除。对于不能耐受同期切除的患者，建议先肝后肺的顺序。

（3）手术方式：常用的方式为楔形切除，其次为肺叶切除、肺段切除及全肺切除。纳米激光切除适用于多部位或转移瘤深在的患者。

肺转移灶复发率高，如复发病灶可切除，条件合适的患者可进行二次甚至多次切除，能够有效延长患者生存期。

（4）射频消融：对于转移灶小（最大直径＜3cm）、远离大血管的肺转移灶，射频消融表现出良好的局部控制率（约90%）。

（5）立体定向放疗（SBRT）：对于不适合手术及消融治疗的肺转移患者，SBRT能提供良好的局部控制率和可接受的并发症率，是一种替代治疗方案。

（二）不可手术切除肺转移的治疗

参见结直肠癌肝转移的相关内容。

六、腹膜转移的治疗

结直肠癌确诊的腹膜转移为同时性腹膜转移；异时性腹膜癌为结直肠癌根治术后发生的腹膜转移。常用治疗方法如下：

（1）肿瘤细胞减灭术（CRS）：全腹膜切除术（前壁腹膜、左右侧壁腹膜、盆底腹膜、膈面腹膜的完整切除，肝圆韧带、镰状韧带、大网膜、小网膜的切除，肠表面、肠系膜、脏腹膜肿瘤的剔除和灼烧）、联合脏器切除（胃、部分小肠、结直肠、部分胰腺、脾脏、胆囊、部分肝脏、子宫、卵巢、肾脏、输尿管等）等。

（2）腹腔热灌注化疗（HIPEC）：CRS结束后，选择开放式或闭合式HIPEC。

（3）CRS+HIPEC联合治疗：CRS+HIPEC联合全身治疗是目前的标准疗法，全身治疗包括化疗和（或）靶向治疗。

七、局部复发直肠癌的治疗

（一）分型

目前，局部复发直肠癌的分型建议使用Leeds分类方法，根据盆腔受累的解剖部位分为：

（1）中央型：病变局限于盆腔内器官或结缔组织，未累及骨性盆腔。

（2）侧壁型：病变累及盆腔侧壁结构，包括坐骨大孔、穿过此处支配梨状肌和臀部的坐骨神经。

（3）骶侧型：病变位于骶前间隙，与骶骨粘连或侵犯骶骨。

（4）混合型：骶侧型和侧壁型混合复发。

（二）治疗原则

根据患者和病变的具体情况评估，可切除或潜在可切除患者争取手术治疗，并与术前放化疗、术中放疗、辅助放化疗等结合使用；不可切除患者建议进行放化疗结合的综合治疗。

（三）手术治疗

1.可切除性的评估　必须在术前评估复发病灶得到根治切除的可能性。推荐根据复发范围决定是否使用术前放化疗。建议根据术中探查结果核实病灶的可切除性，必要时可行术中冰冻病理检查。

局部复发的手术禁忌证：

（1）相对禁忌证：伴有远处转移、初始治疗时肿瘤为Ⅳ期、广泛的盆腔侧壁受累、预计仅能行 R1 或 R2 切除、S2 ～ S3 交界以上的骶骨受侵。

（2）绝对禁忌证：髂外血管被肿瘤包绕，肿瘤超过坐骨切迹（即经坐骨孔向外侵犯），存在因淋巴管、静脉受压而导致的下肢水肿，双侧输尿管梗阻积液，一般状况差的患者。

2. 手术原则

（1）推荐由结直肠外科专科医师根据患者和病变的具体情况选择适当的手术方案，并与术前放化疗、术中放疗、辅助放化疗等结合使用。

（2）推荐必要时与泌尿外科、骨科、血管外科、妇产科医师等共同制订手术方案。

（3）手术探查必须由远及近，注意排除远处转移。

（4）必须遵循整块切除原则，尽可能达到 R0 切除。

（5）术中注意保护输尿管（酌情术前放置输尿管支架）及尿道。

3. 可切除的病灶手术方式　手术方式包括低位前切除术（LAR）、腹会阴联合切除术（APR）、Hartmann 术及盆腔清扫术等。

（1）中心型：建议行 APR 以保证达到 R0 切除；既往行保肛手术者在病变较为局限的情况下可考虑行 LAR。APR 术后会阴部术野复发，如病变局限，可考虑行经会阴或经骶切除术。

（2）前向型：患者身体情况可以耐受手术，可考虑切除受侵犯器官，行后半盆清扫或全盆脏器切除术。

（3）侧向型：切除受累的输尿管、髂内血管及梨状肌。

（4）后向型：腹骶联合切除受侵骶骨。会阴部切口可使用大网膜覆盖或一期缝合。必要时使用肌皮瓣或生物材料补片。

（四）放射治疗原则

可切除的局部复发患者，推荐先行手术切除，然后再考虑是否行术后放疗；也可根据既往放化疗方案考虑是否先行放化疗，然后再行手术。不可切除的局部复发患者，若既往未接受盆腔放疗，推荐行术前同步放化疗，放化疗后重新评估，并争取手术切除。参见放射治疗相关内容。

（五）化疗原则

可切除的复发转移患者，不常规推荐术前化疗，术后考虑行辅助化疗，化疗方案参见辅助化疗相关内容。

八、肠造口康复治疗

（一）人员、任务、架构

有条件的医院推荐配备造口治疗师（专科护士）。造口治疗师的职责包括所有造口（肠造口、胃造口、尿路造口、气管造口等）术前术后的护理、复杂伤口的处理、大小便失禁的护理、开设造口专科门诊、联络患者及其他专业人员和造口用品商、组织造口联谊会并开展造口访问者活动。

（二）术前心理治疗

推荐向患者充分解释有关的诊断、手术和护理知识，让患者接受患病的事实，并对即将发生的事情有全面的了解。

（三）术前造口定位

推荐术前由医师、造口治疗师、家属及患者共同选择造口部位。

（1）要求：患者自己能看到，方便护理；有足够的粘贴面积；造口器材贴于造口皮肤时无不适感觉。

（2）常见肠造口：造口位置见图 2-3-1。

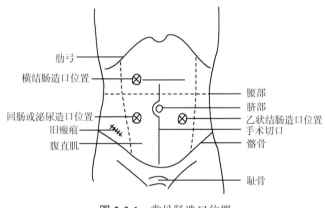

图 2-3-1　常见肠造口位置

（四）肠造口术后护理

（1）术后第一天开放造口，要注意观察造口的血运情况。

（2）选择造口用品的标准：应当具有轻便、透明、防臭、防漏和保护周围皮肤的性能，患者佩戴合适。

（3）保持肠造口周围皮肤的清洁干燥。长期服用抗生素、免疫抑制剂和激素的患者，应当特别注意肠造口部位真菌感染。

九、随　访

（一）直肠癌的随访

主要目的是发现那些还可以接受潜在根治为治疗目的的转移复发；没有高级别循证医学证据来支持什么样的随访/监测策略是最佳的。

1.Ⅰ～Ⅲ期疾病的术后随访

（1）随访频率：Ⅰ期，每6个月一次，共5年；Ⅱ～Ⅲ期，每3个月一次，共3年；然后每6个月一次，至术后5年；5年后每年一次随访。

（2）随访内容（无特指时即为每次）

1）体格检查，强调肛门指诊。

2）血 CEA。

3）肝脏超声检查（Ⅰ、Ⅱ期）。

4）每年一次盆腔增强 MRI。

5）每年一次胸腹增强 CT（Ⅲ期或 CEA、B 超异常时）。

6）结肠镜检查（直肠癌术后的结肠镜随访主要目的是发现新生腺瘤或多原发癌，高位直肠癌的吻合口局部复发是很少发生的，而低位直肠癌的吻合口局部复发可以通过肛门指诊来监测）。结肠镜检查的策略：推荐术后1年内进行结肠镜检查，如果术前因肿瘤梗阻无法行全结肠镜检查，术后3～6个月检查；每次结肠镜检查若发现进展期腺瘤（绒毛状腺瘤，直径大于 1cm，或有高级别不典型增生），需在1年内复查，若未发现进展期腺瘤，则3年内复查，然后每5年一次。

7）或腹部增强 CT、曾经升高过的肿瘤标志物。

8）或肝脏超声造影（适用于普通超声或 CT 检查怀疑肝转移时）、PET/CT（仅推荐用于临床怀疑复发，但常规影像学阴性检查的时候，如持续 CEA 升高；不推荐将 PET 列为常规随访 / 监测手段）。

2.Ⅳ期转移瘤 R0 切除 / 毁损后

（1）随访 / 监测频率：头3年每3个月一次，然后6个月一次，至5年。5年后1年一次。

（2）随访 / 监测内容

1）体检。

2）血 CEA。

3）每6～12个月一次胸腹增强 CT、盆腔增强 MRI。

4）或胸部 X 线检查、腹部盆腔 B 超检查、曾经升高过的肿瘤标志物、结肠镜检查。

5）肝脏超声造影、PET/CT。

（二）结肠癌的随访

主要目的是发现那些还可以接受潜在根治为目的治疗的转移复发；没有高级别循证医学证据来支持何为最佳的随访 / 监测策略。如果患者身体状况不允许接受一旦复发而需要的抗癌治疗，则不主张对患者进行常规肿瘤随访 / 监测。

1.Ⅰ～Ⅲ期疾病的术后随访

（1）随访频率：Ⅰ期，每6个月一次，共5年；Ⅱ～Ⅲ期：每3个月一次，共3年；然后每6个月一次，至术后5年；5年后每年一次随访。

（2）随访内容（无特指时即为每次）

1）体格检查，强调肛门指诊。

2）血 CEA。

3）肝脏超声检查（Ⅰ～Ⅱ期）。

4）每年一次胸腹盆CT（Ⅲ期或CEA、超声异常时）。

5）结肠镜检查：推荐术后1年内进行结肠镜检查，如果术前因肿瘤梗阻无法行全结肠镜检查，术后3～6个月检查；每次结肠镜检查若发现进展期腺瘤（绒毛状腺瘤，直径大于1cm，或有高级别不典型增生），需在1年内复查，若未发现进展期腺瘤，则3年内复查，然后每5年一次。

6）或胸腹盆腔增强CT、曾经升高过的肿瘤标志物。

7）或肝脏超声造影（适用于普通超声或CT检查怀疑肝转移时）、PET/CT（推荐用于临床怀疑复发，但常规影像学检查阴性的时候，如持续CEA升高；不推荐将PET列为常规随访/监测手段）。

2. Ⅳ期转移瘤R0切除/毁损后

（1）随访/监测频率：头3年每3个月一次，然后6个月一次，至5年。5年后1年一次。

（2）随访/监测内容

1）体检。

2）血CEA。

3）每6～12个月一次胸腹盆增强CT。

4）或腹部盆腔B超检查、胸部X线检查、结肠镜检查、曾经升高过的肿瘤标志物。

5）肝脏超声造影、PET/CT。

第四节　大肠癌的中医治疗

一、辨 证 要 点

临床首先应辨大肠癌的脏腑病位；辨病邪的性质，分清痰结、湿聚、气滞、血瘀、热毒的不同，以及是否有兼夹；辨标本虚实，分清虚实标本的主次；辨脏腑阴阳，分清受病脏腑气血阴阳失调的不同；辨病程的阶段，明确患者处于早、中、晚期的不同，以选择适当的治法和预后。

二、治 疗 原 则

癌病属于正虚邪实、邪盛正衰的一类疾病，所以治疗的基本原则是扶正祛邪，攻补兼施。要结合病史、病程、四诊及实验室检查等临床资料，综合分析，辨证施治，做到"治实当顾虚，补虚勿忘实"。初期邪盛正虚不明显，当先攻之；中期宜攻补兼施；晚期正气大伤，不耐攻伐，当以补为主，扶正培本以抗邪气。扶正之法主要是根据正虚侧重的不同，并结合主要病变脏腑而分别采用补气、补血、补阴、补阳的治法；祛邪主要针对病变采用理气、除湿、化痰散结、活血化瘀、清热解毒等法，并应适当配伍有抗肿瘤作用的中药。

早期发现、早期诊断、早期治疗对预后有积极意义。做好预防对减少发病有重要意义。既病之后加强饮食调养，调畅情志，注意休息，有利于癌病的康复。

三、证治分类

1. 湿热郁毒证

症状：腹部阵痛，便中带血或黏液脓血便，里急后重，或大便干稀不调，肛门灼热，或有发热，恶心，胸闷，口干，小便黄等症，舌质红，苔黄腻，脉滑数。

证机概要：肠腑湿热，灼血为瘀，热盛酿毒。

治法：清热利湿，化瘀解毒。

代表方：槐角丸加减。本方有清热燥湿、泻火解毒、凉血止血、疏风理气之功，适用于湿热下注、瘀毒互结之大肠癌。

槐角丸，出自《太平惠民和剂局方》，具有止痒痛、消肿聚、祛湿毒、清肠疏风、凉血止血之功效。主治五种肠风泻血。粪前有血名外痔，粪后有血名内痔，大肠不收名脱肛，谷道四面胬肉如奶，名举痔，头上有乳名瘘；以及肠风疮内小虫，里急下脓血。

常用药：槐角、地榆、侧柏叶凉血止血；黄芩、黄连、黄柏清热燥湿，泻火解毒；荆芥、防风、枳壳疏风理气；当归尾活血祛瘀。腹痛较著者可加香附、郁金，行气活血定痛；大便脓血黏液，泻下臭秽，为热毒炽盛，加白头翁、败酱草、马齿苋以清热解毒，散血消肿。

2. 瘀毒内阻证

症状：腹部拒按，或腹内结块，里急后重，大便脓血，色紫暗，量多，烦热口渴，面色晦暗，或有肌肤甲错，舌质紫暗或有瘀点、瘀斑，脉涩。

证机概要：瘀血内结，瘀滞化热，热毒内生。

治法：活血化瘀，清热解毒。

代表方：膈下逐瘀汤加减。本方有活血通经、化瘀止痛、理气的功效，适用于瘀血痹阻重者。由于瘀血常壅遏化热，故适当配伍清热解毒之品。

膈下逐瘀汤，出自《医林改错》，具有活血逐瘀、破癥消结之功效。主治积聚痞块，痛处不移，卧则腹坠，以及肾泻、久泻由瘀血所致者。症见膈下形成痞块、痛处不移、卧则腹坠、久泻不止。

常用药：桃仁、红花、五灵脂、延胡索、丹皮、赤芍、当归、川芎活血通经，化瘀止痛；香附、乌药、枳壳调理气机；黄连、黄柏、败酱草清热解毒；甘草调和诸药。

3. 脾肾双亏证

症状：腹痛喜温喜按，或腹内结块，下利清谷或五更泄泻，或见大便带血，面色苍白，少气无力，畏寒肢冷，腰酸膝冷，苔薄白，舌质淡胖，有齿痕，脉沉细弱。

证机概要：脾肾气虚，气损及阳。

治法：温阳益精。

代表方：大补元煎加减。本方健脾益气，补肾填精，适用于脾肾精气亏虚者。

大补元煎，出自《景岳全书》，具有固本培元、大补气血之功效。主治气血大亏、精神失守之危重病证。症见精神委顿，腰酸耳鸣，汗出肢冷，心悸气短。临床常用来治疗眩晕、头痛、恶性肿瘤化疗后毒副作用、不孕、肾病综合征、肺结核、哮喘，又用以治疗紫癜、病毒性肝炎等病症。

常用药：人参、山药、黄芪健脾益气；熟地、杜仲、枸杞子、山茱萸补肾填精；肉苁蓉、巴戟天温肾助阳。如下利清谷、腰酸膝冷之症突出，可配四神丸以温补脾肾，涩肠止泻，药用补骨脂、肉豆蔻、吴茱萸、五味子。

4. 肝肾阴虚证

症状：腹痛隐隐，或腹内结块，便秘，大便带血，腰膝酸软，头晕耳鸣，视物昏花，五心烦热，口干咽燥，盗汗，遗精，月经不调，形瘦纳差，舌红少苔，脉弦细数。

证机概要：肝肾阴伤，阴虚火旺。

治法：滋肾养肝。

代表方：知柏地黄丸加减。本方滋补肝肾，清泻虚火，适用于肝肾阴虚，兼有火旺者。

知柏地黄丸，出自《景岳全书》，具有滋阴清热之功效。主治阴虚火旺，症见潮热盗汗，口干咽痛，耳鸣遗精，小便短赤。临床常用于治疗神经衰弱、肺结核、糖尿病、甲状腺功能亢进、肾结核、慢性肾炎、高血压、功能性子宫出血等属于肝肾阴虚、兼有内热者。

常用药：熟地、山茱萸、山药、泽泻、丹皮、茯苓滋补肝肾；知母、黄柏清泻虚火。便秘者，加火麻仁、郁李仁润肠通便，大便带血，加三七、茜草、仙鹤草化瘀止血；遗精，加芡实、金樱子益肾固精；月经不调者，加香附、当归理气活血调经。

四、常见并发症的诊治

1. 出血 晚期肠癌便血是常见的并发症，属于中医学血证之便血范畴。在中医学上将便血一症的证候分为三种，分别为肠道湿热、气虚不摄、脾胃虚寒。

（1）肠道湿热

主证：便血色红黏稠，大便黏滞不畅或稀溏，或伴腹部隐痛，口干而苦，胸脘痞满，恶心呕吐，少食腹胀，肛门肿硬疼痛，小便短赤或混浊，舌红，苔黄腻，脉滑数或濡数。

证机概要：湿热蕴结，脉络受损，血溢肠道。

治法：清热化湿，凉血止血。

代表方：地榆散合槐角散加减。地榆散清化湿热之力较强，而槐角散兼能理气活血，可根据临床需要酌情选用或合用。

常用药：地榆、茜草根、槐角凉血止血；山栀、黄连、黄芩清热燥湿；茯苓淡渗利湿；防风、枳壳、当归疏风理气活血。

若便血日久，湿热未尽而营阴已亏，应清热除湿与补益阴血双管齐下，虚实兼顾，扶正祛邪，可酌情选用清脏汤或脏连丸。

（2）气虚不摄

主证：便血紫暗或黑如柏油，脘腹隐痛，面色少华，神疲乏力，头晕目眩，心悸食少，大便溏薄，舌淡，苔薄白，脉细弱。

证机概要：中气亏虚，气不摄血，血溢胃肠。

治法：益气摄血，养血止血。

代表方：归脾汤加减。本方补气生血，健脾养心，适用于气虚不摄的血证。

常用药：人参、茯苓、白术、甘草补气健脾；黄芪、当归生血；酸枣仁、远志、龙眼肉补心益脾，安神定志；木香理气醒脾；阿胶、槐花、地榆、仙鹤草养血止血。

（3）脾胃虚寒

主证：大便下血，色紫黯或黑，腹痛隐隐，喜热饮，面色不华，神疲倦言，怯寒肢冷，大便溏薄，舌质淡，脉细无力。

证机概要：中焦虚寒，统血无力，血溢胃肠。

治法：温脾温中，养血止血。

代表方：黄土汤加味。本方温阳健脾，养血止血。

常用药：灶心黄土、炮姜温中止血；白术、附子（炮）、甘草温中健脾；干地黄、阿胶养血止血；黄芩苦寒坚阴，起反佐作用；白及、乌贼骨收敛止血；三七、花蕊石活血止血。

2. 肠梗阻 属于中医学聚证范畴。在中医学上将聚证的证候分为两种，分别为肝气郁结，食滞痰阻。

（1）肝气郁结

主证：腹中结块柔软，时聚时散，攻窜胀痛，脘腹胀闷不适，苔薄，脉弦等。

证机概要：肝失疏泄，腹中气结成块。

治法：疏肝解郁，行气散结。

代表方：逍遥散、木香顺气散加减。逍遥散疏肝解郁，健脾养心，适用于肝气郁结，脾弱血虚者；木香顺气散疏肝行气，温中化湿，适用于寒湿中阻，气机壅滞者。

常用药：柴胡、当归、白芍、甘草、生姜、薄荷疏肝解郁；香附、青皮、枳壳、郁金、台乌药行气散结。

（2）食滞痰阻

主证：腹胀或痛，腹部时有条索状物聚起，按之胀痛更甚，便秘，纳呆，舌苔腻，脉弦滑。

证机概要：虫积、食滞、痰浊交阻，气聚不散，结而成块。

治法：理气化痰，导滞散结。

代表方：六磨汤为主方。本方行气化痰，导滞通便，适用于痰食交阻，脘腹胀痛，饱闷气逆，大便秘结之证。

常用药：大黄、槟榔、枳实导滞通便；沉香、木香、乌药行气化痰，使痰食滞结下行，气机通畅，则瘕聚自消。

3. 肝转移 一般属于积聚、胁痛、臌胀、黄疸等范畴。臌胀、积聚上述已有罗列，本节分析黄疸。在中医学上将黄疸一症的证候分为两种，分别是阳黄、阴黄。

《金匮要略》说："黄家所得，从湿得之。"又说："诸病黄家，但利其小便。"因此，治疗本证要从"湿"字着眼，而湿的去处，当从小便排除，故小便的通利与否，和本证有很大关系。

（1）阳黄

1）热重于湿

主证：身目俱黄，黄色鲜明，发热口渴，心中懊恼，腹部胀闷，口干而苦，恶心呕吐，小便短少，色黄赤，大便秘结，舌苔黄腻，脉弦数。

证机概要：湿热熏蒸，困遏脾胃，壅滞肝胆，胆汁泛溢。

治法：清热通腑，利湿退黄。

代表方：茵陈蒿汤加减；本方清热通腑，利湿退黄，是治疗湿热黄疸的主方。

常用药：茵陈蒿为清热利湿退黄之要药；栀子、大黄、黄柏、连翘、垂盆草、蒲公英清热泻下；茯苓、滑石、车前草利湿清热，使邪从小便而去。

2）湿重于热

主证：身目俱黄，黄色不及前者鲜明，头重身困，胸脘痞满，食欲减退，恶心呕吐，腹胀或大便溏垢，舌苔厚腻微黄，脉濡数或缓。

证机概要：湿遏热伏，困遏中焦，胆汁不循常道。

治法：利湿化浊运脾，佐以清热。

代表方：茵陈五苓散合甘露消毒丹。前者作用在于利湿退黄，使湿从小便而去；后者作用在于利湿化浊，清热解毒，是湿热并治的方剂。

常用药：藿香、白蔻仁、陈皮芳香化浊，行气悦脾；茵陈蒿、车前子、茯苓、薏苡仁、黄芩、连翘清热退黄。

3）胆腑郁热

主证：身目发黄，黄色鲜明，上腹、右胁胀闷疼痛，牵引肩背，身热不退，或寒热往来，口苦咽干，呕吐呃逆，尿黄赤，大便秘，舌红苔黄，脉弦滑数。

证机概要：湿热砂石郁滞，脾胃不和，肝胆失疏。

治法：疏肝泻热，利胆退黄。

代表方：大柴胡汤。本方有疏肝利胆、通腑泄热的作用，适用于肝胆失和，胃腑结热之证。

常用药：柴胡、黄芩、半夏和解少阳，和胃降逆；大黄、枳实通腑泄热；郁金、佛手、茵陈、山栀疏肝利胆退黄；白芍、甘草缓急止痛。

4）疫毒炽盛（急黄）

主证：发病急骤，黄疸迅速加深，其色如金，皮肤瘙痒，高热口渴，胸腹胀满，神昏谵语，烦躁抽搐，衄血便血，或肌肤出现斑疹，舌质绛，苔黄而燥，脉弦数或细数。

证机概要：湿热热毒炽盛，深入营血，内陷心肝。

治法：清热解毒，凉血开窍。

代表方：《备急千金要方》犀角散。本方功能清热退黄，凉营解毒，适用于湿热疫毒所致的急黄。

常用药：犀角（用水牛角代）、黄连、栀子、大黄、板蓝根、生地、玄参、丹皮清热凉血解毒；茵陈、土茯苓利湿清热退黄。

（2）阴黄

1）寒湿阻遏

主证：身目俱黄，黄色晦暗，或如烟熏，纳少脘闷，或见腹胀，大便不实，神疲畏寒，口淡不渴，舌质淡苔腻，脉濡缓或沉迟。

证机概要：中阳不振，寒湿阻遏，肝胆失于疏泄。

治法：温中化湿，健脾和胃。

代表方：茵陈术附汤加减。本方温化寒湿，用于寒湿阻滞之阴黄。

常用药：附子、白术、干姜，温中健脾化湿；茵陈、茯苓、泽泻、猪苓利湿退黄。

2）脾虚湿滞

主证：面目及肌肤淡黄，甚则晦暗不泽，肢软乏力，心悸气短，食少腹胀，大便溏薄，舌淡苔薄白，脉濡细。

证机概要：黄疸日久，脾虚血亏，湿滞残留。

治法：健脾养血，祛湿退黄。

方药：黄芪建中汤加减。本方温中补虚，调养气血，适用于气血亏虚、脾胃虚寒之证。

常用药：黄芪、桂枝、生姜、白术益气温中；当归、白芍、甘草、大枣补养气血；茵陈、茯苓利湿退黄。

4. 腹水　属于中医学臌胀范畴。

（1）气滞湿阻

主证：腹部胀大，按之不坚，胁下胀满或疼痛，饮食减少，食后腹胀，嗳气、矢气后稍减，小便短少，舌白腻，脉弦。

证机概要：肝郁气滞，脾运不健。

治法：疏肝理气，运脾化湿。

代表方：柴胡疏肝散合胃苓汤加减。前方以疏肝理气为主，适用于胸胁胀闷疼痛较著者；后方以运脾利湿消胀为主，适用于腹胀、尿少、苔腻较著者。

常用药：柴胡、香附、郁金、青皮疏肝理气解郁；川芎、白芍养血和血；苍术、厚朴、陈皮运脾化湿消胀；茯苓、猪苓健脾利水渗湿。

（2）水湿困脾

主证：腹大胀满，按之如囊裹水，甚则颜面微浮，下肢浮肿，胸脘胀闷，得热则舒，周身困重，畏寒肢肿，大便溏薄，小便短少，舌苔白腻水滑，脉缓。

证机概要：湿邪困遏，脾阳不振，寒水内停。

治法：温中健脾，行气利水。

方药：实脾饮加减。本方有振奋脾阳、温运水湿的作用，适用于脾阳不振、寒湿内盛之肿胀。

常用药：白术、苍术、附子、干姜振奋脾阳，温运水湿；厚朴、木香、草果、陈皮理气健脾燥湿；茯苓、泽泻利水渗湿。

（3）水热蕴结

主证：腹大坚满，脘腹绷急，外坚内胀，拒按，烦热口苦，渴不欲饮，小便赤涩，大便秘结或溏垢，或有面目肌肤发黄，舌边尖红，苔黄腻或灰黑而润，脉弦数。

证机概要：湿热壅盛，蕴结中焦，浊水内停。

治法：清热利湿，攻下逐水。

方药：中满分消丸合茵陈蒿汤加减。中满分消丸有清热化湿、行气利水作用，适用于湿热蕴结，脾气阻滞所致胀满；茵陈蒿汤清泻湿热，通便退黄，用于湿热黄疸。

常用药：茵陈、金钱草、山栀、黄柏清化湿热；苍术、厚朴、砂仁行气健脾化湿；大黄、猪苓、茯苓、车前子、滑石分利二便。

（4）瘀结水留

主证：脘腹坚满，青筋显露，胁腹刺痛拒按，面色晦暗黧黑，或见赤丝血缕，头颈胸臂等处可见血痣蟹爪纹，唇色紫褐，大便色黑，肌肤甲错，口干饮水不欲下咽，舌质紫暗或边有瘀斑，脉细涩。

证机概要：肝脾瘀滞，脉络涩滞，水气停留。

治法：活血化瘀，行气利水。

方药：调营饮加减。本方活血化瘀，行气利水，适用于瘀血阻滞、水湿内停之肿胀。

常用药：当归、赤芍、桃仁、三棱、莪术、鳖甲化瘀散结；大腹皮、陈皮行气消胀；马鞭草、益母草、泽兰、泽泻、赤茯苓化瘀利水。

（5）阳虚水盛

主证：腹大胀满，形如蛙腹，撑胀不甚，朝宽暮急，面色苍黄，或㿠白，胸脘满闷，食少便溏，畏寒肢冷，尿少腿肿，舌淡胖边有齿痕，苔厚腻水滑，脉沉细无力。

证机概要：脾肾阳虚，不能温运，水湿内聚。

治法：温补脾肾，化气行水。

代表方：附子理中丸或济生肾气丸加减。前方有附子理中汤合五苓散组成，有温阳健脾、化气利水之功，适用于脾阳虚弱，水湿内停者；济生肾气丸即金匮肾气丸加牛膝、车前子，有温补肾气、利水消肿作用，适用于肾阳虚衰，水气不化者。

常用药：附子、干姜、党参、白术、鹿角片、葫芦巴温补脾肾；茯苓、泽泻、陈葫芦、车前子利水消胀。

（6）阴虚水停

主证：腹大坚满，甚则腹部青筋暴露，形体反见消瘦，面色晦暗，口燥咽干，心烦失眠，齿鼻时或衄血，小便短少，舌红绛少津，苔少或光剥，脉弦细数。

证机概要：肝肾阴虚，津液失布，水湿内停。

治法：滋肾柔肝，养阴利水。

代表方：六味地黄丸合一贯煎加减。前方重在滋养肾阴，腰酸，低热，口干等症；后方养阴柔肝，用于阴虚肝郁，胁肋隐痛，内热烦躁，舌红苔少之症。

常用药：沙参、麦冬、生地、山茱萸、枸杞子滋养肾阴；猪苓、茯苓、泽泻、玉米须淡渗利湿。

5. 放射性肠炎　属于中医学痢疾范畴。

（1）湿热痢

主证：腹痛阵阵，里急后重，痛而拒按，便后腹痛暂缓，痢下赤白脓血，黏稠如胶冻，腥臭，肛门灼热，小便短赤，舌苔黄腻，脉滑数。

证机概要：湿热蕴结，熏灼肠道，气血壅滞。

治法：清肠化湿，调气和血。

代表方：芍药汤加减。本方有调气行血、清热解毒的作用，适用于治疗赤多白少、肛门灼热之下利。

常用药：黄芩、黄连清热燥湿，解毒止痢；大黄、槟榔荡热去滞，通因通用；木香、槟榔调气行滞；当归、芍药、甘草行血和营，缓急止痛；肉桂辛温，反佐芩、连。大黄之苦寒，共成辛开苦降之势，以散邪气之结滞。

（2）疫毒痢

主证：发病急骤，腹痛剧烈，里急后重频繁，痢下鲜紫脓血，呕吐频繁，寒战壮热，头痛烦躁，精神极其萎靡，甚至四肢厥冷，神志昏蒙，或神昏不清，惊厥抽搐，瞳仁大小不等，舌质红绛，苔黄腻或燥，脉滑数或微细欲绝。临床亦可下痢不重而全身症状重者，突然出现高热，神昏谵语，呕吐，喘逆，四肢厥冷，舌红苔干，脉弦数或微细欲绝。

证机概要：疫邪热毒，壅滞肠道，燔灼气血。

治法：清热解毒，凉血除积。

代表方：白头翁汤合芍药汤加减。前方以清热凉血解毒为主，后方能增强清热解毒之功，并有调气和血导滞之功，两方合用对疫毒深重，壮热口渴，腹痛，里急后重，下痢鲜紫脓血者有良效。

常用药：白头翁清热解毒凉血，配黄连、黄芩、黄柏、秦皮清热解毒化湿；当归、芍药行血；木香、槟榔、大黄行气导滞。可加金银花、丹皮、地榆、穿心莲、贯众等以加强清热解毒的功效。

（3）寒湿痢

主证：腹痛拘急，痢下赤白黏冻，白多赤少，或纯为白冻，里急后重，口淡乏味，脘胀腹满，头身困重，舌苔白腻，脉濡缓。

证机概要：寒湿客肠，气血凝滞，传导失司。

治法：温中燥湿，调气和血。

代表方：不换金正气散加减，本方有燥湿运脾的作用，可用于治疗寒湿内盛白多赤少之下利。

常用药：藿香芳香化湿；苍术、厚朴、法半夏运脾燥湿；生姜温中散寒；陈皮、大枣、甘草行气散寒；加木香、枳实行气导滞。

（4）阴虚痢

主证：痢下赤白，日久不愈，脓血黏稠，或下鲜血，脐下灼痛，虚坐努责，食少，心烦口干，至夜转剧，舌红绛，苔少或花剥。

证机概要：阴虚湿热，肠络受损。

治法：养阴和营，清肠化湿。

代表方：黄连阿胶汤合驻车丸加减。前方坚阴清热，后方寒热并用，有坚阴养血、清热化湿作用，两方合用，可增强坚阴清热之效，坚阴清热而不腻滞，清热化湿而不伤阴，适用于湿热日久伤阴之证。

常用药：黄连、黄芩、阿胶清热坚阴止痢；芍药、甘草、当归养血和营，缓急止痛；少佐干姜，以制连、芩苦寒太过；加生地榆凉血止血而止痢。

（5）虚寒痢

主证：久痢缠绵不已，痢下赤白清稀或白色黏冻，无腥臭，甚则滑脱不禁，腹部隐痛，喜按喜温，肛门坠胀，食少神疲，形寒畏冷，四肢不温，腰膝酸软，舌淡苔薄白，脉沉细而弱。

证机概要：脾肾阳虚，寒湿内生，阻滞肠道。

治法：温补脾肾，收涩固脱。

代表方：桃花汤合真人养脏汤。前方能温中涩肠，后方能补虚固脱，两方合用可治疗脾肾虚寒、形寒肢冷、腰膝酸软、滑脱不禁的久痢。

常用药：人参或党参、白术、粳米益气健脾；干姜、肉桂温阳散寒；当归、芍药和血缓急止痛；木香行气导滞；赤石脂、诃子、罂粟壳、肉豆蔻收涩固脱。

（6）休息痢

主证：下痢时发时止，日久难愈，常因饮食不当、感受外邪或劳累而诱发。发作时，大便次数增多，便中带有赤白黏冻，腹痛，里急后重，症状一般不及初痢、暴痢程度重。休止时，常有腹胀食少，倦怠怯冷，舌质淡苔腻，脉濡软或虚数。

证机概要：病久伤正，邪恋肠腑，传导不利。

治法：温中清肠，调气化滞。

代表方：连理汤加减。本方有温中补脾、清利湿热的作用，用于治疗下痢日久，正虚邪恋，倦怠食少，遇劳而发，时发时止之证。

常用药：人参、白术、干姜、甘草温中健脾；黄连清除肠中余邪；加木香、槟榔、枳实调气行滞；加当归和血。

五、中医非药物疗法

1. 中药贴敷

（1）新癀片

适应证：可用于胸腔积液，胸部肿块疼痛，化疗引起的静脉炎。

用法：将新癀片磨成粉状，用蜂蜜或茶油调成糊状，平敷于纱布，敷于患处，外用塑料薄膜覆盖，固定。可配合 TDP 治疗。

（2）十枣逐水散

适应证：腹水、胸腔积液。

方法：十枣逐水散是本科室特色制剂，以甘遂、芫花、冰片、大腹皮、车前子、水蛭等组成，制成粉剂，用米醋或蜂蜜调和成直径 3 ～ 4cm，厚度 0.3 ～ 0.5cm 大小的药饼，正面贴于肚脐眼或关元穴（脐下三寸），用医用大贴膜 1 个（3M）固定，每天更换一次。

注意事项：用药期间如有局部皮肤溃破、皮疹、瘙痒、疼痛等不适反应，暂停用药，待症状缓解后酌情使用。

（3）癌痛贴膏

适应证：癌肿引起的疼痛。

方法："癌痛贴膏"是本科室科内制剂，由纯中药制成（由延胡索、赤芍、白芍、红花、莪术、薏苡仁、白花蛇舌草等多味有效成分组成，制成膏状）。涂在患处无皮损区，上覆无菌纱布固定。每天更换一次。

注意事项：同"十枣逐水散"注意事项。

（4）通便散

适应证：癌症患者，阴寒体质，伴便秘。

方法："通便散"是本科内制剂，制成膏状。涂在患处无皮损区，上覆无菌纱布固定。每天更换一次。

注意事项：同"十枣逐水散"注意事项。

（5）阳证散

适应证：肿瘤患者辨证为热毒盛者。

方法：制成膏状，涂在患处无皮损区，上覆无菌纱布固定。每天更换一次。

注意事项：同"十枣逐水散"注意事项。

（6）阴证散

适应证：肿瘤患者辨证为阴寒证。

方法：制成膏状，涂在患处无皮损区，上覆无菌纱布固定。每天更换一次。

注意事项：同"十枣逐水散"注意事项。

2. 中药熏洗

适应证：化疗引起的末梢神经炎。

药物：老鹳草 30g，桂枝 20g，川草乌各 10g，透骨草 30g，艾叶 30g，红花 30g。

方法：将上方药物煎取 200ml，加入温水 1000ml 中，每日手足浸泡约 20 分钟，每日 1 次，每周 5 天。

3. 针灸治疗　治疗化疗所致免疫力低下：取太渊、足三里、内关穴，以提插结合捻转补泻手法为主。虚证者用补法，本虚标实者用平补平泻法。

4. 药灸

白细胞减少症：附片、血竭、当归、干姜、肉桂、冰片、黄芪等份，研粉，敷脐，外用艾灸，每次 1 次，每次 1h。

恶性胸腔积液：生黄芪 10g，细辛 3g，龙葵 10g，桂枝 10g，川椒目 10g，研粉敷脐，艾灸 2 小时，每日 1 次。

5. 中医中药透药疗法　根据中药超声离子导入方法，对部分无法经口进食的患者及腹部症状明显患者，用中药全成分黄酒调制后外敷相关穴位，离子导入，使药物吸收直达病所。

（1）不全性肠梗阻者：予科内制剂通腑散结膏，由肉桂末、川乌、草乌、海浮石、海藻、壁虎、山慈菇、蜈蚣、猫爪草、夏枯草等组成，外敷神阙、关元穴。

（2）肿瘤患者辨证为热毒盛者：予科内制剂阳证膏，由肉桂末、川乌、海藻、海浮石、壁虎、山慈菇、蜈蚣等组成，外敷神阙穴。

（3）肿瘤患者辨证为阴寒证盛者：予科内制剂阴证膏，由肉桂末、川乌、草乌、川椒目、海藻、当归、海浮石、夏枯草等组成，外敷神阙穴。

6. 经皮穴位电刺激

适应证：可治疗肢体麻木、癌痛等。

方法：采用经皮穴位电刺激，选取合谷、内关、足三里、三阳络 4 穴，治疗 30min，每日 1 次。2 组均 10 天为 1 个疗程，共治疗 3 个疗程。

7. 其他疗法　根据病情需要选择，如食疗改善患者消化道反应，音乐疗法、心理治疗改善抑郁状态，腹腔给药治疗腹水等，可根据病情酌情选用中医诊疗设备如按摩椅、音乐疗法设备等。

六、文献摘要

《灵枢·五变》曰："人之善病肠中积聚者，何以候之？少俞答曰：皮肤薄而不泽，肉不坚而淖泽，如此则肠胃恶，恶则邪气留止，积聚乃伤。"

《圣济总录·积聚门》云："癥瘕癖结者，乃积聚之异名也。"

《济生方·下痢》曰："大便下血，血清而色鲜者，肠风也；浊而色黯者，脏毒也。"

《丹溪心法·痰》曰："凡人身上中下有块者，多是痰……痰挟瘀血，遂成窠囊。"

《景岳全书·积聚》云："治积之要，在知攻补之宜，而攻补之宜，当于孰缓孰急中辩之。"

《医林改错·膈下逐瘀汤所治症目》云："无论何处，皆有气血……气无形不能结块，结块者，必有形之血也。血受寒则凝结成块，血受热则煎熬成块。"

七、医案选读

病案一

患者，男，66 岁。

初诊 2014 年 12 月 31 日。患者因"腰痛、腹胀 1 个月余，伴停止排便、排气 2 周"，2013 年 12 月 7 日于某医院行左半结肠切除术＋横结肠造口术，术后病理示结肠腺癌Ⅱ～Ⅲ级中分化，浸润全层至浆膜层，切缘无累及，肠周淋巴结（3/18）见转移，脉管内可见癌栓，ⅢB 期。术后行化疗 8 次，2015 年 8 月行造口回纳术。刻下见中下腹胀满不适，纳寐可，二便闭，耳鸣，手足麻木，舌淡质暗，苔厚黄腻，脉沉滑。证属脾肾亏虚，湿热蕴毒，腑气不通，治拟健脾益气，清热除湿，行气通腑。

处方：黄芪 15g，党参 15g，炒白术 9g，炒山药 15g，生地 15g，半枝莲 15g，藤梨根 30g，莪术 15g，赤芍 15g，枳实 12g，补骨脂 12g，菟丝子 15g，槟榔 15g，白芥子 9g，炒白芍 20g，甘草 6g，14 剂，水煎服，每日 1 剂，分 2 次服。

二诊：耳鸣及手足麻木较前好转，腹部胀痛明显，纳寐可，小便一天 4 次，大便一天 3 次，成形。舌红苔薄黄，脉沉滑。予中药原方去枳实、赤芍、莪术、槟榔，加山茱萸 15g，乌药 15g，山慈菇 15g，14 剂。

三诊：耳鸣及手足麻木已平，腹胀明显较前缓解，舌红苔薄黄，脉沉滑。复查 CEA 36.42μg/ml，复查 CT 未见异常。中药原方加浙贝母 9g，14 剂。

四诊、五诊：因排不上号于别处就诊，病史见腹胀时痛，矢气频，大便正常，舌红苔黄腻，脉沉滑。易方为"肿瘤 1 方"（内容不详）加炒白芍 9g，防风 9g，陈皮 9g，大腹皮 9g，焦楂曲各 9g，鸡内金 9g，14 剂。

六诊：时有腹痛，纳寐安，大便调。舌红苔黄腻，脉沉滑。原方加山慈菇 15g，14 剂。

七诊：腹痛好转，大便自调，纳寐安，舌淡红苔薄黄，脉沉滑。中药原方加焦三仙各15g，鸡内金15g，14剂。此后诸症转稳，以健脾益肾、培元固本为治。

病案二

患者，男，57岁，退休职工。

初诊2014年2月5日。患者2013年7月因"大便性状改变近3个月"于外院就诊。查肠镜示升结肠增殖性病灶。病理："升结肠"腺癌，部分为印戒细胞癌。遂2013年8月1日于中山医院行右半结肠切除术。术后病理：（右半结肠）浸润型低分化腺癌，部分为印戒细胞癌及黏液腺癌，癌组织浸润肠壁全层。两切缘未见癌累及。检出肠旁淋巴结20枚，其中14枚见癌转移（14/20），另见癌结节2枚。术后于2013年8月29日行单药替吉奥（60mg，每日2次，d1～d14）化疗1个周期；于2013年9月26日开始更改化疗方案（奥沙利铂0.2g，静脉滴注，d1+替吉奥60mg，每日2次，d1～d14）化疗过程中有轻度胃肠道反应，2013年11月28日、2013年12月22日、2014年1月23日行替吉奥（60mg，每日2次，d1～d14）方案化疗，化疗后患者乏力明显，口腔黏膜多处溃疡，于2014年2月2日改行替吉奥（40mg，每日2次，d1～d14），拟行4个疗程。患者末次化疗期间，出现腹泻，每日2～5次，伴腹痛，水样便，偶有里急后重，偶有排便带黏冻，兼见面白无华，少气懒言，神疲乏力，腹胀明显，时有烦躁，口干苦，喜暖气，纳呆，偶有腹痛，大便溏，小便可，寐安，舌淡苔微黄腻，脉弦滑。证属肝郁脾虚，痰食交阻，治拟疏肝健脾，行气化痰，消食和胃。

处方：柴胡12g，白芍12g，郁金12g，枳壳15g，香附12g，黄芪20g，白术15g，陈皮10g，胆南星10g，半夏6g，甘草6g，神曲9g，炒麦芽9g，14剂，水煎服，每日1剂，分2次服。嘱清晨养成排便习惯，保持大便通畅，饮食宜清淡，荤素搭配，多食蔬菜水果；忌辣椒、烟、酒等刺激性及寒凉性食物。

二诊：患者处于术后化疗中，服上药后胃脘胀闷、便溏等症状减轻，腹痛未作，但仍有乏力，纳差，口苦，大便稍不爽，小便可，舌红苔黄微厚腻，脉弦滑。健脾助运，化痰祛浊，方药如下：黄芪30g，党参20g，白术15g，陈皮12g，半夏15g，胆南星15g，枳实10g，石见穿15g，黄精15g，枸杞子15g，白芍15g，炒山药15g，鸡内金30g，焦三仙各10g，甘草6g，14剂。

三诊：患者仍处于术后化疗中，服上药后大便通畅，腹胀好转，仍觉神疲乏力，少气，纳可，寐安，二便调。舌淡红苔微黄，脉弱。脾肾两虚，气血不足，治拟健脾补肾，益气养血，方药如下：黄芪30g，党参20g，炒白术15g，炒山药20g，生地15g，陈皮10g，半夏10g，胆南星10g，当归20g，白芍15g，女贞子15g，黄精15g，鸡内金15g，虎杖20g，柴胡9g，香附9g，甘草6g，7剂。

病案三

患者，男，54岁。

2008年4月28日初诊。2008年3月因"腹胀、腹痛4月余，黑便3月余"行肠镜示结肠癌。3月14日在全身麻醉下行结肠癌根治术，术后病理示结肠溃疡型中分化腺癌（5cm×3cm）侵至外膜，肠周淋巴结7/11可见癌，上下切线未见癌。术后恢复良好。肿瘤标志物示CEA 7.8 ng/ml，CA199 42.0 μg/L（2008年3月17日）。后予OLF方案化疗

1 周期，化疗反应轻。现时感腹胀，无腹痛，乏力，纳少，眠可，大便不尽感，日 2 次，质不稀，小便可。舌黯边有瘀斑，苔白，脉弱。中医诊断：肠积（痰瘀互结，脾胃虚弱证）。西医诊断：结肠癌术后。处理：继续行 OLF 方案化疗，14 天评价疗效，以决定此化疗方案是否有效。化疗间期服用中药。中药以扶正健脾、解毒散结为主。

处方：黄芪 30g，白术 12g，茯苓 15g，陈皮 12g，清半夏 9g，白花蛇舌草 30g，鸡内金 20g，薏米 20g，蒲公英 30g，莪术 15g，五味子 9g，生甘草 6g，共 6 剂，水煎服，日 1 剂。嘱浓煎少量频服，服 6 日，休 1 日。

2008 年 5 月 5 日二诊，感症状较前减轻，服药平妥。处理：上方继服，如有不适，来诊调方，若无不适，可继服 30 天。

2008 年 6 月 2 日三诊，患者化疗 2 周期结束，复查肿瘤标志物，指标降至正常。无腹胀、腹痛，大便干，纳眠可。舌暗，苔白厚，脉弦。处理：继续完成 OLF 方案化疗，化疗间期服用中药。中药以解毒散结通便为主，整方如下：陈皮 15g，清半夏 12g，连翘 24g，火麻仁 30g，郁李仁 24g，厚朴 15g，玄参 24g，全瓜蒌 15g，槟榔 15g，白花蛇舌草 30g，佛手 15g，木香 9g，生甘草 12g，共 6 剂，水煎服，日 1 剂。嘱浓煎少量频服，服 6 日，休 1 日。嘱定期复查，适度锻炼，高蛋白高纤维素饮食。

第五节　大肠癌的中西医结合治疗

大肠癌是常见的消化道恶性肿瘤之一，目前大肠癌的治疗多以手术为主，术后辅以化疗、放疗、靶向、中医药等治疗。中医药治疗大肠癌注重整体与局部的关系，通过辨病与辨证相结合，以增强患者体质，加强和巩固手术、放疗、化疗的效果，而且对晚期患者能起到部分控制进展，减轻症状，延长生命的作用。

一、中药配合手术治疗

1. 围手术期中西医治疗　手术切除大肠癌仍是目前主要的治疗方法，大肠癌患者住院期间，身体代谢处于负氮平衡、贫血及低蛋白血症状态，从而直接影响了手术治疗，因而对这些患者的术前准备必须予以高度重视。采用中西医结合治疗可有效改善术前患者的全身营养状况；西医可予胃肠外营养及输血等治疗，中医采用"虚则补之"的原则，以补法为主改善患者身体营养条件，主要采用补气法与气血双补法。补气法：症见面色㿠白，少气懒言，食欲不振，舌淡胖苔白，脉细，方选四君子汤加减；气血双补法：症见面色苍白，精神萎靡，舌淡白无华，脉沉细，方选八珍汤加减。

2. 手术后中西医治疗　手术后的大肠癌患者，耗气伤血，正气虚损，应先恢复脾胃的升降功能，西医予补液营养支持治疗，中医当用生黄芪、党参、焦白术、白茯苓等健脾益气为主，红藤、菝葜、藤梨根、野葡萄藤等清热解毒、消毒抗癌为辅。另外依据患者证型的偏异和兼杂证的不同，适当调整药味和用药剂量。如果脾虚运化失常，泄泻频作，西医可予止泻药等止泻，中医可酌加煨诃子、石榴皮、乌梅等收涩止泻；兼有气滞，泄而不爽，里急后重，西医可予调节肠道菌群等治疗，中医可予枳实、莱菔子、瓜蒌仁等消积导滞；湿热蕴结，便有黏冻，甚或夹血，西医可予促凝血及止血药，中医可加用白头翁、藕节炭、仙鹤草等清热利湿止血；手足麻木者，西医予营养神经药，中医酌加僵蚕、全蝎、乌梢蛇活血通络；睡眠欠佳者，西医可予苯二氮䓬类药物催眠，中医酌加合欢皮、夜交藤、酸枣仁等安神助眠；纳谷不香者，西医可予促胃肠动力药，中医酌加焦山楂、焦六曲、炒谷麦芽、鸡内金等消积除痞。

二、中药配合化疗治疗

化疗是中晚期大肠癌治疗的主要手段之一，但其严重的毒副作用常导致患者无法顺利完成。大肠癌患者化疗期间常常出现脾气虚弱的现象，可用健脾理气之逍遥丸加减，能够较好地提高患者对化疗的耐受能力、减轻化疗的毒副作用、改善患者的生活质量。即使化疗可完成，但由于化疗药物的毒副作用，易损害机体脏腑、气血、阴阳，从而导致化疗后不良反应如肠胃不和、脾肾亏虚、气血虚弱等症；例如，化疗常可抑制患者的骨髓造血功能，导致外周血象降低，出现面色苍白、头晕目眩、疲倦乏力、心慌心悸等证候，西医可予输血、升白细胞、促红细胞等治疗，中医将本病归于"血虚""虚劳"等范畴，此病的病因病机当属脾肾亏损，气血两虚，使用中药补益脾肾，益气养血，有利于骨髓造血功能的恢复，可选归脾汤加减；化疗药物易损伤脾胃，中焦失和，升降失司，胃气不降，气逆而上，出现消化道不良反应，包括口干、恶心呕吐、腹痛腹泻，甚至是血性腹泻，西医予止呕、止泻药，中医辨证为脾胃不和，治疗以和胃降逆、消食导滞、健脾调中为主，可用参苓白术散加减；化疗引起的肝肾功能损害，临床症状多表现为脾胃肝胆方面症状，西医予保肝降酶等治疗，中医辨证无外乎肝郁脾虚湿阻等，故临床治疗主要以疏肝健脾化湿为主要治则，方选参苓白术散合四逆散加减；化疗引起末梢神经损伤，西医可予营养神经药物，中医可予黄芪桂枝五物汤加减缓解症状。

三、中药配合放疗治疗

大肠癌术后接受放疗的患者并不多见，但对于晚期大肠癌或术后出现局部复发的病例可以采取放疗以改善症状，控制肿瘤发展。放射线对肠黏膜的损伤较大，常引起放射性肠炎，表现为腹痛、腹泻、坠胀感等，另外也有对造血功能及免疫功能损伤者。中医药配合放疗减轻放疗毒副作用方面亦有较好疗效。

在放疗前半小时开始用中药复方：红藤30g，大黄10g，黄芩10g，黄芪10g，苍术10g，白术10g，白及20g，黄连6g，苦参10g，葛根30g，保留灌肠可对放射性直肠损伤起保护作用。以中药复方：诃子、五味子、葛根、炮姜、米壳、炒白术、黄连、白及、乌贼骨等直肠给药，放疗前从肛门注入直肠，每日1次，用至放疗结束一个月左右，可有效预防放射性直肠炎。以口服复方中药制剂（桃仁10g，丹皮15g，苍术15g，皂角刺15g，黄柏15g，薏苡仁15g，泽泻20g），每天1剂，水煎取汁200ml，分两次口服至放疗结束后第 3 天，以防直肠癌放疗引起膀胱炎。以秦皮汤合白头翁汤治疗放射性直肠炎，在改善肠黏膜病变、减轻症状等方面有良好疗效。

四、中药配合靶向治疗

靶向药物如贝伐珠单抗、西妥昔单抗在临床的广泛应用为晚期大肠癌患者展开了一个新的局面。但随即出现的不良反应包括皮疹、肠道功能异常等，虽不足以严重影响生活质量，但亦给患者带来了困扰，许多医家都在探索如何在靶向治疗的同时适时切入中医药以降低这些常见的不良反应发生率。皮肤毒性是最常见的不良反应之一，多表现为痤疮样皮疹。西医治疗以抗生素及必要时的激素治疗为主，外用无酒精的润肤乳，避免过度日晒，使用宽谱防晒霜。中医方面，轻度皮疹多见风热、湿热两种体质特点。风热型皮损主要为风团、红斑、丘疹，属于西医学荨麻疹样药疹范畴，起病急骤，先发于躯干及头面上肢，焮热作痒，搔起风团；湿热型临床表现多见湿疹皮炎样药疹、多形性红斑样药疹、大疱性表皮松解型药疹及固定性药疹，以渗出、肿胀、红斑、水疱，甚则表皮剥脱为主要表现。中、重度皮疹则主要表现在血热与血虚两种体质特点上。血热型药疹多表现为猩红热样药疹、剥脱性皮炎样药疹等，起病急骤，肌肤焮红赤肿，粟疹水疱累累；病重者可有比较明显的血虚症状，表现为皮肤潮红，层层脱屑，皮肤干燥脱屑瘙痒。临证时可根据患者服药后体质因素的变化，辅以清热、解毒、凉血、化湿法进行中药治疗。腹泻为靶向药物除皮疹外最常见的不良反应，西医方面目前并没有十分有效的预防措施。通常认为应食用少渣、低纤维、易消化食物来缓解，避免食用辛辣刺激食物及奶制品。必要时应用蒙脱石散，严重者用洛哌丁胺（易蒙停）保护肠黏膜，要注意纠正水电解质紊乱。靶向药物为攻伐之品，苦寒伤及脾胃，使脾虚湿气下趋大肠，引起泄泻，立法以温运脾胃、利湿止泻为主。

五、并发症的中西医治疗

（1）肠梗阻：是大肠癌最常见的并发症，西医经胃肠减压、抗感染、灌肠、大黄水灌胃、石蜡油口服等对症治疗，中医治宜润肠通腑，拟方承气汤类方口服或保留灌肠。

（2）腹水：晚期大肠癌由于腹膜腔的侵犯、淋巴道的转移，常引起大量腹水，从而导致腹胀，西医可抽取腹水减轻症状，中医学认为气虚血瘀、水湿内停是大肠癌伴大量腹水患者的基本病机，故抽腹水的基础上联合应用健脾益气、通络利水的中药，使抗癌性腹水的效果更理想，疗效更巩固。

（3）疼痛：癌性疼痛是一种由癌症本身、癌细胞引发相关性病变，以及抗癌治疗所导致的慢性疼痛。对于晚期结肠癌患者的癌痛，西医可根据疼痛程度予非甾体类止痛药、弱阿片类止痛药或强阿片类止痛药，中医应区分虚实，实证：症见疼痛，拒按，舌质红，苔滑厚，脉实，治当通里攻下、行气活血；虚证：患者疼痛隐隐，喜按，神疲乏力，面色无华，舌淡、苔薄少苔，脉沉细。治当养阴益气、补血活血。

（4）肺部感染：肺不张、肺炎是大肠癌术后较常见的并发症。西医可予排痰、抗感染，配合中医清肺化痰、止咳平喘。

参 考 文 献

楚延春，2003. 中药在大肠癌围手术期的临床应用 . 光明中医，18（1）：22-23.

冯彦军，刘静，2012. 大肠癌术后的中医药治疗浅析 . 陕西中医，33（3）：383-384.

郭鹏，王荔源，2012. 特罗凯相关药物性皮疹肺癌患者的中医体质因素特点分析 . 内蒙古中医药，31（4）：141-142.

刘志艳，王学谦，林洪生，2015. 林洪生应用中医药防治化疗后毒副反应经验浅析 . 世界中西医结合杂志，10（3）：314-316，319.

荣世舫，许正国，2009. 参苓白术散治疗肿瘤化疗后恶心呕吐 49 例疗效观察 . 中国现代医生，47（33）：61，103.

王丽媛，张月琴，马惠仁，等，2004. 自制中药灌肠剂预防放射性直肠炎患者的护理 . 宁夏医学院学报，26（2）：126-127.

王侠，张璐，杜秀平，等，2006. 中药对放射性直肠损伤保护作用的临床研究 . 实用癌症杂志，21（2）：208.

杨晓东，王笑民，2009. 王笑民辨证论治配合靶向药物治疗肺癌验案 2 则 . 北京中医药，28（11）：889-890.

赵远红，贾英杰，孙一予，等，2009. 中医辨证防治化疗药物肝毒性 60 例临床观察与思考 . 辽宁中医杂志，36（12）：2124-2126.

郑建晓，2011. 归脾汤防治乳腺癌术后辅助化疗骨髓抑制的临床观察 . 亚太传统医药，7（7）：139-140.

周羽，倪彦燕，丁兆华，2003. 秦皮汤合白头翁汤治疗放射性直肠炎 28 例 . 湖北中医杂志，25（4）：30.

朱东晨，2000. 中药防治直肠癌放疗引起的放射性膀胱炎 64 例 . 中国中西医结合杂志，20（5）：346.

第三章

大肠癌研究模型

第一节　体外细胞模型

通常情况下，药物的研究常从细胞模型的机制及疗效入手。最常见的体外模型包括人和小鼠癌细胞系。近年来，三维细胞培养系统（three-dimensional cell culture systems）因能更好地模拟体内自然生长环境也被广泛应用于体外研究癌症的细胞模型。实际上，强大的体外系统对寻找癌症相关通路或靶标的机制研究及肿瘤治疗必不可少。

一、人结肠癌细胞

自1951年建立宫颈癌 Hela 细胞系以来，在阐明癌症信号转导通路的研究中，细胞系起着重要的作用。现在市场上出售的癌细胞，大多是通过原发性肿瘤在手术切除后被消化成单个细胞，并在培养皿中培养获得的。这些癌细胞被广泛用于药物的发现、发明及药物机制的研究。细胞系具有相对容易获得、售价便宜并能快速提供实验结果等特点。在人类结肠癌细胞中，大多数广泛使用的细胞系已经被基因组鉴定，为研究者在选择细胞模型时提供了更多的线索。同时，细胞系还方便研究者通过同源重组、RNA 干扰或 CRISPR-Cas9 基因编辑，来开展相关研究。现在，通过体外细胞模型的研究来评价抗肿瘤效果的实验建立得比较完善并已开发了相应的试剂盒，并实现了自动化，因此，选择细胞模型也有助于药物发现及药物机制的研究。

当然，癌细胞系也有它相应的缺点。细胞系只能代表肿瘤细胞单一群体，它们通常被培养在装着培养液的培养瓶或培养皿中，这使它们的生长环境有别于原发性肿瘤。细胞系无法重现出肿瘤在体内的功能及遗传异质性，在临床应用时此特性常使机体出现抵抗靶向治疗的现象。其次，细胞系存在不同细胞系交叉污染的报道，这样的情况使细胞实验的结果被质疑。此外也存在两株细胞株其实本质相同的情况，如结肠癌细胞系 WiDr 一直被认为是一株独立的细胞，直到染色体分析证实它其实与 HT-29 细胞一样。当然，这也不能排除随着现代认证技术的发展和细胞库的建立（如美国模式培养物保藏所 ATCC 或中国科学院典型培养物保藏委员会细胞库）能降低细胞交叉污染的可能性。最后，现在的技术还很难做得到从同一个患者的肿瘤及相应的癌旁正常组织上去分离和建立相应的细胞系，因此，传统肿瘤细胞系的研究不适用于临床个体化治疗。

二、小鼠结肠癌细胞

CRC 细胞系也可从小鼠来源，常用小鼠细胞系如来源于 C57BL/6 小鼠的 MC38 腺癌细胞系和来源于 BALB/c 小鼠的 CT26。这些细胞系是在 20 世纪 70 年代后发展起来的，它们是通过多次皮下注射致癌物二甲肼盐酸盐或反复直肠给药致癌物质 N-nitroso-N-meth-ylurethane（NNMU），从而诱导形成的未分化结肠癌细胞株。它们具有易培养和随时可从细胞库中购买的特点。它们最常被用于自体皮下移植（如将 MC38 细胞种植到 C57BL/6 受体小鼠，或将 CT26 细胞种植到 BALB/c 小鼠），以在一个独立的免疫系统中研究观察肿瘤生长。当然，使用小鼠大肠癌细胞系来进行药物开发也存在其相应的缺点。如与人源细胞系相比，市场上现有可用的小鼠细胞系很少。其次，小鼠细胞系模型中较少具有常见癌症的突变位点，因此在研究中通常不能被选择。另外，与人源细胞系相比，小鼠细胞系在功能和基因上的特征还未被广泛鉴定。

三、三维细胞培养系统

三维细胞培养系统又名三维培养、三维培养系统或三维培养生物反应器，其模拟体内环境的培养，提供细胞生长和分化的条件，更为细胞形态和细胞环境提供体内类似的可能性。三维细胞培养以常见支架三维培养模型为主，该模型能更好地模拟细胞在体的自然生长环境。三维细胞培养技术通过将具有三维结构不同材料的载体与各种不同种类的细胞在体外共同培养，使细胞能够在载体的三维立体空间结构中迁移、生长，构成三维的细胞-载体复合物。

目前应用最多的是二维细胞培养，有的是指单层细胞培养，从目前的学术文献来看，力学的影响是比较重要的影响因素之一，动物或人体无时无刻都有一个力学加载的环境，无论是站着、躺着、坐着和行动着，受到拉伸载荷或压缩载荷，管道系统会受到搏动或脉动的收缩压力和舒张压力，管道系统有血管、胆管、尿管等，目前更多学术界研究者认识到二维（2D）细胞培养的限制，无法重现原有组织细胞拥有的形态和生化特征。目前，三维（3D）培养模式正在生物医学研究的许多领域开始应用，因为他们提供了一个比 2D 培养模式更接近体内的环境。3D 细胞培养已经成为组织工程研究越来越重要的研究方法。目前组织工程的研究方法日新月异，市场上推出了磁悬浮三维培养系统、电场三维培养系统、磁场三维培养系统、壁式旋转培养系统、自由旋转微重力培养系统、三维力学加载细胞组织工程培养系统、荧光蛋白标记共聚焦显微镜实时观测软骨三维应力培养系统、3D 血管搏动应力剪切培养系统、3D 肌腱韧带关节滑膜口腔黏膜肠膜牵拉张应力培养生物反应器、3D 心脏瓣膜培养系统、三维骨应力刺激生物反应器、三维皮肤眼角膜力学机械刺激生物反应器、3D 灌注培养生物反应器、3D 支架培养系统、多样品三维力学加载细胞组织培养系统等组织工程三维细胞组织培养高科技研究技术与系统。

以美国 Flexcell 公司的 TissueTrain 可拉应力刺激三维水凝胶支架细胞组织培养系统（图 3-1-1）为例，该系统以多种包被表面［Amino、Collagen（Type Ⅰ or Ⅳ）、Elastin、ProNectin（RGD）、Laminin（YIGSR）］的胶原水凝胶为细胞外基质支架，与传统的纳米纤维支架和多孔支架相比，水凝胶支架交联网络中含有大量水分，可以很好地供给细胞养分，同时还可以交联生物活性因子调节细胞的生长和分化，因此水凝胶支架可以更好地模拟细胞生长所需的类组织样物理和空间结构，并且可塑性高、制作工艺相对简单、临床应用方便。具有以下特点：

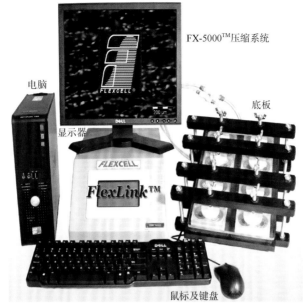

图 3-1-1　美国 Flexcell 公司的 TissueTrain 可拉应力刺激三维水凝胶支架细胞组织培养系统

（1）该系统对各种组织、三维细胞培养物提供周期性或静态的压力加载。

（2）基于柔性膜基底变形、受力均匀。

（3）可实时观察细胞、组织在压力作用下的反应。

（4）可有选择性地封阻对细胞的应力加载。

（5）同时兼备多通道细胞牵拉力加载功能。

（6）多达 4 通道，可 4 个不同程序同时运行，进行多个不同压力形变率对比实验。

（7）同一程序中可以运行多种频率（0.01～5Hz）、多种振幅和多种波形。

（8）更好地控制在超低或超高应力下的波形。

（9）多种波形种类：静态波形、正旋波形、心动波形、三角波形、矩形及各种特制波形。

（10）电脑系统对压力加载周期、大小、频率、持续时间精确智能调控典型应用范围：检测各种组织和细胞在压力作用下的生物化学反应，如胃上皮细胞、肠上皮细胞、软骨组织、椎间盘骨组织、肌腱组织、韧带组织，以及从肌肉、肺（肺细胞）、心脏、血管、皮肤、肌腱、韧带、软骨和骨中分离出来的细胞。

该方法常用于干细胞培养、体外实体瘤模型建立、器官模型建立等。

四、大肠癌的细胞类型

中国科学院典型培养物保藏委员会细胞库（https：//www.cellbank.org.cn）提供以下 6 种结肠癌细胞，其中 5 株为人源细胞，1 株为小鼠细胞系，具体信息见表 3-1-1。

表 3-1-1　中国科学院典型培养物保藏委员会细胞库结肠癌细胞相关信息

名称 （Cell name）	目录号 （Catalog number）	来源 （Organism）	形态 （Morphology）	描述（Description）	培养基和添加剂（Complete Growth Medium and Culture Conditions）	组织来源（Tissue and Cell Type）
LoVo	TCHu 82	人	上皮细胞	LoVo 建自 1971 年，在裸鼠中能成瘤	F12K培养基，90%；优质胎牛血清，10%。培养条件：5%的二氧化碳，37℃	直结肠腺癌，转移部位：左锁骨上区
HCT 116	TCHu 99	人	上皮细胞	HCT 116 是 1979 年 M.Brattain 等分离的。在半固体琼脂糖培养基中形成克隆。在无胸腺的裸鼠中有致瘤性，形成上皮样的肿瘤	McCOY's 5A，90%；优质胎牛血清，10%。培养条件：5%的二氧化碳，37℃	
SW620	TCHu101	人	上皮细胞	SW620 是从一个 51 岁男性白人组织中分离得到的。由 A.Leibovitz 等从一个淋巴结建株。细胞系主要由无绒毛的小圆球细胞和双极细胞组成。在裸鼠中有高度的致瘤性	L-15 培养基，90%；胎牛血清，10%。培养条件：100% 空气，37℃	结直肠腺癌，来自转移淋巴结
COLO 205	TCHu102	人	上皮细胞	该细胞系 1957 年由 T.U.Sample 等从有结肠癌的 70 岁男性白人的腹水中分离。该患者在取腹水样品前已用氟尿嘧啶治疗 4～6 周。角蛋白免疫过氧化物酶染色阳性。在本库通过支原体检测。在本库检测通过 STR 检测	RPMI-1640，90%；优质胎牛血清，10%。培养条件：5%的二氧化碳，37℃	结直肠腺癌，腹水转移
HT-29	TCHu103	人	上皮细胞	1964 年，HT-29 细胞系由 J.Fogh 分离。在裸鼠中致瘤，也能在类固醇处理的地鼠中致瘤	McCOY's 5A，90%；优质胎牛血清，10%。培养条件：5%的二氧化碳，37℃	结直肠癌
CT26.WT	TCM37	小鼠	成纤维细胞	CT26（ATCC CRL-2638）是以 N-nitroso-N-methylurethane-（NNMU）诱导形成的未分化结肠癌细胞系	RPMI-1640，90%；优质胎牛血清，10%。培养条件：5%的二氧化碳，37℃	器官：结肠 品系：BALB/c 疾病：癌

美国模式培养物保藏所（ATCC: www.atcc.org/）提供 39 株结肠癌（colorectal carcinoma）细胞，其中 37 株为人源细胞系，1 株为小鼠细胞系。具体见表 3-1-2。

表 3-1-2　美国模式培养物保藏所结肠癌细胞系

名称 （Cell name）	目录号 （Catalog number）	来源 （Organism）	组织 （Tissue）	形态 （Morphology）	培养特征 （Culture Properties）	疾病 （Disease）	组织来源（Tissue and Cell Type）	应用 （Application）
WiDr	CCL-218	人源	结肠	上皮细胞	贴壁	结直肠腺癌	女	转染宿主
COLO 320DM	CCL-220	人源	结肠	圆形、折光细胞	混合型，含贴壁和悬浮	Dukes C 型，结直肠腺癌	55 岁，女，白人	
DLD-1	CCL-221	人源	结肠	上皮细胞	贴壁	Dukes C 型，结直肠腺癌	成年，男	转染宿主
COLO 205	CCL-222	人源	结肠，来自腹水转移	上皮细胞	混合型，含贴壁和悬浮	Dukes D 型，肠腺癌	70 岁，男，白人	转染宿主
COLO 201	CCL-224	人源	结肠，来自腹水转移	双极性，轻微的折射，成纤维细胞样细胞	悬浮，存在一些疏松贴壁细胞	Dukes D 型，结直肠腺癌	70 岁，男，白人	转染宿主
COLO 201	CCL-224	人源	结肠，来自腹水转移	双极性，轻微的折射，成纤维细胞样细胞	悬浮，存在一些疏松贴壁细胞	Dukes D 型，肠腺癌	70 岁，男，白人	
HCT-15	CCL-225	人源	结肠	上皮细胞	贴壁	Dukes C 型，肠腺癌	男	转染宿主
SW620 [SW-620]	CCL-227	人源	结肠，来自淋巴结转移	上皮细胞	贴壁	Dukes C 型，结直肠腺癌	51 岁，男，白人	转染宿主
SW480 [SW-480]	CCL-228	人源	结肠	上皮细胞	贴壁	Dukes B 型，结直肠腺癌	50 岁，男，白人	转染宿主，该细胞系的原癌基因 ras 12 密码子有突变，可用于 PCR 检测该密码子突变阳性对照
LoVo	CCL-229	人源	结肠，来自左锁骨上区转移	上皮细胞	贴壁	Dukes C 型，IV级，结直肠腺癌	56 岁，男	转染宿主

续表

名称 (Cell name)	目录号 (Catalog number)	来源 (Organism)	组织 (Tissue)	形态 (Morphology)	培养特征 (Culture Properties)	疾病 (Disease)	组织来源 (Tissue and Cell Type)	应用 (Application)
SW403 [SW-403]	CCL-230	人源	结肠	上皮细胞	贴壁	Dukes C型，Ⅲ级，结直肠腺癌	52岁，女，白人	
SW48 [SW-48]	CCL-231	人源	结肠	上皮细胞	贴壁	Dukes C型，Ⅳ级，结直肠癌	82岁，女，白人	
SW1116 [SW1116, SW-1116]	CCL-233	人源	结肠	上皮细胞	贴壁	Dukes A型，Ⅲ级，结直肠腺癌	73岁，男，白人	
SW1463 [SW1463, SW-1463]	CCL-234	人源	直肠	上皮细胞	贴壁	Dukes C型，结直肠腺癌	62岁，女，白人	
SW948 [SW-948]	CCL-237	人源	结肠	上皮细胞	贴壁	Dukes C型，Ⅲ级，结直肠腺癌	81岁，女，白人	
SW1417 [SW-1417]	CCL-238	人源	结肠	上皮细胞	贴壁	Dukes C型，Ⅲ级，结直肠腺癌	53岁，女，白人	
HCT-8 [HRT-18]	CCL-244	人源	结肠	上皮细胞	贴壁	回盲结直肠腺癌	67岁，男	
HCT 116	CCL-247	人源	结肠	上皮细胞	贴壁	结直肠癌	成年，男	转染宿主，该细胞系的ras原癌基因12密码子有突变，可用于PCR检测该密码子突变阳性对照
T84	CCL-248	人源	结肠，来自肺转移	上皮细胞	贴壁	结直肠癌	72岁，男	转移株，转染宿主

续表

名称 (Cell name)	目录号 (Catalog number)	来源 (Organism)	组织 (Tissue)	形态 (Morphology)	培养特征 (Culture Properties)	疾病 (Disease)	组织来源 (Tissue and Cell Type)	应用 (Application)
SNU-C2B	CCL-250	人源		上皮细胞	疏松贴壁，多细胞聚集体	结直肠癌	43岁，女，亚洲人	由 J.G. Park 及其同事在 1982~1985 年间分离的 14 株结肠癌细胞系之一，该细胞系为患者在治疗前分离出并接种于第四代裸鼠移植瘤
SNU-C2A	CCL-250.1	人源		上皮细胞	疏松贴壁，多细胞聚集体	结直肠癌		由 J.G. Park 及其同事在 1982~1985 年间分离的 14 株结肠癌细胞系之一，该细胞系为患者在治疗前分离出并接种于第三代裸鼠移植瘤
NCI-H716 [H716]	CCL-251	人源	盲肠	上皮细胞	悬浮，含多细胞聚集体和一些贴壁细胞	结直肠腺癌	33岁，男，白人	
NCI-H747 [H747]	CCL-252	人源	盲肠	上皮细胞	贴壁，具有附着的圆形细胞的漂浮聚集体	结直肠腺癌	69岁，男，白人	
NCI-H508 [H508]	CCL-253	人源	盲肠	上皮细胞	具有附着细胞的圆形细胞的漂浮聚集体	结直肠腺癌	55岁，男，白人	
NCI-H498 [H498]	CCL-254	人源	盲肠	上皮细胞	悬浮，含一些疏松贴壁细胞	结直肠腺癌	56岁，男，白人	

续表

名称 (Cell name)	目录号 (Catalog number)	来源 (Organism)	组织 (Tissue)	形态 (Morphology)	培养特征 (Culture Properties)	疾病 (Disease)	组织来源 (Tissue and Cell Type)	应用 (Application)
LS123	CCL-255	人源	结肠	上皮细胞	贴壁	Dukes B型,结直肠腺癌	65岁,女,白人	
LS 180	CL-187	人源	结肠	上皮细胞	贴壁	Dukes B型,结直肠腺癌	58岁,女,白人	
LS 174T	CL-188	人源	结肠	上皮细胞	贴壁	Dukes B型,结直肠腺癌	58岁,女,白人	
C2BBe1 [clone of Caco-2]	CRL-2102	人源	结肠	上皮细胞	贴壁	结直肠腺癌	72岁,男,白人	
LS513	CRL-2134	人源	盲肠	上皮细胞	贴壁	Dukes C型,结直肠腺癌	63岁,男,白人	
LS1034	CRL-2158	人源	盲肠	上皮细胞	贴壁	Dukes C型,结直肠腺癌	54岁,男,白人	
LS411N	CRL-2159	人源	结肠	上皮细胞	贴壁	Dukes B型,结直肠腺癌	32岁,男,白人	
ATRFLOX [Mutatect]	CRL-2780	人源	结肠	上皮细胞	贴壁	结直肠腺癌	成年,男	
Hs 257.T	CRL-7214	人源	脾		贴壁	结直肠腺癌	71岁,男,白人	该细胞系非ATCC生产及被完全鉴定
Hs 675.T	CRL-7400	人源		成纤维细胞样	贴壁	结直肠腺癌	男,白人	该细胞系非ATCC生产及被完全鉴定
Caco-2 [Caco2]	HTB-37	人源	结肠	上皮细胞样	贴壁	结直肠腺癌	72岁,男,白人	转染宿主
HT-29	HTB-38	人源	结肠	上皮细胞	贴壁	结直肠腺癌	44岁,女,白人	转染宿主
GPC-16	CCL-242	豚鼠、天竺鼠		上皮细胞	贴壁	结直肠腺癌		细胞通过免疫过氧化物酶染色角蛋白阳性

五、体外检测大肠癌的细胞增殖

大肠癌细胞系具备所有癌细胞均有的无限增殖的特性，在研究大肠癌药物时，药物对大肠癌细胞增殖能力的影响常常较为明显。体外检测癌细胞增殖常用的方法有 MTT 法、CCK-8 法、XTT 法和 WST-1 法，这些方法对大肠癌细胞的增殖检测同样可行。以 MTT 法为例，活细胞线粒体中存在琥珀酸脱氢酶，它能还原外源性的噻唑蓝（thiazolyl blue tetrazolium bromide，MTT）为蓝紫色结晶甲臜，甲臜具有水不溶性故沉积在细胞中，若细胞受损或死亡，因该酶活性受影响故产生的甲臜数量不同，在一定细胞数范围内，甲臜的数量与细胞数成正比。通过二甲基亚砜（DMSO）溶解甲臜，在酶联免疫检测仪上（570nm 或 630nm）测定吸光值，便能间接反映活细胞数量。

六、体外检测大肠癌细胞凋亡

细胞凋亡是指细胞接受某种信号或受到某些因素刺激后为了维持内环境稳定而发生的一种主动性消亡过程。由于它常涉及一系列的基因激活、表达及调控等作用，故细胞凋亡又称程序性细胞死亡（programmed cell death，PCD），是细胞为了更好地适应生存环境而采取的主动死亡过程[5]。细胞凋亡的形态变化特征：细胞表面皱缩，凋亡细胞收缩变圆，与邻近细胞脱离，内质网疏松，胞质中的线粒体、核糖体等细胞器聚集，但在结构上无明显改变，基本保持完整。细胞凋亡最显著的形态学变化发生在细胞核上，主要的形态学变化特征是细胞核染色质浓缩、固缩和裂解，嗜碱性增强，染色质密度增高，并聚集在核膜内面周边形成致密的新月样、半月形等，邻近的核孔消失，胞质浓缩，核膜上发生复杂的凹陷，导致核仁裂解成若干碎片，细胞膜起泡，进而卷曲、内陷并陷入核内，这样细胞膜包裹胞质和染色质断片将细胞分割，形成多个膜结构尚完整的"小泡"及有膜包裹，并含有形态正常的完整细胞器和（或）浓缩破裂的核碎片小体，称为"凋亡小体"（apoptotic body）。凋亡小体形成既是细胞凋亡的主要形态学特征，也是鉴别细胞凋亡与凝固性坏死的最可靠指标之一。在大肠癌的药物研究中常涉及药物是否能诱导细胞凋亡，如果凋亡出现，其是在凋亡的哪个时期。这些可以借助如形态学检测法、流式细胞仪检测法（Annexin V 法）、线粒体膜电位的检测法、乙酰胆碱酯酶（AChE）法、TUNEL 法、DNA 片段化检测法、Caspase-3 活性的检测法来检测。

其中，形态学检测法利用凋亡的细胞在形态上的特征来检测，可分为光学显微镜和倒置显微镜检测法，常用吉姆萨染色、瑞氏染色；荧光显微镜和共聚焦激光扫描显微镜检测法，常用 DNA 特异性染料如 Hoechst 或 DAPI 染色；透射电子显微镜检测法。

Annexin V 法原理：正常细胞中，磷脂酰丝氨酸只分布在细胞膜脂质双层的内侧，细胞发生凋亡的早期，膜磷脂酰丝氨酸由脂膜内侧翻向外侧。Annexin V 染料与磷脂酰丝氨酸有高度亲和力，它能结合由于早期凋亡而胞膜外翻暴露出的磷脂酰丝氨酸，从而实现细胞早期凋亡检测的目的。利用 FITC 荧光标记 Annexin V，便可以荧光显微镜或流式细胞仪检测凋亡细胞。同时还可以利用碘化丙啶（propidium iodide，PI）的核酸染料，虽然它不能透过完整的细胞膜，但在凋亡中晚期的细胞和死细胞里则能够透过细胞膜而使细胞核红染。因此，将 Annexin V 与 PI 匹配使用，就可以将凋亡早晚期的细胞及死细胞区分开。

线粒体膜电位的检测法则因为线粒体在细胞凋亡的过程中起着枢纽作用，多种细胞凋亡刺激因子均可诱导不同的细胞发生凋亡，而线粒体跨膜电位（$\Delta\psi m$）的下降，被认为是细胞凋亡级联反应过程中最早发生的事件，它发生在细胞核凋亡特征（染色质浓缩、DNA 断裂）出现之前，一旦线粒体跨膜电位崩溃，则细胞凋亡不可逆转。线粒体跨膜电位的存在，使一些亲脂性阳离子荧光染料如罗丹明 123、碘代 3，3′- 二己氧基羰花青（DiOC6）、荧光素脂性羰花青染料（JC-1）、四甲基罗丹明甲酯（TMRM）等可结合到线粒体基质，其荧光的增强或减弱说明线粒体内膜电位负性的增高或降低。

TUNEL 法原理为，细胞凋亡中，染色体 DNA 双链断裂或单链断裂而产生大量的黏性 3′-OH 末端，可在脱氧核糖核苷酸末端转移酶（TdT）的作用下，将脱氧核糖核苷酸和荧光素、过氧化物酶、碱性磷酸酶或生物素形成的衍生物标记到 DNA 的 3′- 末端，从而可进行凋亡细胞的检测，这类方法称为脱氧核糖核苷酸末端转移酶介导的缺口末端标记法（terminal-deoxynucleotidyl transferase mediated nick end labeling，TUNEL）。由于正常的或正在增殖的细胞几乎没有 DNA 的断裂，因而没有 3′-OH 形成，很少能够被染色。TUNEL 法实际上是分子生物学与形态学相结合的研究方法，对完整的单个凋亡细胞核或凋亡小体进行原位染色，能准确地反映细胞凋亡典型的生物化学和形态特征，可用于石蜡包埋组织切片、冰冻组织切片、培养的细胞和从组织中分离的细胞的细胞形态测定，并可检测出极少量的凋亡细胞，因而在细胞凋亡的研究中被广泛采用。

七、人脐静脉内皮细胞为模型的血管新生实验

结肠癌肿瘤生长及其转移灶形成依赖于血管发生及新血管形成。血管新生是一个复杂的过程，内皮细胞通过增殖、游走、黏附到相应部位构成血管样结构。因此，抑制血管内皮细胞的增殖、迁移，可切断肿瘤细胞的营养来源，抑制其生长与转移。该研究方法常以人脐静脉内皮细胞（HUVEC）为模型，体外研究药物对血管内皮细胞的影响来评估药物在体外对血管新生的影响。利用 MTT 法检测细胞增殖，探讨药物对血管内皮细胞增殖的影响。利用划痕损伤实验，探讨药物对细胞迁移能力的影响。利用细胞侵袭实验，探讨药物对细胞侵袭能力的影响。利用内皮细胞管腔形成实验，测量管腔形成长度，探讨药物对细胞管腔形成能力的影响。

八、体外研究药物对淋巴管新生的影响

淋巴管新生（LV）是肿瘤发展的重要步骤，它支持肿瘤生长和转移的扩散。淋巴管新生及早期肿瘤转移多发生在包括结直肠癌在内的恶性肿瘤类型中。肿瘤里或周围的淋巴管新生密度与大肠癌患者淋巴结转移和预后情况密切相关。因此，淋巴结区域性的转移通常被认为是肿瘤转移的第一个迹象。通过抑制肿瘤淋巴管新生也成为抗癌药物的重要靶点

之一。该研究方法常以人淋巴内皮细胞（HLEC）为模型，体外研究药物对人淋巴内皮细胞的转移能力及管腔形成能力，来评估药物在体外对人淋巴内皮细胞的影响。

九、转　　移

肿瘤侵袭转移是一个多步骤的复杂过程，细胞外基质的构成改变是肿瘤发生转移的第一步。恶性实体肿瘤快速生长时，肿瘤细胞长期处于缺氧微环境下，促使肿瘤细胞通过细胞间黏附作用的下降、细胞外基质的结构改变和细胞运动性改变、侵袭性增强，逐渐具有转移特性。实体肿瘤发生转移时，肿瘤细胞间粘连的松动，肿瘤细胞与细胞外基质的黏附，细胞外基质的降解，肿瘤细胞迁移出细胞外基质，这一系列过程都与上皮间质转化（epithelial_mesenchymaltransition，EMT）有关。癌细胞的转移常借助迁移和侵袭实验来研究。常用的迁移实验如细胞划痕实验；常用的侵袭实验如 transwell 实验。其中，本课题组常用结肠癌细胞 HCT-8、CT-26 来研究药物对结肠癌体外转移能力的影响。

十、耐　　药

对大肠癌手术后及失去手术机会或转移性大肠癌者采用化疗、放疗等综合治疗，但化疗的最大障碍是大肠癌细胞的多药耐药性。多药耐药（multiple drug resistance，MDR）是指肿瘤细胞接触某种化疗药物后，不仅对该药物产生耐药性，而且对另一些未曾接触、与之化学结构和作用机制完全不同的药物也产生交叉耐药。对正常组织细胞而言，多药耐药是一种生理防御机制，但对肿瘤组织而言，则是化疗失败的主要原因[19]。因此，利用大肠癌多药耐药细胞株，体外研究大肠癌多药耐药成为研究大肠癌多药耐药的重要手段之一。常用的大肠癌多药耐药细胞系如 HCT-8/5-FU 和 LOVO/5-FU，它们因为有对应的非耐药细胞系（HCT-8 和 LOVO）而在研究中被广泛使用。

十一、干　细　胞

有学术研究认为，恶性肿瘤是由一小部分具有干细胞特征的癌细胞发展而来的，这部分癌细胞因此被称为肿瘤干细胞（cancer stem cell，CSC）。目前，研究者已经在白血病和许多实体瘤中发现了肿瘤干细胞的存在，其中也包括了结直肠癌。与正常干细胞相似的是，肿瘤干细胞也具有不断的自我更新和多方向分化能力，它们能无限增殖以长期保持患者癌症的情况，并分化成不同类型的细胞产生新的肿瘤。更重要的是，它一直表明肿瘤干细胞能通过各种机制进行天然的抗化疗和放疗。CSC 常能过表达 ATP 结合盒式蛋白（ABC）家族转运蛋白，如 ABCB1、ABCG2。这些蛋白具有将细胞内的各种外源性物质泵出细胞的能力，降低细胞内化疗药物积累，使细胞产生抗药性。此外，干细胞通常含有高水平的 DNA 修复机制和抗凋亡蛋白，如 Bcl-2、survivin，这些机制进一步赋予肿瘤干细胞的生存优势。同时，CSC 的细胞周期相对静止导致细胞更新的速度减缓，从而帮助细胞从靶向快速复制细胞的体内化疗药环境中逃逸。因此，CSC 不仅负责肿瘤的发生和发展，还在导致癌症的耐药性中起重要作用，这些因素常导致癌症复发、转移与临床治疗的失败。因此，针对 CSC 来研究抗癌治疗是一个很好的策略。本课题组前期利用干细胞筛选培养基及流式细胞分选术来分离和培养 HT-29 或 SW480 细胞中的干细胞，并利用克隆球实验和流式细胞分选术来分析干细胞侧群细胞。

十二、缺　氧

缺氧是所有迅速生长的实体瘤的共同特征。缺氧在肿瘤发生、发展及肿瘤侵袭转移的过程中发挥着重要作用。肿瘤微环境的缺氧状态影响肿瘤细胞的基因表型，通过促进肿瘤新生血管的形成影响肿瘤细胞的代谢方式，激活肿瘤生长因子、促进肿瘤耐药及放疗抵抗，增进肿瘤的恶性表型和生物学行为，从而促进肿瘤的生长和转移。缺氧参与恶性肿瘤侵袭与转移的一个重要机制就是对肿瘤细胞上皮间质转化（epithelia mesenchymal transition，EMT）的调节作用。EMT 是一个复杂的过程，最终可使细胞获得移动性，离开原始部位，向远处迁移扩散，在胚胎早期发育、成体器官纤维化、肿瘤的发展中起着重要作用。肿瘤缺氧是由多个因素引起的，包括供血不足导致的异常肿瘤毛细血管，增加肿瘤组织到血管的扩散距离及血液携氧能力下降。细胞内缺氧反应是由缺氧诱导因子（HIF）高度调节，这些都是在癌症的发生和发展中发挥关键作用的转录因子。研究者在设计实验时，可以利用缺氧条件诱导结肠癌细胞上皮间质转化，在体外研究药物对大肠癌细胞缺氧的影响。常用的细胞模型有 HUVEC 细胞及大肠癌细胞 HCT-8、HT-29 细胞等。

第二节　大肠癌动物模型

大肠癌是全球第三大常见的恶性肿瘤，随着人口老龄化和医疗检测技术水平的提高，近年来大肠癌的发病率逐渐增高。大肠癌动物实验的研究大约已有 80 年，理想的动物模型应该真实地反映出人类大肠癌的发病机制，肿瘤生长过程中的生物化学变化、生物学行为和形态学特点，并且是评价一个药物是否有效的最主要方法，即使在体外有很好的疗效，最终也要在体内进行观察等。目前已经建立了一些动物实验模型，能近似地模拟肿瘤的某些特征，但是不能完全模拟人类大肠癌的全部特征，因此，应根据研究的需要来选择不同的动物模型，达到最好的研究效果。

一、动　物　品　种

一般选用裸小鼠、Wistar 大鼠及转基因型鼠。裸小鼠是免疫缺陷的小鼠，可用于人类肿瘤的移植，而不受移植排斥的影响。裸小鼠 11 号染色体上的裸基因隐形突变而无被毛，先天性无胸腺或仅有异常的胸腺上皮，不能分泌胸腺素使 T 细胞正常分化，细胞免疫力低下。SCID 小鼠首先发现于 C.B.17 的同源近交系，其第 16 号染色体上称 SCID 的单个隐性基因突变。SCID 小鼠的所有 T 淋巴细胞和 B 淋巴细胞功能测试均为阴性，对外源性抗原无细胞免疫及抗体反应，体内缺乏携带前 B 细胞、B 细胞和 T 细胞表面标志的细胞。

Wistar 大鼠对各种营养物质比较敏感，广泛用于药物、肿瘤、关节炎等医学研究领域；但在诱导大肠癌模型上应用相对较少。转基因动物因其可以自发成瘤，也接近大肠癌的自然病理过程，因此应用广泛。

二、动物模型

（一）自发性动物模型

自发小鼠肿瘤模型是最早被报道的动物模型，自发肿瘤小鼠在自然情况下产生肿瘤，未经任何有意识的人工处理，发病特征与人类肿瘤很相似，具有很高的研究价值。但是，由于小鼠自发大肠癌的发生情况不稳定，观察时间长，实验耗费较大，缺乏可预测性和可重复性，发病率也不高，如大鼠中的 WF 系雄鼠结肠癌发生率为 38.1%，雌鼠结肠癌发生率为 27.6%。因此很难在短时间内获得大量肿瘤学材料，并且大肠癌的自发性转移模型往往在还没有发生远处转移时，就因为肠梗阻、腹水、恶病质等诸多并发症而死亡，因此，建立难度更大。

（二）诱发性动物模型

诱发性大肠癌模型主要是给大鼠喂食药物，从而诱导动物发生肿瘤的模型。诱发性肿瘤动物模型的优点：制作方法简便，重复性好，可以在较短时间内大量复制，而且基本模拟了癌变的过程。缺点：由于存在环保问题而需要防护设施，实验条件要求较高；发生转移率较低；实验中需使用大量小鼠，并且不具有可预测性，因此在肿瘤转移机制的研究中存在局限性。目前经常使用的致癌物为 1，2- 二甲基肼（DMH）和它的代谢产物氧化偶氮甲烷（AOM）、化学致炎剂葡聚糖硫酸钠（DSS）等。

1. DMH/AOM 诱发大肠癌模型　DMH 本身不能直接致癌，通过肝的代谢物 AOM 具有直接和间接的双重致癌作用，通过 DNA 烷基化，造成碱基配对错误，从而诱发癌症。AOM 经皮下或腹腔注射后，经肝代谢，随胆汁排入肠道，在肠道菌群和肠黏膜上皮的 β-葡萄糖苷酸酶的共同作用下，引起大肠上皮细胞的 DNA 损伤及错配修复，容易使大肠黏膜上皮发生病变，最终导致肿瘤的发生。但 DMH/AOM 制作诱发性大肠癌模型，会受到给药方式、给药剂量、饮食因素、小鼠品系的影响，从而有较大的差异。

2. AOM/DSS 化学法诱导炎症性肠病型结直肠癌　AOM/DSS 模型是在致癌剂 AOM 诱发突变损伤基础上，使实验鼠持续暴露在外源性化学致炎剂 DSS 环境下发展而来，常用于急性或慢性的溃疡性结肠炎动物模型的构建。在实验中发现，肠炎可以促进相关肠癌的发生。由于炎症致癌是一个多步骤、多基因的复杂过程，持续的炎症刺激是癌症产生的关键。肠癌是长期以来炎症性肠病最严重的并发症。研究证明，DSS 是肿瘤的促进剂。DSS 在促癌过程中，呈剂量依赖性，当 DSS 浓度大于 1% 时，才能促进肿瘤形成。但高剂量 DSS 可引起小鼠发生严重的肠道炎症和硝基化应激反应。因此，合适剂量的 DSS 是保证实验顺利进行的关键。

（三）移植性动物模型

移植性肿瘤模型组织类型明确，且移植成活率、生长速度、自发消退率、宿主的荷瘤生存时间及肿瘤的侵袭和转移等相对比较一致，易于客观判断疗效和实验结果。特别是免疫缺陷动物的发现，使得人体肿瘤在动物体内移植生长成为可能，因此移植性肿瘤模型是当今最常用的肿瘤动物模型。移植性肿瘤模型包括皮下移植模型、原位移植模型、脾脏注射肝转移模型、门静脉内注射肝转移模型、尾静脉注射肺转移模型、腹水移植模型、肝脏移植模型等。

1. 皮下移植模型 成功率较高，操作简单，便于观察，肿瘤生长速度快，可重复性高，是研究实体瘤生长、相关肿瘤因子检测、药物疗效评价等较好的病理模型。皮下种植模型主要的操作步骤：通过将含有一定数量的大肠癌细胞悬液或一定大小的癌组织块接种于实验动物皮下来建立。目前，建立皮下注射模型分为癌细胞悬液法和癌组织块法两种。

（1）癌细胞悬液法：用已建株的人大肠癌细胞系进行离体培养，取对数生长期的细胞制成浓度为（1～2）$\times 10^7$个/ml的细胞悬液，取细胞悬液0.2ml注射于裸鼠皮下。目前，常用的人肠癌细胞株主要有 HT-29、HCT-8、HCT-116、SW480、Lovo 等。

（2）癌组织块法：无菌条件下取人大肠癌标本，将癌组织剪成1.5mm^{3}左右，用套管接种于动物一侧或双侧腋窝下，或用组织匀浆器制成细胞悬液，然后按一定比例加入无菌生理盐水，一般每只小鼠接种肿瘤细胞数量为（1～5）$\times 10^6$个。

由于皮下组织与结肠浆膜下或肝脏内的微环境有所区别，皮下生长的肿瘤会呈现不同的特征，因为生长的微环境和结肠或肝脏中生长的肿瘤的微环境的差别，皮下肿瘤移植模型会出现某些特征性改变（如生长因子的水平、营养素和肿瘤的血管发生、转移的行为等）。并且由于皮下的微环境不同于结肠或肝脏，测试抗肿瘤药物实验性治疗存在假阳性的风险；对实验性药物可能会呈现出非自然的反应，这可能与多药抵抗基因表达谱改变有关。

另外由于肿瘤在皮下生长时脱离了原微环境的作用，因肿瘤细胞在皮下易被纤维组织所包裹，干扰了肿瘤血管的分布，阻碍其生长与血道、淋巴道转移，因此难以表现出恶性肿瘤浸润和转移的特性，故肿瘤转移率极低。虽然如此，但是不同肿瘤细胞皮下注射模型的远处转移率依旧差别显著，转移与否仍然取决于肿瘤细胞本身的性质。通过结合利用动物本身的免疫状态不同，可帮助筛选出具有高侵袭力的癌细胞株。例如，张杰等将 C26 小鼠结肠癌细胞移植于 NOD-SCID 免疫缺陷小鼠皮下，并在首代筛选过程中切除皮下瘤，延长小鼠寿命以获得明显转移灶，然后通过皮下移植→肺转移灶的体内循环筛选方法建立高转移模型，再以筛选出的高转移细胞株在 BALB/C 小鼠体内以相同的方法继续筛选，从而在正常免疫功能小鼠体内建立皮下移植肺转移率达 100% 的高转移模型。

2. 原位移植模型 主要是通过将人大肠癌组织／细胞通过手术原位移植到裸鼠的盲肠壁浆膜或盲肠壁黏膜和肌层下建立的大肠癌模型。肿瘤原位移植模型最大的特点即模拟在体结直肠癌的生物学特性，器官局部微环境对肿瘤细胞的各项生物学特性影响很大，肿瘤既能在原位生长，又可出现肝脏转移，与皮下移植瘤模型相比，原位移植瘤远处转移的发生率较高，更能表达临床大肠癌的生物学特性。但也有一定的局限性，例如，这些模型并没有体现临床肿瘤转移的全过程，尤其是肿瘤原位生长，侵袭突破脉管系统这一重要环节；

很少有肺、肠系膜或腹膜后淋巴结的转移；而且需要事先将瘤细胞皮下种植，这样可能会改变大肠癌的生长或转移能力。

目前，原位移植模型根据移植物的不同，分为癌细胞悬液法和癌组织块法。

（1）癌细胞悬液法：用大肠癌细胞株建立大肠癌原位移植模型，由于细胞株的遗传背景比较明确，因此具有重复性强、研究可比性强等优点。但缺点在于，使用了细胞株产生的肿瘤，无法形成肿瘤腺管样结构。根据注射位置不同，主要分为盲肠壁浆膜下注射法和盲肠壁黏膜和肌层之间显微注射法等。

1）盲肠壁浆膜下注射法：先行 1cm 的腹部切口，把盲肠和上行的结肠从腹腔取出划破浆膜，将大肠癌细胞悬液注射于盲肠壁浆膜下，注射局部以乙醇杀死漏出的癌细胞，肠送还腹腔后关腹。注射成功的标志为细胞悬液积聚在浆膜下形成泡状而无液体外溢。这种细胞原位移植模型的成瘤率可达 40% ～ 80%，很好地模拟了早期转移模型，诱导肿瘤在相关部位发生转移，但只能在肝脏和肝脏引流淋巴系统播散，且很少发生肝外其他脏器转移。

2）盲肠壁黏膜和肌层之间显微注射法：在显微镜直视下，利用特制的直径 250μm 的微量注射管，将大肠癌细胞株注射于裸鼠盲肠黏膜与肌层之间，用乙醇清洁注射点周围的区域，防止癌细胞播散到腹腔。注射后，盲肠送回腹腔、关腹，从而建立原位细胞显微注射模型。此方法能较以前的浆膜下注射更能体现临床进展期结直肠癌淋巴管播散和血行播散过程。并且该方法大大降低了出血和组织损伤程度，从而预防细胞反流，原位成瘤率为 75%，腹腔淋巴结、肝脏、肺脏转移率分别达到 100%、67%、50%。尽管原位细胞显微注射模型发生肝转移的概率较小，但腹腔淋巴结及肺转移概率明显提高，成为这种模型最大的特点。

（2）癌组织块法：以组织块代替细胞悬液的原位组织移植模型是对细胞移植模型的一项重要改进。由于肿瘤细胞间的原始结构较完整，保留了肿瘤细胞间、肿瘤细胞与间质间的相互作用，具有较好的协同性，能较好地保存侵袭性，与细胞移植模型相比，动物成瘤时间较短，成瘤率、转移率也有很大程度的提高。根据接种方式的不同，主要分为直接缝合原位植入法、盲肠接种 OB 医用胶粘贴法、盲肠造疝原位接种法、结肠造口移植法等。

1）直接缝合原位植入法：基本要领是刮除裸鼠盲肠浆膜层少许，将直径为 1 ～ 2mm 的大肠癌组织块用丝线直接缝合在损伤的浆膜处。

2）盲肠接种 OB 医用胶粘贴法：将原位接种法进行改进，在盲肠末端挑破浆膜，用钝器将盲肠末端向内推压以形成凹龛，并塞入直径为 1 ～ 2mm 的结肠癌转移癌组织块，在癌组织块表面滴上 1 滴 OB 医用胶，使癌组织块粘贴接种于盲肠壁。此法降低了将癌组织块缝合于肠壁的操作难度，缩短了操作时间，且癌组织块和肠壁吻合好。

3）盲肠造疝原位接种法：将盲肠拖出至皮下，关闭其上下缘的腹腔，在拖出的盲肠中央将浆膜刮破，放上直径 1 ～ 2mm 的大肠癌组织块，行荷包缝合包埋，置盲肠于左下腹皮下。此法优点在于：手术操作直观、方法简单且成功率高；易于观察和测量肿瘤的生长；避免因肿瘤浸润腹腔内其他脏器或肿瘤细胞脱落种植于腹腔而影响实验结果。

4）结肠造口移植法：要领是将盲肠拖出腹腔至少 0.5cm 而无张力，以圆周方式将盲肠缝合于切口边缘；待实验动物从造口术恢复后，在盲肠浆膜做一长约 2mm 的切口，将直径为 1 ～ 2mm 的癌组织块植入浆膜下。此法有以下优点：移植成功率高；肿瘤的生长在活体动物中易于观察和测量，这使评估肿瘤对干预措施的反应更为容易；使为做病理检查而对结肠造口处肿瘤组织的反复取样操作变得简便可行；与其他原位肿瘤模型相比，此模型动物的存活时间较长，这就为观察治疗效果提供更充足的时间。然而，当应用免疫缺陷动物时盲肠的外置增加了感染的机会，可能影响实验结果甚至导致动物死亡。

3. 脾脏注射肝转移模型　　大肠癌患者首先发生转移的器官是肝脏，虽然在裸小鼠结肠内原位手术植入高转移的肿瘤细胞能够快速并有效地发生肝、淋巴结及脾转移，但是研究人类肿瘤肝脏转移的最佳模式为脾脏内种植癌细胞。这种主要通过将大肠癌种植到脾脏包膜下建立的大肠癌肝转移模型，具有造模方法简单、转移率高等特点，是研究肿瘤形成和分析新的治疗效果的理想模型。目前该动物模型已广泛应用于宿主免疫功能与癌细胞的关系研究，包括高转移潜能癌细胞系的筛选和肿瘤的免疫治疗，能较好地模拟大肠癌根治术后肝转移。但肝转移小鼠模型仅能代表肝转移的最后阶段，不能用于研究肿瘤的转移早期，而且所产生的转移属实验性而非自发性，不能代表肠道肿瘤肝转移的宏观过程。若需要研究肿瘤自发转移早期阶段，可以建立原发肿瘤的转移模型，或利用非侵入影像技术，示踪经门静脉（示踪通过门静脉注射的肿瘤细胞）直接注射的肿瘤细胞在肝微循环中滞留、管腔外的侵袭、肝内的定植及生长等肿瘤早期侵袭的行为。

目前，肿瘤细胞经脾注射后根据是否保留脾脏可有保脾和切脾两种方式。

（1）脾脏保留法：操作要点是常规消毒行腹部切口，将大肠癌细胞缓慢注入脾包膜下，充分压迫止血后将脾脏还纳回腹腔，癌细胞进入脾脏后经门静脉进入肝脏形成转移瘤。制备此模型时需注意以下几点：注射前癌细胞必须重悬成单细胞状态，使之能通过毛细血管进入门静脉；为防止癌细胞从注射部位溢出，脾内注射时进针要足够深，注入癌细胞悬液时宜缓慢，以防进针点附近形成较大压力；注射后要对进针点压迫止血。注射成功的标志为注射癌细胞悬液时脾实质局部缺血发白。

脾脏保留法保留了脾脏的部分免疫功能，保存了宿主固有的抗肿瘤免疫功能，所形成的肝转移瘤经过机体筛选具有较高转移倾向的恶性，这是因为植入的肿瘤细胞必须逃逸大量活化的、能分泌肿瘤坏死因子的吞噬细胞及自然杀伤细胞的攻击后才能造成血管侵袭、肝转移，故能转移到肝脏的癌细胞较能反映肿瘤细胞的恶性程度，更符合临床转移癌的特征。然而，可因脾脏注射部位的原发肿瘤负荷过大而较早死亡，肝脏转移效率相对较低，转移灶常为散在癌结节，体积较小，可能较难满足较大组织量的检测要求。该模型在肝转移瘤形成的同时合并脾脏肿瘤，动物因脾瘤自然生存期缩短，因此不适用于验证周期较长的药物实验。

（2）脾脏切除法：操作要领是注射肿瘤细胞后，让其完全进入门静脉系统，再立即将脾脏切除，从而建立大肠癌肝转移模型。不同实验对于脾的切除时间有所不同。但有研究发现：在脾内注入癌细胞后，将脾切除时间的长短对肝转移率无太大影响。该方法的优点在于：在切断脾蒂前已将脾脏完全暴露，便于从脾上极进针且不易穿破脾脏，有利于在脾内注入癌细胞悬液，避免了肿瘤细胞溢入腹腔的可能性；肝肿瘤形成的同时不会形成脾脏肿瘤，实验动物自然生存期较长；该模型肝脏转移瘤多且肿瘤体积大，能够获得较多的转移瘤组织；它更好地模拟了大肠癌根治术后因血行转移而发生肝转移的过程。但操作较复杂，对实验者技术要求较高；并且手术创伤较大，且切脾后令宿主免疫系统受损，术后动物病死率较高。

4. 门静脉内注射肝转移模型　门静脉注射、经脾注射、肝内直接注射肿瘤细胞悬液是最常用的实验性转移模型，即癌细胞侵入循环系统后的生物学特性，可模拟临床原位肿瘤根治术后发生肝脏转移征象。门静脉内注射的主要操作：将实验动物行腹部较靠上的正中切口，取出肠放到腹腔的右侧，用针头吸取癌细胞注射到门静脉，细胞随静脉血流到肝脏形成转移癌。制备该模型时应注意：注射针头粗细选择要得当，注射针头过粗容易造成门静脉大量出血甚至导致动物死亡；肿瘤细胞数量要合适，过少不易形成肝转移，过多可能引起细胞聚集造成较大的肝血管栓塞，甚至造成实验动物急性肝衰竭。

为了改良那些用传统的单细胞注射和（或）要求形成持久有效现有的肝转移动物模型，目前有人采用门静脉注射微胶囊剂的方法。该方法主要是将癌细胞封装成大小 100～300 pm 大小的癌细胞微胶囊，通过门静脉将癌细胞微胶囊注入裸小鼠的肝脏成功建立了肝转移模型。但这种模型除了肝以外，腹膜、注射部位、肺都没有出现转移；细胞微胶囊易碎，易被损坏，即使在最佳环境下转移率也仅为 20%～40%。

总之，门静脉内注射肝转移模型的优点是门静脉易于显露、重复性好、操作快速等。然而，也存在一些缺点：存在门静脉栓塞风险；经门静脉，癌细胞很容易被免疫系统杀伤，只有 1% 的被注射细胞进入肝脏并存活；一次大量癌细胞直接入血影响血液循环中抗转移机制的正常发挥，与肿瘤体内转移过程有较大的差别，且该模型仅涉及肠癌转移的最后阶段。

5. 尾静脉注射肺转移模型　在临床研究中发现，在接受手术之前，许多大肠癌患者已经发生了微转移，大肠癌的主要转移器官为肝脏，但在部分患者中也发现以肝外器官转移为首发或唯一征象，间接说明了结直肠癌可能经其他血液循环或其他未知的因素介导转移。其中，肺脏是继肝脏之后又一结直肠癌血行转移高发器官，其他部位（如脑部等）转移相对少见，却也常提示预后更差。因此，对肝外器官高转移模型的开发研究能够更进一步了解肿瘤细胞与特定靶器官间的关系。尾静脉注射法将大肠癌细胞直接注射于小鼠尾静脉，主要形成肺结节，故可用于结直肠癌肺转移的研究，因其转移率较低，与人体结直肠癌转移的部位及途径相差较大，故也存在一定的局限性。

主要操作步骤：固定小鼠臀部，让小鼠尾巴的静脉充盈，将大肠癌细胞直接注射入尾静脉，刺入后如无阻力，表示针头已进入静脉，可继续注入。注射时若出现隆起的白色皮丘，说明针头未注入血管，应重新注射。制备此模型时需注意如下几点：注射时小鼠尾巴要固定好；小鼠尾部血管要充盈，利于进针；注射后要对进针点压迫止血。

6. 腹水移植模型　腹腔内癌细胞扩散转移是腹腔内癌症的并发症，主要发病部位是腹腔内的器官（包括结肠癌）。转移扩散的游离癌细胞分布在腹腔内，极易种植于手术损伤的腹膜表面、裸露的间皮下结缔组织上，而引起局部复发和转移。结直肠癌腹腔扩散模型是将结直肠癌细胞直接注射入动物腹腔内使其在腹腔内播散生长。该模型常用于结直肠癌术后腹腔种植播散和癌症晚期腹腔广泛转移的病理生理研究。

主要操作步骤：将大肠癌细胞悬液注入裸小鼠腹腔，肿瘤生长后，引起腹水（含有大量癌细胞），再将这种带瘤腹水移植至下一代裸小鼠，建立腹水瘤模型。例如，方伟岗等用乙状结肠黏液腺癌标本建立皮下移植瘤模型，共传代 18 代，再利用移植瘤制成细胞悬液接种于小鼠腹腔，传代 4 代后建立了结肠癌腹水肿瘤模型。

7. 肝脏移植模型　肝脏种植法是将大肠癌细胞或组织块直接接种于肝脏而形成转移瘤。此法具有操作简单、成瘤快且成瘤率高和重复性好等优点，尤其适用于对转移瘤干预效果的研究。然而，其仅代表大肠癌肝转移的终末期。

目前，肝脏移植模型主要分为外科肝植入模型和直接被膜下注射模型。

（1）外科肝植入模型：将肿瘤组织植入到裸小鼠肝脏模拟大肠癌肝转移。行肋缘下切口，取出肝左叶和中叶并划破植入部位的浆膜，将直径 1 ~ 2mm 的肿瘤组织碎片植入肝脏左外侧叶和中右侧叶，然后用外科缝线把组织碎片贯穿在一起，缝合到肝脏，肝脏送还腹腔，关腹。所有的肝脏引流淋巴结均发生转移，除脾脏外，结肠、肺、腹膜后都没有转移。

（2）直接被膜下注射模型：在实验动物腹部行正中切口露出肝脏，直接被膜下注射癌细胞或肿瘤组织到肝实质，关腹。这种肝内注射模型可在 95% ~ 100% 的动物肝脏内产生较大的肿瘤。直接将癌细胞种植到肝脏，优点是可以减少出血，加快肿瘤形成速度；需要动物量少、相对廉价、速度快、再现性好。缺点是转移灶生成率低，仅限于晚期转移的研究，对早期癌包括原发肿瘤的局部浸润，有血液和淋巴系统转移的研究则不适合。

（四）转基因动物模型

所谓的转基因动物，是将外源重组基因转染并整合到动物受体细胞基因组中，从而形成在体内表达外源基因的动物。转基因技术在大肠癌研究中已有多方面的突破性进展，以转基因技术建立的大肠癌动物模型具有繁殖成性的优点，而且该模型在病因学上更接近于大肠癌的自然发生过程，从而为大肠癌的病理、诊断及治疗研究提供较理想的动物模型。目前转基因大肠癌模型的相关研究主要集中于良性腺瘤模型的建立和观察。相关基因主要集中于 APC、MMR 基因。

转基因技术类型多种多样，目前用得较多的有显微注射技术、精子载体法、体细胞克隆法、反转录病毒法、胚胎干细胞介导法及卵母细胞载体法等。其中显微注射技术是用显微操作仪将外源 DNA 显微注入受精卵细胞前核。精子载体法是外源基因及活精子联合孵育的精子，活精子摄取外源基因，在体外受精，获得转基因小鼠。体细胞克隆法基本原理与上述方法一样。反转录病毒法是通过多种反转录病毒载体实现的，对这些反转录的病毒载体进行转染，实现了生殖细胞的基因转移。胚胎干细胞介导法是将外源基因通过转染的方式导入胚胎干细胞中，然后再筛选出稳定携带这种外源基因的胚胎干细胞来孵育嵌合体小鼠，通过相互交配获得基因敲除的纯合小鼠。卵母细胞载体法是让外源基因导入受精前卵母细胞，让外源目的基因进入卵母细胞后精子染色质再进入卵细胞，这样只要发生外源基因的整合，从受精卵的分裂到成熟过程中，其每一个细胞就肯定携带外源基因，从而避免了嵌合体动物的产生。而基因敲除小鼠模型的建立是在转基因技术的基础上发展起来的，将肿瘤相关的抑癌基因人为地缺失掉，其中包括同源重组法、Cre/LoxP 或 CRISPR/Cas9 诱导的条件敲除体系法。

1. APC 基因　APC 转基因小鼠是研究肠道肿瘤发生发展过程的经典动物模型。APC 基因位于染色体 5q 上，编码一个由 2850 个氨基酸构成的蛋白，主要作用是通过磷酸化降解糖原合成激酶 3β，使其失活。85% 结肠癌中都有 APC 基因缺失或失活，一旦 APC 基因突变，将导致出现大量糖原合成激酶 3β，使其变成有活性的 β 连环蛋白进入细胞核内，激活 TCF/LEF 转录因子导致 Wnt 细胞信号通路的激活，启动下游的 Cyclin D1 等原癌基因的表达，引发肿瘤。随着 APC$^{min/+}$ 小鼠的诞生，在 APC 基因突变的基础上制备出各种新型的动物模型，如 APC$^{\triangle 716}$、APC$^{\triangle 1309}$、APC^{1638N} 等，且发现各型 APC 小鼠模型肠道肿瘤所在的部位有所不同。APC$^{min/+}$ 小鼠动物模型在肠道肿瘤研究中已得到广泛应用，但同时又有研究显示，APC$^{min/+}$ 小鼠模型在消化系统、生殖与内分泌系统、免疫系统及造血系统上也有明显的病理性改变，这样各个系统可以通过各种药物干预或者转基因技术再对 APC$^{min/+}$ 小鼠动物模型进行改进，以适应各个系统疾病的研究。

2. MMR 基因　即错配修复基因，其主要作用在于能对复制后错误的单个碱基进行替换修复，并能对小片段的错误碱基进行修复。目前，已经发现的人类 MMR 基因有 9 个，分别是 hMSH2、hMSH3、hMSH4、hMSHS、hMSH6、hMLH1、hPMS1、hPMS2 和 hMLH。其中以 hMLH1、hMSH2 的功能最为重要，在大肠癌基因突变检测中，占所有突变基因的 90% 以上。

（1）hMLH1 基因：作为一种错配修复基因，能确保 DNA 复制的精确性，其致癌作用主要是由于其启动子被甲基化后，DNA 错配修复基因失活，DNA 分子上的碱基错配即点突变不能及时得到修复，导致大肠癌基因突变，其编码的氨基酸发生改变，基因表达的产物也相应被改变，从而导致大肠癌的发生。该机制被认为是大肠癌的一种重要发病机制。近年来研究表明遗传性非息肉病性结直肠癌（hereditary non-polyposis colorectal cancer，HNPCC）是一种常染色体显性遗传疾病综合征，主要就是由 hMLH1 基因启动子区 CpG 岛的过度甲基化导致基因失活致肿瘤发生。hMLH1 基因敲除小鼠已经成功应用于结直肠癌的相关研究。

（2）hMSH2 基因：同样作为一种错配修复基因，其基本的功能是能够移动初级模板在 DNA 重复序列滑动时产生的插入 / 缺失环，纠正逃脱校正读码的单碱基错配，以预防自发突变的堆积，并保证 DNA 复制的完整性和稳定性。其诱导大肠癌机制与 hMLH1 基本类似，hMSH2 基因启动子的甲基化会导致 MMR 基因不表达，从而导致大肠癌的发生。在 hMSH2 基因敲除小鼠模型中发现，这种 hMSH2 基因敲除的小鼠肠道腺瘤的发生率明显比正常小鼠要高，并且 hMSH2 基因可能在大肠癌发生发展的各个环节都起作用。约 90% 的 HNPCC 都有 hMLH1 基因和 hMSH2 基因的异常，说明 DNA 错配修复基因的突变或缺失在大肠癌的发病中起着重要作用，这就为大肠癌研究提供了一个新的切入点，以指导大肠癌临床诊断及靶向治疗。

三、影响造模的成功因素

1. 致癌物质在老鼠品系中的敏感性　如人类群体一样，实验动物的遗传背景是器官特异性致癌的显著条件。基因定义的近交系小鼠株，对结肠致癌物质有不同的敏感性。耐药性和易感性这两种小鼠品系，一直被广泛用于 DMH 诱导结肠肿瘤发生的小鼠模型。例如，Boulares 等研究发现，DMH 在耐药性和易感性这两种小鼠品系中所引起的大肠上皮细胞的凋亡数量是不一致的。Rikako 等也同样证明了相同致癌物质在不同的小鼠品系中的敏感度是不一样的。

2. 给药途径 给药途径直接影响大肠肿瘤发生率。可通过口服、灌胃和皮下注射这三种不同的方法诱导肠道肿瘤。例如，Bissahoyo 等研究显示，在小鼠的皮下注射 AOM 比腹腔注射诱导产生的肿瘤更小。

3. 操作注意事项

（1）取材的时候，应从裸小鼠身上取下的肿瘤外部位开始取材，这些部位是肿瘤生长活跃、无坏死、所含活细胞较多的部位，用此接种成瘤率高；反之，在瘤体中心取材，则可能坏死组织较多，得到的活细胞量不够，细胞活性也达不到做实验的要求，影响实验的结果。

（2）操作前，所需的器械需高压灭菌，操作台紫外灭菌。取肿瘤标本前，用碘伏对长瘤部位进行擦拭；切取肿瘤标本后，应放在灭菌好的 PBS 里，进行无菌操作，以提高成瘤率。

（3）对裸小鼠进行皮下移植时，接种针需快速进入，缓慢旋转抽取出来，防止瘤块被针粘连出来。

（4）化学诱导时，保证试剂的可靠性及浓度的准确性。

（5）对细胞注入时，保持细胞状态的良好性，注入时要充分悬浮混匀。

四、肿瘤的监测

1. 非侵入性显像技术 传统肿瘤观察方法为组织病理学分析、免疫组化技术，用于计算小鼠处死后肿瘤数目，测量肿瘤大小，观察肿瘤转移情况并测量各种生化指标。其缺点是不具有可重复性，而且费时费力。最新发展起来的现代非侵入性显像技术，包括磁共振成像学、计算机断层扫描、正电子发射断层成像和单光子发射计算机断层显像等很好地解决了传统方法的这些缺点。

2. 增强型绿色荧光蛋白荧光显像 用绿色荧光蛋白稳定转染大肠癌细胞，并移植到裸小鼠体内，在荧光显微镜下能检测到常规方法不能检测到的微转移。随着高分辨率的小动物活体成像仪的出现，肿瘤转移的全过程可以直接在体外观察。增强型绿色荧光蛋白荧光显像模型简便易行，成功率高，能在体外无损伤、整体水平上实时观察荧光成像，监测移植肿瘤在活体内的生长和转移情况，为肿瘤的研究提供了新的监测方法。

3. 荧光素酶和生物发光显像 生物发光显像也能用于跟踪肿瘤的生长，利用低光子计数照相机能连续检测从肿瘤细胞发出的荧光，可用于肿瘤非侵入可视化及肿瘤侵袭行为研究，评估体内结肠癌化学治疗的疗效。光学成像技术能够用于监视肿瘤的生长、侵袭、转移及肿瘤治疗疗效的评估。与组织病理学分析相比，光学显像技术有使用的样本量小，更为精确，具有可重复性，测量方法多样性等优点。

五、结　语

各种大肠癌动物模型为大肠癌的研究提供了有效的手段，但也各有利弊。自发性转移模型虽然远处转移率受限，却诠释了整个肿瘤转移的过程，适合探讨原发灶转移机制和高转移细胞株的分离纯化研究。化学诱发模型的诸多限制，目前在对转移性结直肠癌的研究中应用较少。各种实验性转移模型的成瘤时间短，转移率高，操作省时省力，但忽略了肿瘤细胞从原发灶脱离侵入循环系统这一重要过程，故比较适合针对转移病灶的研究。转基因结直肠癌模型是与临床结直肠癌的生理病理过程最为接近的一种模型，但是建模耗时颇长，肿瘤发生远处转移的概率较低。人类大肠癌的发生发展过程仍然是一个复杂的过程，在研究前必须对所需的动物模型进行合理的选择，结合实际，才能使实验具有现实的意义。

参 考 文 献

崔瑶，李珊珊，2014. 缺氧、上皮间质转化与肿瘤 . 中华病理学杂志，43（3）：203-206.

范飞，林薇，郑良朴，等，2011. 夏枯草抑制肿瘤血管新生的作用 . 福建中医药大学学报，21（5）：18-20.

方翌，张铃，蔡巧燕，等，2014. 夏枯草乙醇提取物对人结肠癌 HCT-8/5-FU 耐药性的逆转 . 福建中医药大学学报，24（1）：40-41.

林薇，赵锦燕，郑良朴，等，2011. 片仔癀对人脐静脉内皮细胞增殖和迁移的影响 . 福建中医药大学学报，21（1）：25-27.

王开雷，李乐平，靖昌庆，2010. 短发夹 RNA 干扰表达质粒逆转人大肠癌细胞 LOVO/5-FU 多药耐药的研究 . 中国现代普通外科进展，13（11）：844-848.

魏凤，郭广君，吕素芳，等，2015. 细胞凋亡体外检测方法的研究进展 . 黑龙江畜牧兽医，30（1）：58-60.

魏亚楠，陈琳，左文娟，等，2014. 中药逆转大肠癌多药耐药作用研究进展 . 实用中医药杂志，（8）：785-787.

杨庆强，张才全，2010. 人结肠癌细胞 HT-29 离体缺氧模型的制备和鉴定 . 中国现代医学杂志，20（16）：2454-2458.

张铃，方翌，林久茂，等，2013. 半枝莲氯仿极性部位逆转人结肠癌 HCT-8/5-FU 耐药性研究 . 福建中医药，44（5）：54-56.

朱清，冯振中，吴礼高，2013. 缺氧和上皮间质转化与肿瘤侵袭、转移的关系 . 安徽省医学会病理学分会九届二次学术会议 .

Al-Hajj M，Wicha M S，Benito-Hernandez A，et al，2003. Prospective identification of tumorigenic breast cancer cells. Proceedings of the National Academy of Sciences of the United States of America，100（7）：3983-3988.

Bielecka Z F，Maliszewska-Olejniczak K，Safir I J，et al，2017. Three-dimensional cell culture model utilization in cancer stem cell research. Biological Reviews，92（3）：1505-1520.

Carmeliet P，Jain R K，2000. Angiogenesis in cancer and other diseases. Nature，407（6801）：249-257.

Carter B Z，Qiu Y，Huang X，et al，2012. Survivin is highly expressed in CD34（+）38（-）leukemic stem/progenitor cells and predicts poor clinical outcomes in AML. Blood，120（1）：173-180.

Ceccarelli G，Bloise N，Vercellino M，et al，2013. In vitro osteogenesis of human stem cells by using a three-dimensional perfusion bioreactor culture system：a review. Recent Patents on Drug Delivery and Formulation，7（1）：29-38.

Chen H W，Feng J Y，Zhang Y C，et al，2014. Pien Tze Huang inhibits hypoxia-induced angiogenesis via HIF-1α/VEGF-A pathway in colorectal cancer. Evidence-based Complementary and Alternative Medicine：eCAM，2015：454279.

Chen H W，Shen A，Zhang Y，et al，2014. Pien Tze Huang inhibits hypoxia-induced epithelial-mesenchymal transition in human colon carcinoma cells through suppression of the HIF-1 pathway. Experimental and Therapeutic Medicine，7（5）：1237-1242.

Dean M，Fojo T，Bates S，2005. Tumour stem cells and drug resistance. Nature Reviews Cancer，5（4）：275-284.

Grapin-Botton A，2016. Three - dimensional pancreas organogenesis models. Diabetes Obesity and Metabolism，18（S1）：33-40.

Guillemin K，Krasnow M A，1997. The hypoxic response：huffing and hifing. Cell，89（1）：9-12.

Harris A L. 2002. Hypoxia--a key regulatory factor in tumour growth. Nature Reviews Cancer，2（1）：38-47.

Höckel M，Vaupel P，2001. Tumor hypoxia：definitions and current clinical，biologic，and molecular aspects. JNCI：Journal of the National Cancer Institute，93（4）：266-276.

Lapidot T，Sirard C，Vormoor J，et al，1994. A cell initiating human acute myeloid leukaemia after transplantation into SCID mice. Nature，367（6464）：645-648.

Li Q，Wang X，Shen A，et al，2015. Hedyotis diffusa Willd overcomes 5-fluorouracil resistance in human colorectal cancer HCT-8/5-FU cells by downregulating the expression of P-glycoprotein and ATP-binding casette subfamily G member 2. Experimental and Therapeutic Medicine，10（5）：1845-1850.

Lin J，Feng J，Jin Y，et al，2016. Pien Tze Huang suppresses VEGF-C-mediated lymphangiogenesis in colorectal cancer. Oncology

Reports，36（6）：3568-3576.

Lin J，Wei L，Xu W，et al，2011. Effect of Hedyotis Diffusa Willd extract on tumor angiogenesis. Molecular Medicine Reports，4（6）：1283-1288.

Lin W，Zhuang Q C，Zheng L P，et al，2015. Pien Tze Huang inhibits liver metastasis by targeting TGF-β signaling in an orthotopic model of colorectal cancer. Oncology Reports，33（4）：1922-1928.

Madjd Z，Mehrjerdi A Z，Sharifi A M，et al，2009. CD44+ cancer cells express higher levels of the anti-apoptotic protein Bcl-2 in breast tumours. Cancer Immunity，9（4）：4.

Nath S，Devi G R，2016. Three-dimensional culture systems in cancer research：focus on tumor spheroid model. Pharmacology and Therapeutics，163：94-108.

Ng M，Roy-Chowdhury S，Lum SS，2009. The impact of the ratio of positive to total lymph nodes examined and outcome in colorectal cancer. American Surgeon，75（10）：873-876.

O'Brien C A，Pollett A，Gallinger S，et al，2007. A human colon cancer cell capable of initiating tumour growth in immunodeficient mice. Nature，445（7123）：106-110.

Onogawa S，Kitadai Y，Tanaka S，et al，2004. Expression of VEGF-C and VEGF-D at the invasive edge correlates with lymph node metastasis and prognosis of patients with colorectal carcinoma. Cancer Science，95（1）：32-39.

Paterson S C，Smith K D，Holyoake T L，et al，2003. Is there a cloud in the silver lining for imatinib? British Journal of Cancer，88（7）：983-987.

Poon E，Harris A L，et al，2009. Targeting the hypoxia-inducible factor（HIF）pathway in cancer. Expert Reviews in Molecular Medicine，11（1）：2490-2508.

Qi F，Wei L，Shen A，et al，2016. Pien Tze Huang inhibits the proliferation，and induces the apoptosis and differentiation of colorectal cancer stem cells via suppression of the Notch1 pathway. Oncology Reports，35（1）：511-517.

Reya T，Morrison S J，Clarke，et al，2001. Stem cells，cancer，and cancer stem cells. Nature，414（6859）：105-111.

Schinkel A H，Jonker J W，2003. Mammalian drug efflux transporters of the ATP binding cassette（ABC）family：an overview. Advanced Drug Delivery Reviews，55（1）：138-153.

Semenza G L. 2003. Targeting HIF-1 for cancer therapy. Nature Reviews Cancer，3（10）：721-732.

Shen A，Chen H，Chen Y，et al，2014. Pien Tze Huang overcomes multidrug resistance and epithelial-mesenchymal transition in human colorectal carcinoma cells via suppression of TGF-β pathway. Evidence-Based Complementary and Alternative Medicine，2014：679436-679436.

Sun G，Wei L，Feng J，et al，2016. Inhibitory effects of Hedyotis Diffusa Willd. on colorectal cancer stem cells. Oncology Letters，11（6）：3875-3881.

Sundlisaeter E，Dicko A，Sakariassen PØ，et al，2007. Lymphangiogenesis in colorectal cancer--prognostic and therapeutic aspects. International Journal of Cancer，121（7）：1401–1409.

Terpstra W，Ploemacher R E，Prins A，et al，1996. Fluorouracil selectively spares acute myeloid leukemia cells with long-term growth abilities in immunodeficient mice and in culture. Blood，88（6）：1944-1950.

Vaupel P，Höckel M，Mayer A，2007. Detection and characterization of tumor hypoxia using pO2 histography. Antioxidants and Redox Signaling，9（8）：1221-1235.

Wei L H，Lin J M，Xu W，et al，2011. Inhibition of tumor angiogenesis by scutellaria barbata D. Don via suppressing proliferation，migration and tube formation of endothelial cells and downregulation of the expression of VEGF-A in cancer cells. Journal of Medicinal Plant Research，5（14）：3260-3268.

Wei L，Chen P，Chen Y，et al，2014. Pien Tze Huang suppresses the stem-like side population in colorectal cancer cells. Molecular Medicine Reports，9（1）：261-266.

Zhou BB S，Zhang H，Damelin M，et al，2009. Tumour-initiating cells：challenges and opportunities for anticancer drug discovery. Dressnature Reviews Drug Discovery，8（10）：806-823.

Zhou S，Schuetz J D，Bunting K D，et al，2001. The ABC transporter Bcrp1/ABCG2 is expressed in a wide variety of stem cells and is a molecular determinant of the side-population phenotype. Nature Medicine，7（9）：1028-1034.

第四章
清热解毒中药的药学与药效学研究

第一节　清热解毒中药的药学研究

中医药治疗包括大肠癌在内的各种肿瘤逐渐受到人们的关注。最新临床前研究和临床研究表明，许多清热解毒类中药联合化疗药物治疗大肠癌，能够增加化疗药物的敏感性，并且减少化疗药物带来的毒副作用和并发症，阻止肿瘤转移、预防肿瘤复发等，从而有效地提高患者的生活质量。同时，中药治疗大肠癌等恶性肿瘤具有毒副作用小和多成分、多途径、多靶点的作用特点。但中药抗肿瘤的物质基础尚不明确，同时中药质量（有效成分）的稳定性将影响疗效的稳定性和可靠性，为此阐明中药的物质基础和建立中药提取物稳定可靠的提取方法及质量控制（质控）体系尤为重要。

中药及其复方具有复杂的化学成分，是由多因素组成的复杂体系。中药提取物的制备可按其药物成分的极性不同（如水、乙醇、乙酸乙酯、氯仿、二氯乙烷、正丁醇和石油醚等）进行分离提取，或按照物质成分化学属性（如黄酮类、生物碱、多酚类等）进行分类提取。然后开展中药及其复方成分分析并鉴定。传统的方法主要为色谱分离技术，从复杂的成分中提取并分离成单一的化学成分，再通过现代磁共振和质谱技术进行鉴定。近年来，研究者们采用多种色谱联用技术，如气相色谱质谱联用仪、液相色谱质谱联用仪及毛细管电泳-质谱联用仪等应用到清热解毒中药及其复方的分析中，实现在线分析复杂成分，为后续开展中药质量控制及物质基础的研究奠定了药学基础。

一、中药成分提取

中药的含量测定与化学药物（化药）有很大区别，中药组成复杂，产生疗效的不是某单一成分，检测任何一种活性成分均不能反映中药的整体疗效。但是借鉴化药质量控制模式，测定某一味药的有效成分、活性成分、指标性成分含量的方法，对于控制中药质量起着不可替代的作用，通过测定中药中有效成分、毒性成分或某些指标性成分的含量来衡量其制剂工艺的稳定性和中药材的质量优劣，以保证中药的质量，达到临床用药安全、有效的目的。

中药样品处理的目的是将中药中的被测成分有效地从样品中释放出来，并制成便于分析测定的稳定式样。样品处理包括去除杂质、纯化样品，提高分析方法的重现性和准确度；富集浓缩或进行衍生化，宜测定低含量被测成分，最终使被测样品的形式及所用溶剂符合分析测定的要求。步骤包括：①样品的粉碎；②目标成分的提取，常用提取方法有溶剂提取法、冷浸法、回流提取法、连续回流提取法、超声提取法、超临界流体提取法等；③样品的分离纯化，常用方法有沉淀法、蒸馏法、液-液萃取法（LLE）及色谱法等。

其中，溶剂提取法是应用最广泛的方法，它是根据中草药中各种有效成分溶解度的性质，选用对目标成分溶解度大而对其他成分溶解度小的溶剂，将所需的活性成分从药材组织内溶解出来的一种提取方法。常见的提取溶剂可分为以下三类：

（一）水

水是一种强的极性溶剂。中草药中亲水性的成分，如无机盐、糖类、分子不太大的多糖类、鞣质、氨基酸、蛋白质、有机酸盐、生物碱盐及苷类等都能被水溶出。为了增加某些成分的溶解度，也常采用酸水及碱水作为提取溶剂。酸水提取，可使生物碱与酸生成盐类而溶出，碱水提取可使有机酸、黄酮、蒽醌、内酯、香豆素及分类成分溶出。但用水提取易酶解苷类成分，且易霉变。

（二）亲水性有机溶剂

亲水性有机溶剂就是一般所说的与水能混溶的有机溶剂，如乙醇、甲醇、丙酮等，以乙醇最为常用。乙醇的溶解性较好，对中草药细胞的穿透能力较强。亲水性的成分除了蛋白质、黏液质、果胶、淀粉和部分多糖外，大多都能溶于乙醇。用乙醇提取的溶剂用量较少，且提取时间短，溶解出的水溶性杂质也少。乙醇为有机溶剂，虽易燃，但毒性小，价格便宜，来源方便，有一定设备即可回收反复使用，而且乙醇的提取液不易发生霉变，故醇提的方法是最常用的方法。甲醇的性质和乙醇相似，但有毒性，使用时应注意防护。

（三）亲脂性有机溶剂

亲脂性有机溶剂指一般与水不溶的有机溶剂，如氯仿、苯、石油醚、乙醚、乙酸乙酯、二氯乙烷等。这些溶剂的选择性强，不容易提出亲水性杂质。但这类溶剂挥发性大，大多易燃（氯仿除外），一般有毒，价格较贵，设备要求较高，且它们透入植物组织的能力较弱，往往需要长时间反复提取才能得到较好的提取效果。利用其选择性高，提出成分较纯的特性，往往一些活性成分需要此类有机溶剂才能提出。

近年，用于中药提取分离的高新技术日益增多，如超临界流体萃取法、膜分离技术、超微粉碎技术、中药絮凝分离技术、半仿生提取法、超声提取法、旋流提取法、加压逆流提取法、酶法、大孔树脂吸附法、超滤法及分子蒸馏法等。

二、中药成分分析

药物分析的方法有多种，随着科技的进步和发展，目前的分析水平更精确、更稳定。

以下就简要介绍几种。

（一）重量分析和滴定分析

化学分析法所用仪器简单，结果准确。主要用于测定制剂中一些含量较高的成分及矿物药制剂中的无机成分，如总生物碱、总酸类、总皂苷及矿物药制剂等。其缺点是有一定的局限性，其灵敏度低、操作烦琐、耗时长、专属性不高，对于微量成分的测定，准确性不理想。

（二）紫外 - 可见分光光度法

此法是中药及其制剂含量测定的一种常用方法，具有灵敏度高、精密度好和操作简便等优点。该法要求被测成分或其显色产物对紫外 - 可见光具有选择性吸收的特点。按测定波长数目不同分为单波长光谱法和多波长光谱法。本法优点是可省去或简化样品预处理步骤，测定组成已知的复杂样品。但中药及其制剂的供试品溶液往往组成复杂，甚至干扰组分或阴性空白样品的变动性大，因此，其方法适应性差，而只适用于同批样品的内控应用。目前很少在药典和新药报批中使用该方法作为中药制剂含量测定方法。

（三）薄层扫描法

此法是以薄层色谱法为基础发展起来的薄层色谱组分原位分析法及薄层色谱的记录方法，又称薄层色谱扫描法（TLCS），相应仪器称为薄层扫描仪（thin layer chromatogram scanner）。其基本原理是根据薄层色谱斑点的移动，用薄层吸收扫描或薄层荧光扫描来鉴定待测样品中的目标性成分及其含量。

（四）气相色谱法

此法是以气体为流动相的柱色谱分离分析方法。特点是分离效能高、选择性好、灵敏度高、样品用量少及分析速度快等，兼具分离、分析的功能，此法适用于热稳定性好的易挥发性或可转化为易挥发性组分的分析。其原理是根据气化后的试样被载气带入色谱柱，由于各组分在两相间作用不同，在色谱柱中移动有快慢，组分得以分离，再一次被载气带入检测器，将各组分浓度或质量变化转换成电信号变化记录成色谱图，利用色谱峰保留值进行定性分析，利用峰面积或峰高进行定量分析。

（五）高效液相色谱法

高效液相色谱法（HPLC）是以经典液相色谱法为基础，引入气相色谱的理论和实验方法，高压输送流动相，采用高效固定相及在线监测等手段发展而来的分离分析方法，具有分离效能高、分析速度快及应用范围广等特点。此法适用于极性、非极性化合物，离子型化合物和高分子化合物的分离分析。中药分析中的常用色谱方法有反相键合相色谱法、正相键合相色谱法、离子对色谱法、离子抑制色谱法。HPLC常用的定量方法包括外标法、内标法和内加法。

（六）质谱分析法

质谱作为检测器常与气相色谱、液相色谱及毛细管色谱联用。优点为灵敏度高（检测限可达到 pg 级别）、选择性好、方法简便、试样量少等。

任何一种分析方法，根据其使用对象和要求，都应有相应的效能指标。常用的效能评价指标有准确度、精密度、专属性、检测限、定量限、线性与范围、耐用性等。分析方法的效能指标可以作为对分析方法的评估尺度，也可作为建立新的分析方法的实验研究依据。

为了更精准地解释中药及中药复方治疗大肠癌的作用机制，福建中西医结合研究院从中药学成分分析的角度，通过超高效液相色谱联用飞行时间质谱仪等先进仪器，针对白花蛇舌草、半枝莲等多种清热解毒药物进行较全面的药学研究，以期为临床用药提供药效物质基础的科学依据。

三、清热解毒中药提取物的制备与分析

（一）白花蛇舌草

白花蛇舌草（*Hedyotis Diffusa* Willd）为茜草科草本植物，白花蛇舌草主要化学成分有萜类、黄酮类、蒽醌类、香豆素类和酚酸类等化合物，我们采用各种检测方法分析白花蛇舌草化学成分，为白花蛇舌草的质量控制及揭示其物质基础提供实验依据。

1. 仪器与试药

（1）仪器 UV-1800 紫外 - 可见分光光度计（日本岛津公司）。Agilent 1100 高效液相色谱仪（美国安捷伦公司）。高效液相色谱仪（HPLC）；飞行时间质谱仪（Q-TOF-MS）。

（2）试药白花蛇舌草购自福建中医药大学国医堂，产自河南，经福建中医药大学药学院范世明教授鉴定为茜草科植物白花蛇舌草。没食子酸对照品纯度 ≥ 98%；福林酚试剂；其他试剂为分析纯。乙腈、甲醇为色谱纯；水为超纯水（自制）。山柰酚、槲皮素对照品购自中国食品药品检定研究院，纯度 ≥ 98%。

2. 实验方法与结果

（1）比色法测定白花蛇舌草总酚的含量

1）对照品溶液的制备：称取经 105℃ 干燥至恒重的没食子酸对照品 4.1mg，置 25ml 瓶中，60% 乙醇溶解并定容至刻度，配制成 0.164mg/ml 对照品溶液，备用。

2）供试品溶液的制备：称取 60℃ 恒温干燥的白花蛇舌草细粉 1.5g，加 10 倍量的 85% 乙醇，回流提取 2 次，每次 1h，过滤，合并过滤液，定容至 25ml 瓶中，备用。

3）测定波长选择：吸取没食子酸对照品溶液、供试品提取液各 0.2ml，置于 10ml 瓶中，加 60% 乙醇各 0.4ml，蒸馏水 3ml，10% 福林酚试剂 2.5ml，7.5% 碳酸钠溶液 2ml，加蒸馏水至刻度定容，在暗处反应 30min。以 60% 乙醇作空白对照，在紫外 - 可见分光光度计 400 ~ 800nm 波长处扫描，以确定最大吸收波长，结果没食子酸和白花蛇舌草总酚在 742nm 波长处有最大吸收值。

4）标准曲线绘制：分别吸取没食子酸对照品溶液 0ml、0.05ml、0.10ml、0.15ml、

0.20ml、0.25ml、0.30ml、0.35ml，置于 10ml 瓶中，按 3）项的方法进行显色，以 60% 乙醇溶液为空白，在 742nm 波长处测定吸光度，得标准曲线方程：$A=113.36C+0.0114$ $r=0.9993$，结果表明没食子酸在 $0.82 \sim 5.74\mu g/ml$ 线性关系良好。

5）精密度试验：取对照品溶液 0.2ml（浓度 0.164mg/ml），按上述方法测定吸光度，结果见表 4-1-1。相对标准偏差（RSD）为 0.72%，表明方法精密度良好。

表 4-1-1　精密度试验

对照品浓度	1	2	3	4	5	6	平均值	RSD（%）
吸光度值	0.358	0.365	0.360	0.362	0.359	0.359	0.361	0.72

6）稳定性试验：取供试品溶液 0.2ml，在 0min、20min、40min、60min、80min、100min、120min，按上述方法测定吸光度，结果见表 4-1-2。RSD 为 1.53%，表明供试品溶液中总酚含量稳定。

表 4-1-2　稳定性试验

时间（min）	0	20	40	60	80	100	120	平均值	RSD（%）
吸光度值	0.335	0.364	0.368	0.370	0.370	0.370	0.370	0.364	1.53

7）重复性试验：制备 6 份供试品溶液，按上述方法测定吸光度，结果见表 4-1-3。RSD 为 0.70%，表明方法重复性良好。

表 4-1-3　重复性试验

样品液	1	2	3	4	5	6	平均值	RSD（%）
吸光度值	0.536	0.530	0.537	0.533	0.541	0.534	0.535	0.70

8）回收率试验：精密称取白花蛇舌草 6 份，每份 0.5g，分别加入没食子酸对照品溶液 0.2ml（浓度 0.164mg/ml），制备供试品溶液，测定结果见表 4-1-4。计算加样回收率平均值为 95.76%，RSD 为 1.54%。

表 4-1-4　回收率试验

序号	样品量（g）	没食子酸（mg）	含有量（mg）	测得量（mg）	回收率（%）	平均值（%）	RSD（%）
1	24.3	0.0328	0.0270	0.0575	92.81		
2	25.1	0.0328	0.0279	0.0595	96.14		
3	25.0	0.0328	0.0278	0.0594	96.37	95.76	1.54
4	25.3	0.0328	0.0282	0.0599	96.81		
5	25.0	0.0328	0.0278	0.0593	96.03		
6	24.9	0.0328	0.0277	0.0593	96.37		

9）含量测定：制备供试品溶液，取样品液 0.2ml，置 10ml 瓶中，按上述方法测其吸光度，

计算总酚含量，并按下式计算总酚得率：总酚得率＝总酚的含量／药材的质量×100%。结果见表 4-1-5。RSD 为 0.68%，说明该方法稳定可行。

表 4-1-5   总酚含量测定

样品	1	2	3	平均值	RSD（%）
总酚含量／（mg/g）	111.38	111.97	110.46	111.27	0.68

10）结果与讨论：Folin-Ciocalteu 比色法操作较简单，结果稳定可靠，有利于快速测定大批量样品。由于白花蛇舌草中酚类物质水溶性较差，因此在选择提取溶剂时，我们考察了 50%、60%、80% 乙醇作为提取溶剂，最终采用 60% 乙醇为提取溶剂，所得的溶液显色后测定结果较稳定。Folin-Ciocalteu 法重现性好，稳定、可行，可为白花蛇舌草的质量控制提供实验依据。

（2）LC-MS 差异成分分析

1）不同极性溶剂提取物的制备：白花蛇舌草全草，用 10 倍 85% 乙醇回流提取 2 次，合并后过滤，回收乙醇，滤液浓缩至相对密度 1.05，加水混悬后，依次用氯仿、乙酸乙酯、正丁醇萃取，分别得到白花蛇舌草的氯仿、乙酸乙酯、正丁醇的提取物，旋转蒸发后得到浸膏。取白花蛇舌草的氯仿、乙酸乙酯、正丁醇提取物的浸膏各 100mg，分别加入 1ml DMSO 溶解成 100mg/ml 的溶液作为储备液，放于 4℃冰箱储存，使用时用高纯水稀释为 0.5mg/ml 的稀溶液。

2）色谱条件：色谱柱为 Acclam C18 柱（2.1mm×100mm，3μm）；流动相，A 为水（含 0.1% 甲酸），B 为乙腈（含 0.1% 甲酸），按表 4-1-6 进行梯度洗脱；流速 200μl/min；柱温 25℃；进样量 10μl。

表 4-1-6   流动相梯度洗脱程序

时间（min）	流动相 A（%）	流动相 B（%）
0	90	10
2	90	10
5	70	30
20	50	50
21	10	90
26	10	90
26.1	90	10
30	90	10

3）质谱条件：Q-TOF-MS 条件为负离子检测模式，毛细管电压，+4500V；板间电压，-500V；雾化气，1.5bar，干燥气，6.0L/min；脱溶剂温度 180℃，碰撞能 10.0eV。

4）差异成分分析：不同极性提取物用高纯水稀释至 0.5mg/ml 后，采用表 4-1-6 的梯度洗脱程序进行分离，不同极性提取物的色谱图经过 Metabolite Detect 软件分析出色谱图间的差异后，通过 Chemistry Smart Formula 软件推测其中的差异成分。经软件分析，初步推断有去乙酰基车叶草苷酸（DAA）、E-6-O-p-coumaroyl scandoside methylester（E-CSME）、6-O-p-feru-loyscandoside methylester（FSME）、槲皮素（Q）、熊果酸或齐墩果酸（OA/UA）五种差异成分，具体结果见表 4-1-7 和图 4-1-1 ～图 4-1-3。

表 4-1-7　差异化学成分质谱数据及推断结果

编号	推断的化合物	负离子	时间（min）	负离子模式 /（m/z） 检测值	负离子模式 /（m/z） 真实值	相对偏差（×10⁻⁶）
1	去乙酰基车叶草苷酸（deacetyl asperulos-ide acid，DAA）	$[C_{16}H_{21}O_{11}]^-$	0.9	a.389.1051 b.389.1053 c.389.1048	389.1089	9.8 9.3 10.5
2	E-6-O-p-coumaroyl scandoside methylester（E-CSME）	$[C_{26}H_{30}O_{12}]^-$	7.2	a.549.1532 b.549.1562 c.549.1560	549.1613	14.7 9.2 9.8
3	6-O-p-feru-loyscandoside methylester（FSME）	$[C_{27}H_{34}O_{14}]^-$	7.4	a.579.1658 b.579.1674 c.579.1567 —	579.1719	10.5 7.9 26.2 —
4	槲皮素（Quercetin，Q）	$[C_{15}H_9O_7]^-$	9.3	b.301.0337 —	301.0354	5.6 —
5	熊果酸 / 齐墩果酸（Oleanolic acid/Ursolic acid，OA/UA）	$[C_{30}H_{47}O_3]^-$	26.0	a. 455.3502 b. 455.3487 c. 455.3488	455.3531	6.3 9.6 9.4

　　5）讨论：采用液质联用技术对白花蛇舌草不同极性溶剂的提取物进行了分析，分析结果初步显示主要有 5 种差异成分。本结果提示，白花蛇舌草不同极性提取物成分的差异为开发白花蛇舌草抗癌有效提取物的研究提供了有力的实验依据。

　　（3）HPLC 成分分析研究

　　1）色谱条件：色谱柱为 Sepax Sapphire-C18（250mm×4.6mm，5µm）；流动相为乙腈 - 甲醇 - 水（含 0.2% 磷酸）=10 ∶ 45 ∶ 60；体积流量 1ml/min；进样量 10µl；检测波长 355nm。

　　2）对照品溶液的制备：取山奈酚和槲皮素对照品适量，精密称定，加无水甲醇制成每 1ml 含 0.2mg 的溶液，摇匀，即得。

　　3）供试品溶液的制备：采用 85% 乙醇回流法制备 EEHDW。取白花蛇舌草 100g，加入 85% 乙醇 1000ml 回流提取 2 次，每次 1h，提取液合并后过滤，回收乙醇，减压浓缩至无醇味。提取物浓缩至干燥粉末，即得 EEHDW 供实验使用。取本品细粉约 0.3g，精密称定，置于具塞锥形瓶中，精密加入无水甲醇 25ml，混匀，密塞，称定重量，超声提取 30min，放冷，再称定重量，用无水甲醇补足减失的重量，摇匀，0.22µm 微孔滤膜过滤，取续滤液，即得。

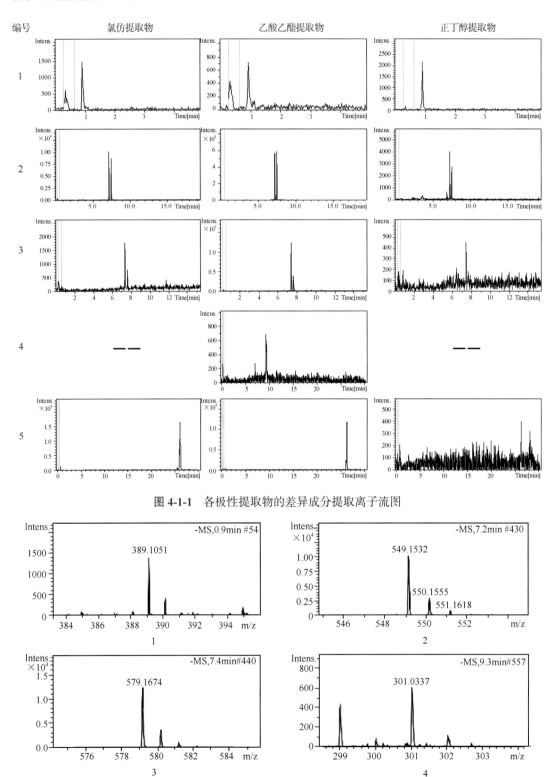

图 4-1-1 各极性提取物的差异成分提取离子流图

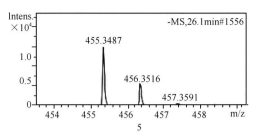

图 4-1-2 不同溶剂提取物差异成分的质谱图

1. DAA；2. E-CSME；3. FSME；4. Q；5. OA/UA

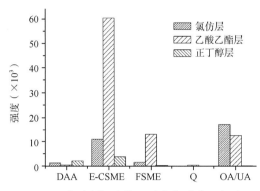

图 4-1-3 各溶剂提取物差异成分质谱强度对比

4）成分分析结果：白花蛇舌草色谱图中，对照品和样品其相对保留时间及色谱峰较一致。同时，也反映了所建立的分离分析方法可用于白花蛇舌草指纹图谱的建立和分析。结果见图 4-1-4。

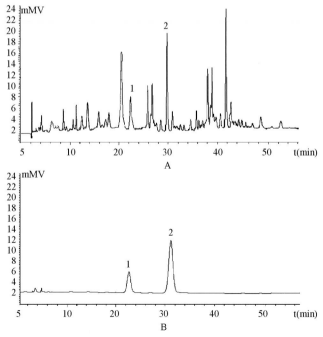

图 4-1-4 白花蛇舌草 HPLC 图（A）及对照品图（B）

1. 槲皮素；2. 山奈酚

（二）半枝莲

半枝莲为唇形科黄芩属植物半枝莲（*Scutellaria barbata* D. Don）的干燥全草。目前成分研究不多，我们采用 HPLC 法初步对半枝莲成分进行分析。建立了芹菜素和野黄芩苷对半枝莲的质量控制和成分分析方法。

1. 仪器与试药

（1）仪器：Agilent 1200 高效液相色谱仪（美国安捷伦公司）。

（2）试药：半枝莲购自福建中医药大学国医堂，经福建中医药大学药学院徐伟鉴定为半枝莲。黄芩苷、野黄芩素对照品购自中国食品药品检定研究院，纯度≥ 98%，其他试剂为分析纯，乙腈、甲醇为色谱纯（德国 Merck 公司），水为超纯水（自制）。

2. 实验方法与结果

HPLC 成分分析研究

1）色谱条件：色谱柱为 Sepax Sapphire-C18（250mm×4.6mm，5μm）；流动相为甲醇 - 水（含 0.2% 乙酸）=85 ∶ 15；体积流量 1ml/min；进样量 10μl；检测波长 355nm。

2）对照品溶液的制备：取野黄芩苷、芹菜素对照品适量，精密称定，加无水甲醇制成每 1ml 含 0.2mg 的溶液，摇匀，即得。

3）供试品溶液的制备：采用 85% 乙醇回流法制备，取半枝莲 100g，加入 85% 乙醇 1000ml 回流提取 2 次，每次 1h，提取液合并后过滤，回收乙醇，减压浓缩，滤液浓缩至相对密度 1.05，提取物浓缩至干燥粉末，即得。取浸膏细粉约 0.3g，精密称定，置具塞锥形瓶中，精密加入无水甲醇 25ml，混匀，密塞，称定重量，超声提取 30min，放冷，再称定重量，用无水甲醇补足减失的重量，摇匀，0.22μm 微孔滤膜过滤，取续滤液，即得。

4）成分分析结果：半枝莲色谱图中，对照品和样品相对保留时间及色谱峰较一致。同时，也反映了所建立的分离分析方法可用于半枝莲指纹图谱的建立和分析。结果见图 4-1-5。

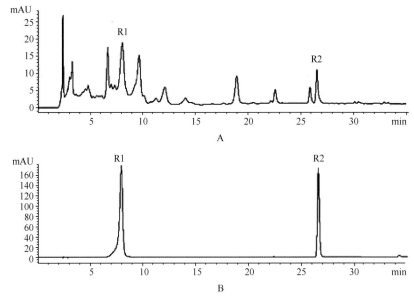

图 4-1-5 半枝莲 HPLC 图（A）及对照品图（B）

R1. 野黄芩苷；R2. 芹菜素

（三）夏枯草

夏枯草为唇形科植物夏枯草（*Prunella vulgaris* L.）的干燥果穗。目前成分研究不多，我们采用 HPLC 法初步对半枝莲成分进行分析。建立了齐墩果酸和熊果酸两个成分对夏枯草的质量控制和成分分析方法。

1. 仪器与试药

（1）仪器：Shimadzu LC20-AT 高效液相色谱仪（日本岛津公司）。

（2）试药：夏枯草购自福建中医药大学国医堂，产自湖北，经福建中医药大学药学院黄泽豪教授鉴定为夏枯草。齐墩果酸、熊果酸对照品购自中国食品药品检定研究院，纯度 ≥ 98%，其他试剂为分析纯，乙腈、甲醇为色谱纯（德国 Merck 公司），水为超纯水（自制）。

2. 实验方法与结果

HPLC 成分分析研究

1）色谱条件：色谱柱为 Sepax Sapphire-C18（250mm×4.6mm，5μm）；流动相为甲醇 - 水（含 0.1% 乙酸）=86 ：14；体积流量 1ml/min；进样量 20μl；检测波长 210nm。

2）对照品溶液的制备：取齐墩果酸、熊果酸对照品适量，精密称定，加无水甲醇制成每 1ml 含 0.2mg 的溶液，摇匀，即得。

3）供试品溶液的制备：采用 85% 乙醇回流法制备，取夏枯草 100g，加入 85% 乙醇 1000ml 回流提取 2 次，每次 1h，提取液合并后过滤，回收乙醇，减压浓缩，滤液浓缩至相对密度 1.05，提取物浓缩至干燥粉末，即得。取浸膏细粉约 0.3g，精密称定，置具塞锥形瓶中，精密加入无水甲醇 25ml，混匀，密塞，称定重量，超声提取 30min，放冷，再称定重量，用无水甲醇补足减失的重量，摇匀，0.22μm 微孔滤膜过滤，取续滤液，即得。

4）成分分析结果：夏枯草色谱图中，对照品和样品相对保留时间及色谱峰较一致。同时，也反映了所建立的分离分析方法可用于夏枯草指纹图谱的建立和分析。结果见图 4-1-6。

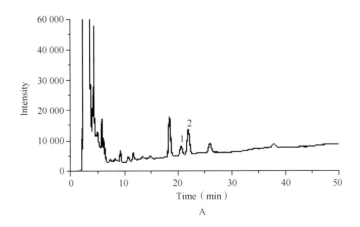

A

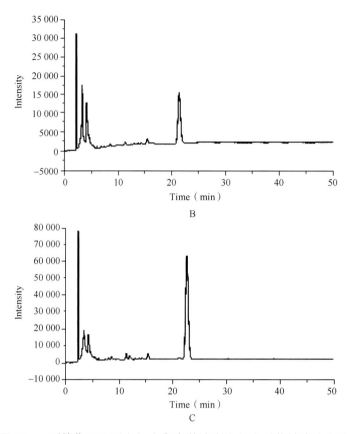

图 4-1-6　夏枯草 HPLC 图（A）与齐墩果酸图（B）及熊果酸图（C）

（四）败酱草

败酱草（*Patrinia scabiosaefolia*）属败酱科植物黄花败酱、白花败酱的干燥全草，由于组分复杂使得其抗肿瘤的有效成分仍然未知，我们采用 GC-MS 法初步对夏枯草成分进行分析。

1. 仪器与试药

（1）仪器：Agilent 7890 N/5973i 气相质谱联用仪（美国安捷伦公司）。

（2）试药：败酱草购回春堂药业有限公司，经福建中医药大学药学院范世明教授鉴定为败酱草。无水乙醚、无水硫酸钠等为分析纯，水为超纯水（自制）。

2. 实验方法与结果

GC 成分分析研究

1）色谱条件：色谱柱为 HP-5 MS 弹性石英毛细管柱（30.0mm×0.25mm，0.25μm）；进样口温度 250℃；程序升温：起始温度 100℃，以 5℃/min 升至 230℃（保留 30min）；分流比为 5 ∶ 1；载气为 He，流速 1ml/min；进样量 1μl。

2）质谱条件：电离方式 EI；离子源温度 230℃；四极杆温度 150℃；电离能量 70 eV；接口温度 280℃；溶剂延迟 3min；扫描质量范围为 50 ～ 400amu。

3）供试品溶液的制备：取败酱草 500g，加入水蒸馏提取 4h，采用乙醚作吸收溶剂，乙醚用量为 5ml，得挥发性成分乙醚提取液，加入无水硫酸钠，得无水挥发油（0.0156%），供 GC-MS 测试。

4）成分分析结果：败酱草的挥发油经 GC-MS 分析，所得质谱图经计算机数据处理和 NIST-98 标准质谱图库检索鉴定。共鉴定了 44 种化合物，同时用峰面积归一法测定样品中各组分的质量分数，结果见表 4-1-8。

表 4-1-8　败酱草挥发油的化学成分及相对百分含量

序号	化合物	保留时间（min）	相对百分含量（%）
1	D-Limonene	3.388	0.390
2	Linalool	4.550	0.703
3	Isopentyl isopentanoate	4.608	0.507
4	Trans-Pinocarveol	5.656	0.546
5	α-Terpineol	6.934	0.664
6	Pentanoic acid，（3Z）-3-hexen-1-yl ester	7.994	0.703
7	3-methylbutyric acid hexyl ester	8.135	0.390
8	1，2，3，4-tetrahydro-1，1，6-trimethyl-naphthalene	8.493	2.537
9	α-Cubebene	11.112	0.781
10	Copaene	11.841	1.171
11	β-Damascenone	12.218	3.435
12	Pentanoic acid，phenylmethyl ester	12.409	1.405
13	α-Gurjunene	12.748	1.639
14	Caryophyllene	13.029	6.909
15	Calarene	13.355	5.621
16	α-Caryophyllene	13.917	2.927
17	Aromadendrene	14.102	1.288
18	Isoledene	14.403	0.507
19	1，2，3，4，4a，5，6，8a-oct ahydro-7-methyl-4-methylene-1-（1-m ethylethyl）-，（1α，4aα，8aα）-Naphthalene	14.479	0.937
20	epi-β-Santalene	14.543	0.625
21	l-b-Bisabolene	14.678	0.546
22	Eudesma-4（14），11-diene	14.748	2.069
23	4-（2，6，6-Trimethyl-1-cyclohexenyl）-3-buten-2-one	14.876	0.976
24	Naphthalene	14.959	1.171
25	α-muurolene	15.074	1.444
26	Butylated Hydroxytoluene	15.393	1.054
27	β-Cadinene	15.655	4.645

序号	化合物	保留时间（min）	相对百分含量（%）
28	α-Calacorene	16.160	0.742
29	Nerolidol	16.671	0.937
30	Palustrol	16.824	2.225
31	Caryophyllene oxide	17.252	12.802
32	2-Bromoadamantane	17.859	2.966
33	Naphthalene	18.249	1.678
34	10，10-Dimethyl-2，6-dimethylenebicyclo［7.2.0］undecan-5beta-ol	18.473	1.405
35	2-Isopropyl-5-methyl-9-methylenebicyclo［4.4.0］dec-1-ene	18.556	1.756
36	Selina-6-en-4-ol	18.875	0.742
37	Oxirane	20.045	0.820
38	6，10，14-Trimethyl-2-pentadecanone	22.817	3.005
39	Hexadecanoic acid	24.421	1.522
40	N-Hexadecanoic acid	25.284	1.835
41	9，12-Octadecadienoic acid	27.609	0.742
42	9，12，15-Octadecatrienoic acid	27.737	0.664
43	Phytol	27.948	1.444
44	Phenol	33.571	3.044
Total			83.919

（五）片仔癀

片仔癀为国家一级中药保护品种，是由牛黄、麝香、三七、蛇胆等中药经加工制成的锭剂，我们采用 HPLC 法初步分析片仔癀化学成分，然后采用 UPLC-MS 联用法快速、准确分析片仔癀中 12 种成分，为片仔癀的质量控制及揭示其物质基础提供实验依据。

1. 仪器与试药

（1）仪器：ACQUITY UPLC H-Class 超高效液相色谱仪、Xevo TQMS 三重四极杆质谱仪（美国 Waters 公司）。Agilent 1100 高效液相色谱仪（美国安捷伦公司）。

（2）试药：乙腈、甲醇为色谱纯（德国 Merck 公司）；水为超纯水（自制）。人参皂苷 Rg1、人参皂苷 Rg3、人参皂苷 Rb1、三七皂苷 R1、鹅去氧胆酸、胆酸、去氧胆酸、猪去氧胆酸、熊去氧胆酸、牛磺鹅去氧胆酸钠、牛磺熊去氧胆酸钠、麝香酮、黄芪甲苷和华蟾蜍精对照品购自中国食品药品检定研究院，纯度≥98%；10 批片仔癀（批号 S2017、S2026、S3004、S3010、S3018、S3027、S4002、S4011、S4018、S4023）均购自漳州片仔癀药业股份有限公司。

2. 实验方法与结果

（1）含量测定

1）色谱条件：色谱柱为 Waters XBridge BEH RP18 column（2.1mm×50mm，1.7μm）。

柱温 25 ℃；流动相为乙腈（A）- 水（含 0.1% 甲酸，B），梯度洗脱（0 ～ 3min，10% ～ 30%B；3 ～ 8.5min，30% ～ 35%A；8.5 ～ 8.6min，35% ～ 40%B；8.6 ～ 9.8min，40% B；9.8 ～ 10.6min，40% ～ 60%B；10.6 ～ 11.5min，60% ～ 100% B；11.5 ～ 13min，100% B；13 ～ 13.1min，100% ～ 10% B；13.1 ～ 14min，10% B）；体积流量 0.8ml/min；进样量 3μl。

2）质谱条件：多反应监测模式（MRM）；毛细管电压 5.5kV；脱溶剂气 N_2，体积流量 800L/h，温度 500 ℃；锥孔气流 N_2，体积流量 50L/h；碰撞气氩气；载气 N_2；离子源温度 150 ℃；驻留时间 50 ms。不同分析成分选择不同质谱参数，见表 4-1-9。

表 4-1-9　LC-MS 检测 14 个成分的质谱数据

化合物	保留时间（min）	分子量	离子对（m/z）	去簇电压（V）	碰撞能量（V）	碰撞出口电压（V）
Notoginsenoside R1	2.24	933	956 → 956	80	25	5
Ginsenoside Rb1	3.67	1108	1131 → 789	80	75	5
Ginsenoside Rg1	2.40	800	823 → 643	100	50	5
Ginsenoside Rg3	9.11	784	807 → 807	80	25	5
Cholic acid	5.27	408	391 → 355	60	20	5
Deoxycholic acid	9.33	392	357 → 161	80	33	5
Hyodeoxycholic acid	6.98	392	357 → 161	80	33	5
Ursodesoxycholic acid	6.61	392	357 → 161	80	33	5
Chenodeoxycholic acid	9.21	392	357 → 161	80	33	5
Sodium taurochenodeoxycholate	6.66	521	522 → 486	80	32	5
Sodium tauroursodeoxycholate	4.49	521	522 → 486	80	32	5
Muscone	11.56	238	239 → 95	60	24	5
Astragaloside Ⅳ	3.82	784	807 → 807	80	25	5
Cinobufagin	6.09	442	443 → 365	80	22	5

3）内标溶液的制备：取黄芪甲苷和华蟾蜍精对照品适量，精密称定，加无水甲醇制成每 1ml 含 0.5mg 的溶液，作为内标溶液。

4）对照品溶液的制备：取上述 12 种对照品适量，精密称定，加无水甲醇制成每 1ml 含 1mg 的溶液，摇匀，即得。

5）供试品溶液的制备：取本品细粉约 0.050g，精密称定，置具塞锥形瓶中，精密加入无水甲醇 50ml，混匀，密塞，称定重量，超声处理 30min，放冷，再称定重量，用无水甲醇补足减失的重量，摇匀，0.22μm 微孔滤膜过滤，取续滤液，即得。

6）线性关系的考察：取对照品溶液适量，加无水乙醇稀释成系列浓度，测定前按 1 ：9 比例加入内标溶液，同上述的条件进行测定，以对照品与内标溶液的质量浓度之比为横坐标，对照品与内标溶液的峰面积之比为纵坐标，进行回归，再稀释混合对照品，获得近似信噪比（S/N）分别为 10 和 3 的质量浓度，作为定量限和检测限。结果显示，各成分回归方程相关系数 r 在 0.9987 ～ 0.9995，定量限和检测限分别为 0.001 ～ 0.02g/ml 和

0.001 ～ 0.02g/ml，表明该检测方法灵敏度良好。

7）精密度试验：取四种不同浓度对照品和内标物混合溶液按正文条件连续进样 6 针，同时连续测定，测得日内精密度的相对标准偏差（RSD）范围分别为 2.77% ～ 4.90%、3.24% ～ 4.78%、1.51% ～ 4.45% 和 1.33% ～ 4.13%，日间精密度 RSD 范围分别为 3.28% ～ 4.97%、3.32% ～ 4.97%、3.85% ～ 4.99% 和 3.35% ～ 4.96%。表明仪器精密度良好。

8）稳定性试验：取供试品溶液（批号 S3004），分别于 0h、4h、6h、8h、12h 后，同上述条件测定，计算样品中 12 种成分与内标的峰面积比，结果 RSD 为 3.52% ～ 4.81%，表明样品在 12h 内基本稳定。

9）重复性试验：取供试品溶液（批号 S3004），按正文供试品溶液的方法平行制备 6 份，依上述条件进行测定并计算 12 种成分含量，RSD 为 2.21% ～ 4.20%，表明该方法重复性良好。

10）回收率试验：取已知含量（批号 S3018）供试品溶液，采用加样回收，分别按表 4-1-10 精密加入不同浓度的 12 种对照品溶液，按供试品溶液的制备方法测定，结果见表 4-1-10，回收率的范围在 95.63% ～ 104.80%，RSD ≤ 4.78%，结果表明方法可行、准确。

表 4-1-10　12 种成分的定量分析结果

化合物	原始值（μg）	加入值（μg）	检测值（μg）	回收率（%）	相对标准偏差（%）
Notoginsenoside R1	385.14	80	467.23	102.62	4.70
		100	481.91	96.77	3.84
		120	507.93	102.33	4.70
Ginsenoside Rb1	743.91	80	821.63	97.16	4.21
		100	846.26	102.35	3.11
		120	860.93	97.52	4.10
Ginsenoside Rg1	1376.37	80	1460.21	104.80	3.61
		100	1474.19	97.81	3.09
		120	1498.64	101.89	4.29
Ginsenoside Rg3	1.76	0.4	2.17	103.49	2.19
		0.5	2.28	103.05	2.12
		0.6	2.38	103.05	2.24
Cholic acid	823.20	80	906.69	104.36	4.75
		100	925.38	102.18	2.35
		120	944.95	101.45	4.99
Deoxycholic acid	307.41	2.4	309.84	101.16	4.32
		3.0	310.38	98.98	2.70
		3.6	310.96	98.49	3.72
Hyodeoxycholic acid	9.64	4	13.61	99.12	4.25
		5	14.57	98.51	3.19
		6	15.56	98.69	3.54

续表

化合物	原始值（μg）	加入值（μg）	检测值（μg）	回收率（%）	相对标准偏差（%）
Ursodesoxycholic acid	5.89	4	9.90	100.43	3.45
		5	10.78	97.81	4.46
		6	11.65	96.07	4.30
Chenodeoxycholic acid	111.26	40	151.26	100.00	2.73
		50	159.99	97.46	4.35
		60	169.25	96.65	4.78
Sodium taurochenodeoxycholate	3.58	1.6	5.17	98.91	4.64
		2.0	5.57	99.39	4.03
		2.4	5.92	97.38	3.88
Sodium tauroursodeoxycholate	11.11	4	14.93	95.63	3.62
		5	16.07	99.21	4.40
		6	16.96	97.52	4.42
Muscone	33.87	8	42.13	103.27	3.36
		10	43.75	98.86	3.71
		12	46.16	104.51	3.38

11）含量测定：取 10 批样品粉末，制备供试品溶液，按上述条件下测定，计算 12 种成分含有量，结果见表 4-1-11。

表 4-1-11　不同批次的 PZH 中 12 种成分的差异

样品序号	10 批样品中各化合物的含量（mg/g）											
	1	2	3	4	5	6	7	8	9	10	11	12
S2017	13.61	11.90	36.71	0.024	15.01	1.57	0.312	0.210	3.82	0.156	0.077	0.493
S2026	9.02	8.07	24.04	0.035	18.06	1.91	0.263	0.181	3.19	0.177	0.066	0.517
S3004	14.08	12.39	30.46	0.019	15.68	1.22	0.262	0.130	2.71	0.228	0.077	0.704
S3010	10.82	9.58	29.45	0.029	19.93	1.47	0.313	0.177	3.99	0.184	0.072	0.627
S3018	16.27	14.29	33.53	0.035	17.46	2.03	0.327	0.162	3.54	0.217	0.093	0.697
S3027	11.48	10.08	28.55	0.027	17.67	1.51	0.264	0.154	3.03	0.209	0.077	0.555
S4002	12.10	10.60	31.31	0.031	19.71	1.59	0.287	0.119	3.27	0.191	0.089	0.612
S4011	10.56	9.34	29.48	0.032	21.41	1.50	0.269	0.137	2.97	0.207	0.100	0.667
S4018	13.72	12.02	34.36	0.033	21.04	1.59	0.310	0.189	3.42	0.229	0.108	0.574
S4023	13.39	11.79	32.87	0.038	20.28	1.90	0.331	0.130	3.30	0.222	0.092	0.717
Aver.	12.51	11.01	31.08	0.030	18.63	1.63	0.294	0.159	3.32	0.202	0.085	0.616

12）结果与讨论：色谱条件考察了甲醇 - 水、乙腈 - 水、甲醇 - 水（含 0.1% 甲酸）、乙腈 - 水（含 0.1% 甲酸）对色谱分离和质谱检测的影响，最终选择乙腈 - 水（含 0.1% 甲酸）作为流动相。质谱条件考察了正、负离子模式对检测的响应情况，建立片仔癀 14 种分析成分（图 4-1-7）的质谱图（图 4-1-8），最终选择 12 种检测成分的离子扫描图（图 4-1-9）。

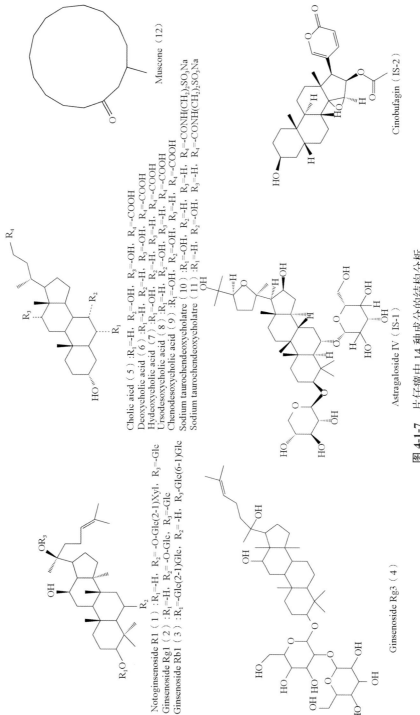

Muscone（12）

Cinobufagin（IS-2）

Cholic aicd（5）：R$_1$=-H，R$_2$=-OH，R$_3$=-OH，R$_4$=-COOH
Deoxycholic acid（6）：R$_1$=-H，R$_2$=-OH，R$_3$=-H，R$_4$=-COOH
Hydeoxycholic acid（7）：R$_1$=-OH，R$_2$=-H，R$_3$=-H，R$_4$=-COOH
Ursodesoxycholic acid（8）：R$_1$=-H，R$_2$=-OH，R$_3$=-H，R$_4$=-COOH
Chenodesoxycholic acid（9）：R$_1$=-OH，R$_2$=-OH，R$_3$=-H，R$_4$=-COOH
Sodium taurochendeoxycholatre（10）：R$_1$=-OH，R$_2$=-H，R$_3$=-H，R$_4$=-CONH(CH$_2$)$_2$SO$_3$Na
Sodium taurochendeoxycholatre（11）：R$_1$=-H，R$_2$=-OH，R$_3$=-H，R$_4$=-CONH(CH$_2$)$_2$SO$_3$Na

Astragaloside IV（IS-1）

Notoginsenoside R1（1）：R$_1$=-H，R$_2$=-O-Glc(2-1)Xyl，R$_3$=-Glc
Ginsenoside Rg1（2）：R$_1$=-H，R$_2$=-O-Glc，R$_3$=-Glc
Ginsenoside Rb1（3）：R$_1$=-Glc(2-1)Glc，R$_2$=-H，R$_3$=-Glc(6-1)Glc

Ginsenoside Rg3（4）

图 4-1-7　片仔癀中 14 种成分的结构分析

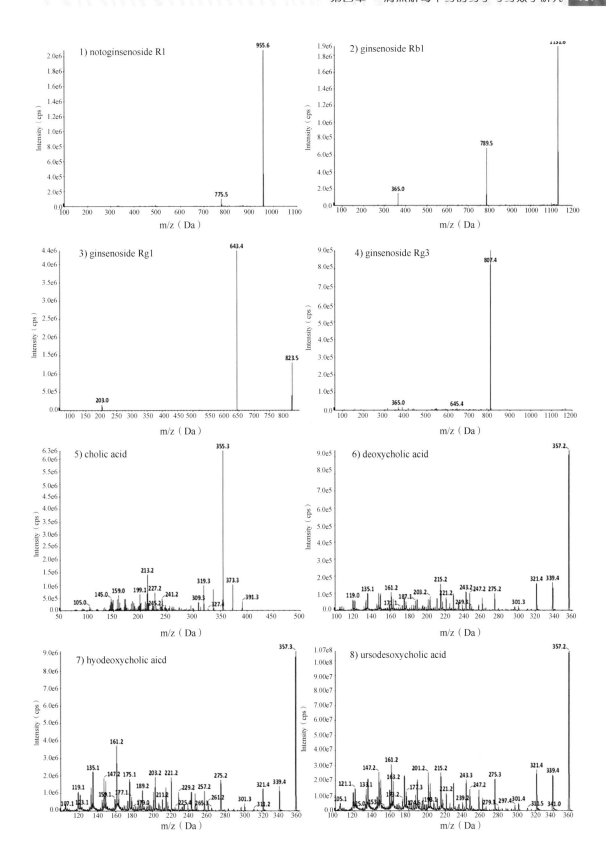

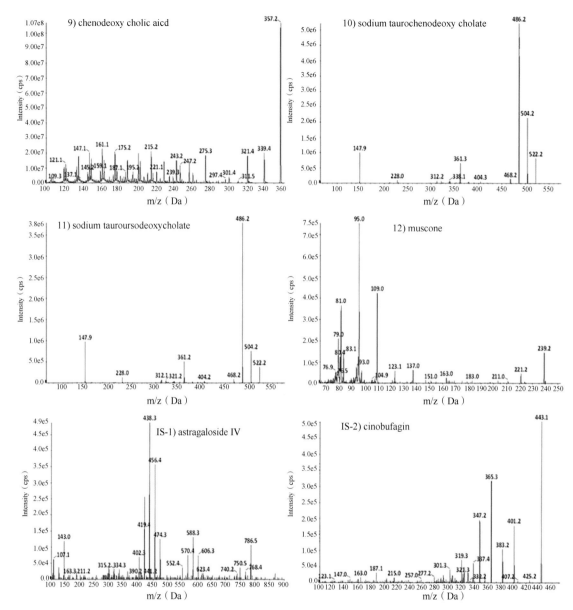

图 4-1-8　片仔癀中 14 种成分的二级质谱数据

首次用质谱法分析片仔癀的化学成分，检测到成分浓度范围分别在 0.04 ～ 64mg/g、0.02 ～ 64mg/g、0.002 ～ 64mg/g、0.02 ～ 1.28mg/g、0.02 ～ 64mg/g、0.04 ～ 64mg/g、0.02 ～ 1.28mg/g、0.004 ～ 1.28mg/g、0.02 ～ 64mg/g、0.02 ～ 1.28mg/g、0.004 ～ 1.28mg/g 和 0.02 ～ 6.4mg/g。与其他检测方法比较，能快速、准确、灵敏地检测到片仔癀中的指标成分。

（2）HPLC 成分分析研究

1）色谱条件：色谱柱为 Welch XB-C18（250mm×4.6mm，5μm）；流动相为乙腈（A）-水（含 0.5% 磷酸，B），梯度洗脱（0 ～ 50min，20% ～ 40% B）；体积流量 1ml/min；

进样量 10μl；检测波长 203nm。

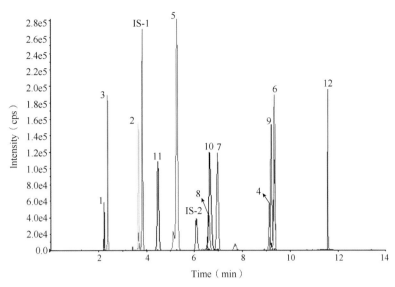

图 4-1-9　选择 12 种检测成分的离子扫描图

2）对照品溶液的制备：取人参皂苷 Rg1、人参皂苷 Rb1 和牛磺胆酸钠对照品适量，精密称定，加无水乙醇制成每 1ml 含 0.2mg 的溶液，摇匀，即得。

3）供试品溶液的制备：取本品细粉约 0.3g，精密称定，置具塞锥形瓶中，精密加入无水甲醇 25ml，混匀，密塞，称定重量，回流提取 30min，放冷，再称定重量，用无水甲醇补足减失的重量，摇匀，0.22μm 微孔滤膜过滤，取续滤液，即得。

4）成分分析结果：片仔癀色谱图中，对照品和样品相对保留时间及色谱峰较一致。同时，也反映了所建立的分离分析方法可用于片仔癀指纹图谱的建立和分析。结果见图 4-1-10。

四、小　结

本课题组主要通过常规超声和回流提取的方法提取上述清热解毒中药，并运用色谱分析法开展中药成分分析。结果为上述中药深入研究提供物质基础，并为临床应用提供依据。我们将进一步研究中药抗大肠癌作用明确的物质基础，为深入的机制研究提供依据。

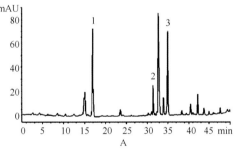

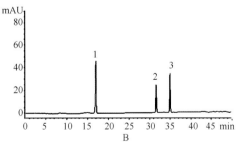

图 4-1-10　片仔癀供试品溶液的 HPLC 色谱图（A）及对照品图（B）

1.人参皂苷 Rg1；2.牛磺胆酸钠；3.人参皂苷 Rb1

第二节 清热解毒中药抗大肠癌的药效学研究

药效学研究是开展药物相关研究的前提,为后续开展药物作用机制研究作铺垫。所谓药效学研究方法可分为综合法和分析法。综合法是指在整体动物身上进行,并在若干其他因素综合参与下考察药物作用,根据实验动物情况不同,可分为正常动物法和实验治疗法。分析法是采用离体脏器,如离体肠管、离体心脏、血管、子宫及离体神经肌肉制备等,单一地考察药物对某一部分的作用。深入研究还包括细胞水平、分子水平的分析研究。

药效研究重要内容首先是疗效。疗效即治疗效果,是指药物作用的结果有利于改变患者的生理、生化功能或病理过程,使患者的机体恢复正常。其次,量效关系,即在一定剂量范围内,剂量(浓度)增加或减少时,其效应随之增强或减弱,两者有相关性。此外,药物不良反应决定了药物是否具有应用开发价值,在观察药物是否有效的同时也要研究药物的不良反应。

中药药效学(pharmacodynamics of Chinese material medical)是研究中药对机体的作用、作用机理及产生作用的物质基础(化学成分),阐明中药防治疾病原理的科学。抗肿瘤药物药效学研究包括体外抗肿瘤试验和体内抗肿瘤试验。需要强调的是,评价药物的抗癌活性时,以体内实验结果为主,同时参考体外实验结果以得出正确的结论。目前,进行中药抗肿瘤的药效学研究,主要包括抑瘤试验、增效减毒试验、调节免疫试验等。其中具体是以症状和体征的变化评定、肿瘤的大小评定、多种实验指标测定、生存期评定和生存质量评定。为此,我们开展的中药抗肿瘤的药效学试验设计与评价主要有以下几个方面。

一、中药抑瘤试验

体内试验通常采用动物肿瘤移植模型和人癌异体移植模型。可选择有代表性的瘤株考察其活性。对于来源于临床经验且已初步确定瘤种方向者,应选择与临床拟治疗肿瘤的性质、部位相近的瘤株进行抑瘤作用的考察。一般采用肿瘤生长至一定大小(如达到 $30 \sim 100 \text{mm}^3$)后,进行随机分组给药,通过观察瘤体的生长情况来判断药物的治疗效果。一般来说,动物肿瘤移植模型试验中的对照组小鼠瘤重均值不得低于 1g,且应进行 3 次重复试验。裸鼠移植瘤试验阳性对照药应尽可能根据瘤株选择敏感性强的药物。

体外实验可以在培养箱中培养大肠癌细胞,加入不同的剂量并给予不同时间的不同中药干预,观察其细胞的生长密度、活细胞数量、细胞形态的改变及细胞活力的影响。

二、中药抑制大肠癌血管新生

肿瘤侵袭转移是肿瘤治疗失败的主要原因,而在肿瘤发生侵袭转移的多步骤过程中,血管生成均发挥着重要作用。血管生成因子中研究的较为透彻的是 VEGF,其家族中的 VEGFA 因子和抗体 VEGFR2 等促血管生成因子发挥其重要作用。

体内实验使用鸡胚绒毛尿囊膜研究了中药对体内血管生成的影响,然后进一步在裸鼠皮下种植人大肠癌细胞后建立皮下移植瘤模型，通过免疫组化检测肿瘤组中内皮细胞标志物 CD31 分子表达以检测肿瘤微血管密度，同时对肿瘤组织中 VEGFA、VEGFR2 基因及蛋白表达进行检测。

体外实验使用基质胶试剂盒模拟体内微环境，检测中药对 HUVEC 细胞（人脐静脉内皮细胞）管腔形成能力的影响，以及可开展体外动脉环培养研究中药对血管新生的影响。

三、中药抑制大肠癌淋巴管新生

淋巴管转移也是肿瘤细胞存活的另一个重要途径。因此，抑制肿瘤淋巴管生成及转移的效果，也是我们进一步研究探索的重点。

体外实验采用管腔形成实验观察淋巴管细胞 HLEC 管腔形成能力，并检测促淋巴管新生因子 VEGF-C、VEGF-D 蛋白的表达；为进一步模拟体内环境，进行外源性 VEGF-C 诱导刺激，观察药物干预外源性 VEGF-C 诱导的 HLEC 细胞后，其迁移能力及管腔形成能力的变化情况。

四、中药抑制大肠癌转移

癌细胞的迁移是肿瘤转移的重要驱动因素。肿瘤细胞的划痕修复、迁移、侵袭和黏附能力直接反映肿瘤细胞的转移与运动能力。

体内实验可以采用尾静脉注射大肠癌细胞建立转移模型、盲肠黏膜下种植原位移植瘤构建移植瘤模型及脾脏内注射肿瘤细胞构建肝转移模型等。采用 Western Blot 检测细胞 EMT 标志蛋白（E-cadherin、N-cadherin、Vimentin）及 TGF-β/Smad 经典通路相关蛋白（TGF-β、Smad2/3、Smad4、p-Smad2/3）的表达。此外，通过稳定表达荧光素酶的大肠癌细胞构建转移瘤模型，可采用小动物活体成像技术活体观察大肠癌的转移情况及瘤体生长情况。

体外实验 Migration 和 Invasion 都是通过计算相同时间内穿过小孔膜的细胞数来反映细胞迁移能力的方法，穿过小孔膜的细胞数越多，迁移侵袭能力越强。划痕损伤修复以体外实验观察细胞是否生长（修复）至中央划痕区，以此判断细胞的运动迁移能力。细胞黏附能力从侧面反映细胞运动能力，黏附性越强，细胞的运动性越弱。

五、中药逆转大肠癌耐药作用

肿瘤 MDR 是指在化疗过程中肿瘤细胞在长期接触某一种抗癌化学药物后产生耐药性的同时，对其他作用机制不同或许多结构不同的抗癌化学药物也产生交叉耐药现象。肿瘤细胞 MDR 产生的机制包括细胞内药物蓄积减少［药物外排增加和（或）摄入减少］、药物在细胞内的分布发生改变、药物解毒系统的激活、靶分子修复能力的增强、DNA 修复系统的激活、细胞死亡通路的改变及机体微环境的改变等多个方面和多个环节发生变化。目前认为肿瘤细胞将进入胞内的化疗药物排到胞外是肿瘤细胞产生耐药的最重要机制，其中 ABC 膜转运蛋白基因超家族中有许多成员广泛参与肿瘤 MDR，与肿瘤 MDR 关系密切。

中药增加了药物的敏感性，并且起到了减毒增效的作用。

体内实验构建 BABL/c 裸鼠人结肠癌细胞 HCT-8/5-FU 的皮下移植瘤模型，RT-PCR 和免疫组化（IHC）或 Western Blot 方法检测移植瘤组织中 ABC 转运蛋白 MRP1、P-gp、BCRP、ABCG2 的 mRNA 和蛋白表达情况。

体外培养大肠癌耐药细胞 HCT-8/5-FU，流式检测中药对细胞的敏感性，同时 WB 检测了上述 ABC 转运蛋白的表达情况；中药抑制大肠癌耐药细胞的药物外排功能，进而增加细胞内化疗药物氟尿嘧啶、多柔比星（阿霉素，ADM）和罗丹明（Rh123）蓄积，发挥逆转大肠癌细胞耐药的作用。

六、清热解毒中药的药效作用研究

1. 抑瘤作用　白花蛇舌草、半枝莲、夏枯草、败酱草、片仔癀等中药均能够在体内抑制瘤体组织的大小和体积的生长，且对移植瘤小鼠的体重无明显影响，表明该药物没有明显的不良反应；体外抑制大肠癌细胞的增殖和诱导其凋亡的作用，且通过调控多个信号通路诱导大肠癌细胞凋亡，如 Caspase 途径、线粒体通路、死亡受体通路、Hedgehog（Hh）信号通路等（详见第五章第一节和第二节）。

2. 抑制血管新生作用　白花蛇舌草、夏枯草、败酱草、半枝莲、片仔癀等中药均能够在体内外抑制血管管腔的形成，并显著抑制 VEGFA、VEGFR2 等促血管生成因子的表达（详见第五章第三节）。

3. 抑制淋巴管新生作用　白花蛇舌草、片仔癀等在体外可明显抑制大肠癌细胞 VEGF-C、VEGF-D 的蛋白表达，可明显抑制 HLEC 的管腔形成能力及迁移能力，从而发挥抑制淋巴管新生的作用。此外，上述中药对 VEGF-C 诱导的 HLEC 细胞迁移能力和管腔形成能力也具有显著的抑制作用（详见第五章第六节）。

4. 抑制细胞转移作用　白花蛇舌草、半枝莲、片仔癀等中药体内外均能抑制大肠癌细胞的迁移和侵袭能力，并且可通过抑制 TGF-β/Smad 信号转导通路活化，进而抑制 CRC 细胞 EMT 的发生（详见第五章第五节）。

5. 逆转耐药作用　白花蛇舌草、片仔癀等体内外均可降低 ABC 转运蛋白 MRP1、P-gp、BCRP、ABCG2 的 mRNA 和蛋白表达，从而抑制大肠癌耐药细胞的药物外排功能。在体外具有逆转大肠癌多药耐药的作用，并可增加耐药细胞对化疗药物的敏感性（详见第六章第一节）。

七、小　　结

本课题组近年来主要进行了上述清热解毒中药抗大肠癌作用的相关研究。通过体内实验和体外实验，结果表明上述清热解毒中药在抑制大肠癌肿瘤、血管新生、淋巴管新生、细胞转移和逆转耐药等方面具有显著作用。我们将继续深入开展研究，为大肠癌临床治疗提供依据。

参 考 文 献

白翠英，2008. 白花蛇舌草治疗结肠癌术后化疗反应伴膀胱结石症 . 中医杂志，49（7）：635.

蔡巧燕，沈阿灵，林久茂，等，2013. 片仔癀逆转人结肠癌细胞 HCT-8/5-FU 耐药性的实验研究 . 福建中医药，44（1）：58-60.

邓子煜，徐先祥，张小鸿，等，2012. 夏枯草药理学研究进展 . 安徽医学，33（7）：937-939.

方翌，张铃，蔡巧燕，等，2016. 夏枯草乙醇提取物抑制人结肠癌细胞 HCT-8 增殖及诱导细胞凋亡 . 福建中医药，47（5）：11-13.

林久茂，詹友知，魏丽慧，等，2013. 白花蛇舌草提取物逆转结肠癌细胞 5-FU 耐药的作用 . 福建中医药，44（1）：53-55.

林珊，陈达鑫，蔡巧燕，等，2016. Folin-Ciocaheu 比色法测定白花蛇舌草总酚的含量 . 福建中医药，47（5）：31-32.

彭军，林久茂，魏丽慧，等，2010. 半枝莲提取物诱导结肠癌 HT-29 细胞凋亡的机制研究 . 福建中医药大学学报，20（6）：35-38.

陶伟，2008. 中药半枝莲的药理及临床应用研究进展 . 海军医学杂志，29（2）：181-184.

王丽丽，陈达鑫，林久茂，等，2015. 白花蛇舌草不同溶剂提取方法差异成分分析 . 福建分析测试，24（5）：8-12.

于钦礼，王永霞，2013. 白花蛇舌草注射液灌肠治疗晚期肠癌 80 例临床观察报告 . 中国保健营养，23（7）：4060-4061.

张德芳，章卓华，2007. 白花蛇舌草用于结肠癌术后辅助治疗体会 . 陕西中医，28（9）：1217-1218.

Feng L，Au-Yeung W，Xu Y H，et al，2011. Oleanolic acid from Prunella vulgaris L. induces SPC-A-1 cell line apoptosis via regulation of Bax，Bad and Bcl-2 expression. Asian Pac J Cancer Prev，12（2）：403-408.

Huang M，Zhao H，Xu W，et al，2013. Rapid simultaneous determination of twelve major components in Pien Tze Huang by ultra-performance liquid chromatography coupled with triple quadrupole mass spectrometry. Journal of Separation Science，36（24）：3866-3873.

Lin J，Cai Q Y，Xu W，et al，2018. Chemical composition，anticancer，anti-neuroinflammatory，and antioxidant activities of the essential oil of Patrinia scabiosaefolia. Chinese Journal of Integrative Medicine，24（3）：207-212.

Lin J，Chen Y，Cai Q，et al，2014. Scutellaria barbata D don inhibits colorectal cancer growth via suppression of multiple signaling pathways. Integrative Cancer Therapies，13（3）：240-248.

Lin J，Wei L，Xu W，et al，2011. Effect of hedyotis diffusa willd extract on tumor angiogenesis. Molecular Medicine Reports，4（6）：1283-1288.

Lin J M，Wei L H，Chen Y Q，et al，2011. Pien Tze Huang-induced apoptosis in human colon cancer HT-29 cells is associated with regulation of the Bcl-2 family and activation of caspase 3. Chinese Journal of Integrative Medicine，17（9）：685.

Shen A L，Hong F，Liu L Y，et al，2012. Effects of Pien Tze Huang on angiogenesis in vivo and in vitro. Chinese Journal of Integrative Medicine，18（6）：431-436.

Zhang Q，Hong F，Shen A，et al，2012. Pien Tze Huang inhibits tumor cell proliferation and promotes apoptosis via suppressing the STAT3 pathway in a colorectal cancer mouse model. International Journal of Oncology，40（5）：1569-1574.

Zheng L P，Chen Y Q，Lin W，et al，2011. Spica Prunellae extract promotes mitochondrion-dependent apoptosis in human colon carcinoma cell line. African Journal of Pharmacy and Pharmacology，5（3）：327-335.

第五章

清热解毒中药抑制大肠癌的作用机制研究

第一节 诱导大肠癌细胞凋亡

一、细胞凋亡概况

细胞凋亡是细胞的一种基本生物学现象，是指为维持内环境稳定，由基因控制细胞自主有序的死亡。细胞凋亡是主动性死亡过程，它涉及一系列基因的激活、表达及调控等作用，它不是病理条件下自体损伤的一种现象，而是为更好地适应生存环境而主动争取的一种死亡过程。

二、细胞凋亡的主要特征

1. 形态学变化 形态学观察细胞凋亡的变化是多阶段个体化的生物学行为，首先出现的是细胞体积缩小后连接消失，进而与周围的细胞脱离，然后是细胞质密度增加、线粒体膜电位消失、通透性改变，释放细胞色素 C 到胞质，核质浓缩，核膜、核仁破碎，DNA 降解为 180～200bp 片段；细胞膜有小泡状形成，膜内侧磷脂酰丝氨酸外翻到细胞膜表面，细胞膜结构仍然完整，最终可将凋亡细胞分割包裹为几个凋亡小体，随后可迅速被周围吞噬细胞吞噬。

2. 生物化学变化 细胞凋亡的一个显著特点是细胞染色体 DNA 降解，这种降解非常特异并有规律，所产生的不同长度的 DNA 片段为 180～200bp 的整数倍，而这正好是缠绕组蛋白寡聚体的长度，提示染色体 DNA 恰好是在核小体与核小体的连接部位被切断，产生不同长度的寡聚核小体片段，实验证明，这种 DNA 的有控降解是一种内源性核酸内切酶作用的结果，该酶在核小体连接部位切断染色体 DNA，这种降解表现在琼脂糖凝胶电泳中就呈现特异的梯状 Ladder 图谱，而坏死细胞呈弥漫性连续图谱。

三、细胞凋亡的过程机制

细胞凋亡的过程大致可分为以下几个阶段：接受凋亡信号→凋亡调控分子间的相互作用→蛋白水解酶 Caspase 的活化→进入连续反应过程。

1. 凋亡的启动 细胞凋亡的启动是细胞在感受到相应的信号刺激后胞内一系列控制开

关的开启或关闭，不同的外界因素启动凋亡的方式不同，所引起的信号转导也不相同，客观上说对细胞凋亡过程中信号传递系统的认识还是不全面的，目前比较清楚的通路主要有以下几种。

（1）细胞凋亡的膜受体通路：各种外界因素是细胞凋亡的启动因子，它们可以通过不同的信号传递系统传递凋亡信号，引起细胞凋亡，以 Fas-FasL 为例：Fas 是一种跨膜蛋白，属于肿瘤坏死因子受体超家族成员，它与 FasL 结合后激活 ProCaspase-8，再激活 ProCaspase-3 介导细胞凋亡。

（2）细胞色素 C 释放和 Caspases 激活的生物化学途径：线粒体细胞色素 C 是凋亡发生的阀门。实验表明细胞色素 C 从线粒体释放是细胞凋亡的关键步骤。释放到细胞浆的细胞色素 C 在 dATP 存在的条件下能与凋亡相关因子 1（Apaf-1）结合，使其形成多聚体，并促使 Caspase-9 与其结合形成凋亡小体，Caspase-9 被激活后激活其他的 Caspase 如 Caspase-3 等，从而诱导细胞凋亡。

2. 凋亡的执行　　细胞凋亡的过程实际上是 Caspase 不可逆有限水解底物的级联放大反应过程，到目前为止，至少已有 14 种 Caspase 被发现，Caspase 分子间的同源性很高，结构相似，都是半胱氨酸家族蛋白酶，根据功能可把 Caspase 分为两类：第一类参与细胞的加工，如 Pro-IL-1β 和 Pro-IL-1δ，形成有活性的 IL-1β 和 IL-1δ；第二类参与细胞凋亡，包括 Caspase-2/Caspase-3/Caspase-6/Caspase-7/Caspase-8/Caspase-9/Caspase-10。

四、细胞凋亡的检测方法

1. 早期凋亡检测

（1）磷脂酰丝氨酸（PS）在细胞外膜上的检测：在细胞受到凋亡诱导后不久 PS 从细胞膜内侧转移到细胞膜外侧，可作为免疫系统的识别标志。Annexin V，一个钙依赖性的磷脂结合蛋白，能专一性地结合暴露在膜外侧的 PS，再通过显色或发光系统进行检测。

（2）细胞色素 C 的定位检测：细胞色素 C 作为一种信号物质，存在于线粒体内膜和外膜之间的腔中。其凋亡信号刺激使其从线粒体释放至细胞液，结合 Apaf-1（apoptotic protease activating factor-1）后启动 Caspase 级联反应：细胞色素 C/Apaf-1 复合物激活 Caspase-9，后者再激活 Caspase-3 和其他下游 Caspase。

（3）线粒体膜电位变化的检测：线粒体凋亡也是细胞凋亡的重要组成部分。在受到凋亡诱导后线粒体转膜电位会发生变化，导致膜穿透性的改变。JC-1，一个阳离子性的染色剂，对此改变非常敏感，呈现出不同的荧光染色。正常细胞中，它在线粒体中形成聚集体，发出强烈的红色荧光。凋亡细胞中，因线粒体膜电位的改变，它以单体形式存在于细胞液中，发出绿色荧光。用荧光显微镜或流式细胞仪可清楚地分辨这两种不同的荧光信号。

2. 晚期凋亡检测　　细胞晚期凋亡中，核酸内切酶（某些 Caspase 的底物）在核小体之间剪切核 DNA，产生大量长度在 180 ～ 200bp 的 DNA 片段。对于这一现象的检测通常有以下两种方法。

（1）TUNEL：通过 DNA 末端转移酶将带标记的 dNTP 间接或直接接到 DNA 片段的 3′-OH 端，再通过酶联显色或荧光检测定量分析结果。

（2）LM-PCR Ladder：当凋亡细胞比例较小及检测样品量很少（如活体组织切片）时，直接琼脂糖电泳可能观察不到核 DNA 的变化。LM-PCR Ladder Assay Kit 通过 LM-PCR，连上特异性接头，专一性地扩增核小体的梯度片段，从而灵敏地检测凋亡时产生的核小体的梯度片段。此外，LM-PCR 检测是半定量的，因此相同凋亡程度的不同样品可进行比较。

五、细胞凋亡相关信号通路

1. 受体酪氨酸蛋白激酶体系

（1）MAPK 信号转导通路：丝裂原激活蛋白激酶（MAPK）信号转导通路，又被称为细胞外信号调节激酶（ERK）级联途径，在细胞外刺激信号从细胞表面传导到细胞核内部的过程中发挥着重要作用，与细胞的增殖、凋亡等生理过程密切相关。目前在哺乳动物细胞中被发现的 MAPK 信号转导通路至少有 4 条：ERK、c-Jun 氨基末端激酶（JNK）/应激激活蛋白激酶（SAPK）、p38 和 ERK5/ 大丝裂素活化蛋白激酶（BMK1）途径。许多研究表明，ERK、JNK/SAPK、p38 这三条转导通路与肿瘤细胞凋亡的关系最为密切。目前普遍认为 p38 主要是通过增强促凋亡蛋白的表达，磷酸化 p53 和诱导 Bax 转位等途径诱导细胞凋亡。JNK 有三种亚型：JNK1、JNK2、JNK3。活化的 JNK 与转录因子 c-Jun、p53 等的氨基末端区域结合，引发一系列磷酸化反应而增强转录活性，活化转录激活因子 AP-1，上调凋亡前体因子 NF-κB、p53 等表达，加速细胞凋亡。

（2）PI3K/AKT 信号转导通路：PI3K/AKT 信号通路由两部分组成，一部分是磷脂酰肌醇 3- 激酶（PI3K），另一部分是其下游分子丝氨酸 / 苏氨酸蛋白激酶 B（PKB/AKT），通过调控其下游的多种效应分子而发挥其抗凋亡作用。研究显示 PI3K 信号通路的持续激活与细胞的增殖、凋亡等过程密切相关，会导致细胞异常增殖和恶性转化。同时，PI3K 信号通路中的重要分子 PI3K、AKT 和 mTOR 属于原癌因子，在恶性肿瘤中经常表现出异常持续活化。AKT 在 PI3K 或缺氧微环境的刺激下发生磷酸化，形成 p-AKT。激活的 AKT 从细胞质募集至胞膜或转位到胞核，使底物蛋白特定部位的丝氨酸、苏氨酸磷酸化。p-AKT 可通过上调凋亡抑制蛋白 Bcl-2 的表达、抑制 Caspase-9 的活性来抑制细胞凋亡。

2. 非受体酪氨酸蛋白激酶途径

（1）JAK-STAT 通路：Janus 蛋白酪氨酸激酶（JAK）/ 信号转导和转录活化蛋白（STAT）是非受体酪氨酸蛋白激酶途径的代表，在细胞向恶性转化和异常增殖过程中发挥重要作用。其中 STAT1、STAT3 和 STAT5 是 3 个重要的信号分子，Bcl-2 依赖和非依赖途径均可影响 STAT3 表达，促进肿瘤细胞生长和抑制细胞凋亡，并与肿瘤的进展呈正相关。

（2）IL-6/STAT3 通路：STAT3 在细胞生长和增殖中发挥重要的信号传递作用，与肿瘤的发生密切相关。STAT3 能够被多种生长因子和细胞因子激活，包括表皮生长因子（VEGF）和白细胞介素（IL-6）。现已经证实，IL-6/STAT3 信号转导通路异常激活介导的 Pim-1、Bcl-2 和 Cyclin D1 的过度表达将导致细胞过度增殖和凋亡抑制而引起肿瘤的发生。肿瘤患者可见 STAT3 激活，这通常预示疾病的预后较差。

（3）Caspase 途径：Caspase 因参与凋亡的启动和执行过程，故在诱导细胞凋亡的过程中起着关键的作用，其在级联反应中的功能随位置不同而有异。其中 Caspase-8 是凋亡过程中主要的凋亡始动因子，通过激活凋亡级联反应下游相关效应因子引发凋亡；Caspase-3 则是发挥重要作用的执行子，它的激活标志着凋亡进入不可逆的阶段。

（4）Wnt 信号通路：是一类促进细胞生长的信号通路，在生物进化中十分保守，在正常成熟细胞中处于未激活状态，参与胚胎发育、器官形成、组织再生和其他生理过程，其异常激活与肿瘤发生密切相关。当 Wnt/β-catenin 信号通路被激活，β-catenin 作为重要信号分子在细胞质中大量积累并向细胞核内转移，在细胞核中，与转录因子家族效应因子结合，顺序激活一系列原癌基因，导致细胞异常增殖、分化。

（5）线粒体通路：即内源性通路，在多种凋亡刺激如 DNA 损伤、化疗药物、热休克等作用下引起线粒体外膜通透化和线粒体内细胞色素 C 释放，与 Caspase-9 形成凋亡小体后激活 Caspase-3，启动细胞凋亡。此外，Bcl-2 家族成员也参与该通路的调控。

（6）死亡受体通路：即外源性通路，由死亡配体（如 TNF、FasL）和受体（如 TNFR、Fas）结合介导，可通过死亡诱导信号复合物激活 Caspase-8，继而活化 Caspase-3，引发细胞凋亡。

（7）Hedgehog（Hh）信号通路：其通路成员基因的异常表达会启动靶基因转录，引起细胞异常分裂增殖，从而导致肿瘤形成。Hh 信号通路参与多种恶性肿瘤的发生与演进，可能的致癌途径有两个：①通过配体 Shh 表达，内源性 Shh 过表达，并和受体 Ptch 结合，从而解除后者对下游因子 Smo 的抑制作用，促使全长的 Gli 进入核内启动靶基因；② Ptch 和（或）Smo 发生突变，导致下游信号传导调节失控，靶基因不断激活。目前已有研究证实结直肠癌的发生与 Hh 信号通路异常激活有关。

六、清热解毒中药促进大肠癌凋亡的相关研究

1. 白花蛇舌草　BALB/c 裸鼠皮下种植人 HT-29 肠癌细胞后建立裸鼠皮下移植瘤模型，给予白花蛇舌草乙醇提取物（EEHDW）后，TUNEL 法检测瘤体组织中细胞的凋亡情况，发现 EEHDW 显著诱导凋亡（图 5-1-1，$P < 0.05$）。RT-PCR 和 Western Blot 分析表明 EEHDW 调节瘤体组织 Bax、Bcl-2 的 mRNA 和蛋白表达（图 5-1-2）。

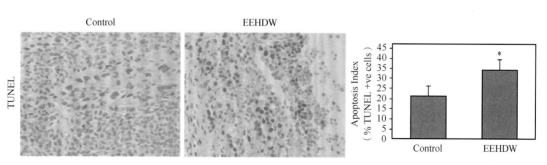

图 5-1-1　EEHDW 诱导瘤体组织细胞凋亡（400×）

与对照组（Control）比较，*$P < 0.05$

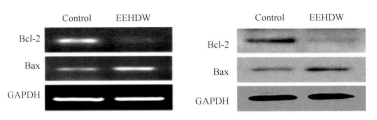

图 5-1-2　EEHDW 调节瘤体组织中 Bax、Bcl-2 的 mRNA（左）和蛋白（右）表达

　　为了确定 EEHDW 对细胞生长的抑制作用是否与凋亡有关，通过 Annexin-V/PI 染色检测了 EEHDW 对 HT-29 细胞的促凋亡作用，并进行流式细胞仪（FACS）分析。结果表明 EEHDW 诱导 HT-29 细胞凋亡（图 5-1-3）。又进一步研究了 EEHDW 对细胞 DNA 断裂的影响。研究结果显示 EEHDW 处理 24h 后，HT-29 细胞的 DNA 片段呈现出不连续的梯状结构特征（图 5-1-3）。JC-1 染色分析表明 EEHDW 促进 HT-29 细胞线粒体膜电位的下降（图 5-1-4）。比色法分析表明促进 Caspase-3 和 Caspase-9 的活化（图 5-1-5）。然后通过 Western Blot 检测肿瘤组织中细胞色素 C、Caspase-3、Caspase-9、PARP 水平，观察 EEHDW 在体内对细胞凋亡的影响（图 5-1-6，$P < 0.05$）。这些数据表明，EEHDW 通过线粒体依赖途径促进 HT-29 细胞凋亡。RT-PCR 和 Western Blot 分析表明 EEHDW 调节 HT-29 细胞 Bax、Bcl-2 mRNA 和蛋白的表达（图 5-1-7）。

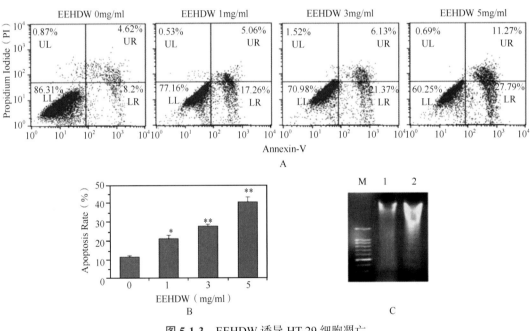

图 5-1-3　EEHDW 诱导 HT-29 细胞凋亡

与对照组比较，$*P < 0.05$，$**P < 0.01$

　　为了进一步检测 EEHDW 是否通过多条信号通路诱导细胞凋亡，采用 Bio-plex 法检测瘤体组织（A）和 HT-29 细胞（B）中蛋白磷酸化 AKT、ERK1/2、JNK、p38、p70S6 K、p53 和 STAT3 水平（图 5-1-8，$P < 0.05$）。Western Blot 分析表明 EEHDW 可通过 STAT3 通路诱导细胞凋亡（图 5-1-9，$P < 0.05$）。

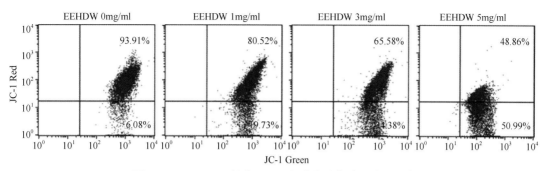

图 5-1-4　EEHDW 促进 HT-29 细胞线粒体膜电位的下降

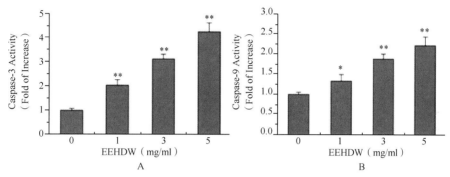

图 5-1-5　EEHDW 促进 HT-29 细胞 Caspase-3 和 Caspase-9 的活化

与对照组比较，$*P < 0.05$，$**P < 0.01$

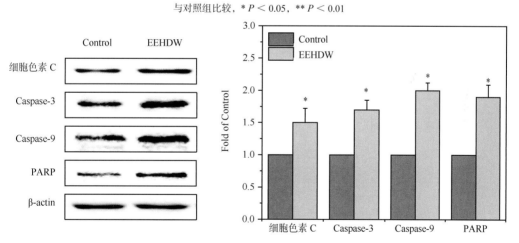

图 5-1-6　EEHDW 诱导 HT-29 细胞凋亡

与对照组（Control）比较，$*P < 0.05$

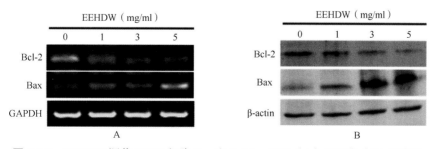

图 5-1-7　EEHDW 调节 HT-29 细胞 Bax 和 Bcl-2 mRNA（A）和蛋白（B）的表达

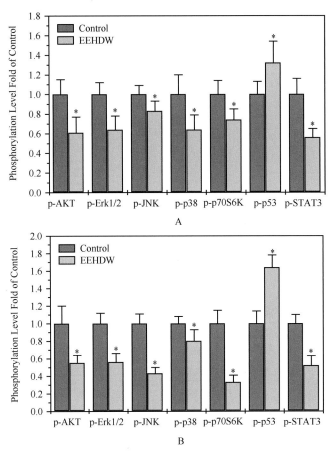

图 5-1-8　EEHDW 在体内和体外调节多种信号通路诱导凋亡

与对照组（Control）比较，* $P < 0.05$；A. 瘤体组织，B. HT-29 细胞

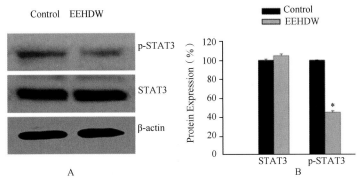

图 5-1-9　EEHDW 抑制 CRC 异种移植小鼠 STAT3 的磷酸化

与对照组（Control）比较，* $P < 0.05$

　　为了确定 EEHDW 在细胞因子 IL-6 介导下的作用，通过流式分析，EEHDW 可诱导 IL-6 介导的 HT-29 细胞凋亡（图 5-1-10，$P < 0.05$）。比色法分析 EEHDW 可促进 IL-6 介导的 HT-29 细胞 Caspase-9 和 Caspase-3 的活性（图 5-1-11）。Western Blot 结果表明 EEHDW 抑制 IL-6 介导的 HT-29 细胞 STAT3 磷酸化（图 5-1-12）。

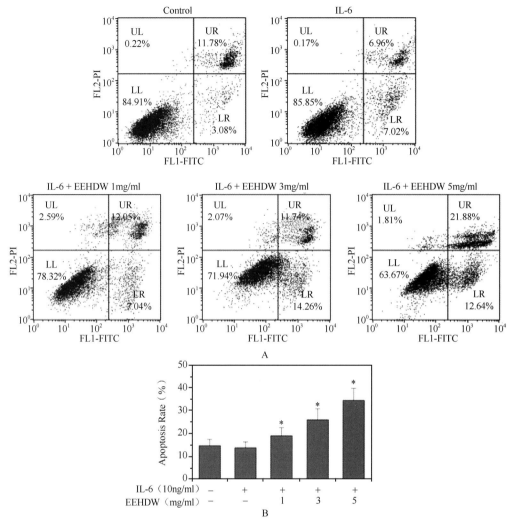

图 5-1-10 EEHDW 可诱导 IL-6 介导的 HT-29 细胞的凋亡

与经 IL-6 处理而不经 EEHDW 处理的细胞相比，$*P < 0.05$

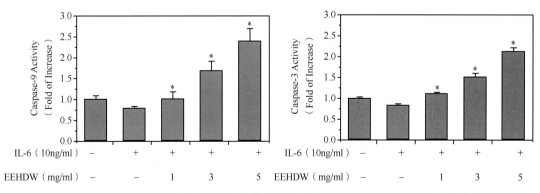

图 5-1-11 EEHDW 可促进 IL-6 介导的 HT-29 细胞 Caspase-9 和 Caspase-3 的活化

与对照组比较，$*P < 0.05$；与经 IL-6 处理而不经 EEHDW 处理的细胞相比，$*P < 0.05$

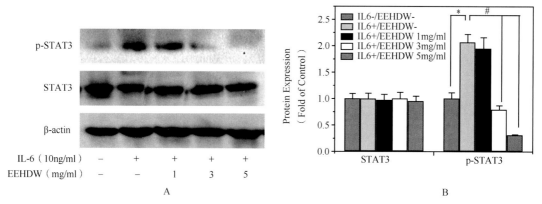

图 5-1-12 EEHDW 处理抑制 IL-6 介导的 HT-29 细胞 STAT3 磷酸化

与对照组比较，$*P < 0.05$；与经 IL-6 处理而不经 EEHDW 处理的细胞相比，$\#P < 0.05$

2. 夏枯草 在 BALB/c 裸鼠皮下种植人 HT-29 肠癌细胞后建立裸鼠皮下移植瘤模型，给予夏枯草乙醇提取物（EESP）后观察肿瘤体积大小，取材后称量肿瘤重量，HE 染色分析肿瘤病理，结果表明 EESP 显著减小肿瘤体积和肿瘤重量，且对裸鼠体重无影响，无明显的毒性作用（图 5-1-13，$P < 0.01$）。通过 TUNEL 检测细胞凋亡情况，结果显示 EESP 可诱导细胞凋亡（图 5-1-14，$P < 0.01$）。STAT3 信号通路与细胞增殖、凋亡密切相关，因此研究了 EESP 对 STAT3 及其磷酸化的影响，免疫组化法检测 HT-29 肠癌裸鼠皮下移植瘤组织中 STAT3 及其磷酸化的表达量，结果表明 EESP 显著抑制小鼠肿瘤组织中 STAT3

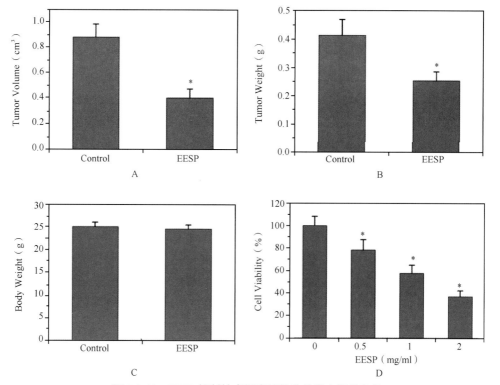

图 5-1-13 EESP 抑制结直肠癌异种移植瘤小鼠的生长

与对照组（Control）相比，$*P < 0.01$

通路（图 5-1-15，$P < 0.01$），进而诱导细胞凋亡。在前期实验基础上，进一步运用 RT-PCR 和免疫组化分析检测 EESP 对促凋亡 Bax 和抗凋亡 Bcl-2 表达的影响。结果显示 EESP 显著诱导肿瘤组织中凋亡相关因子的表达（图 5-1-16，$P < 0.01$）。

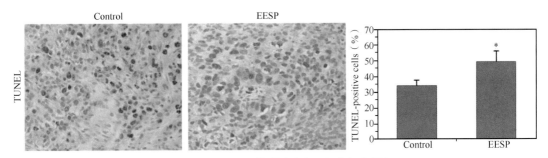

图 5-1-14　EESP 显著诱导肿瘤组织中细胞凋亡

与对照组（Control）相比，$*P < 0.01$；图片放大倍数为 400×

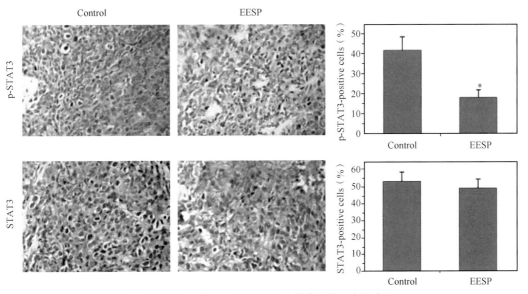

图 5-1-15　肿瘤组织中 STAT3 及其磷酸化蛋白的表达

与对照组（Control）相比，$*P < 0.01$；图片放大倍数为 400×

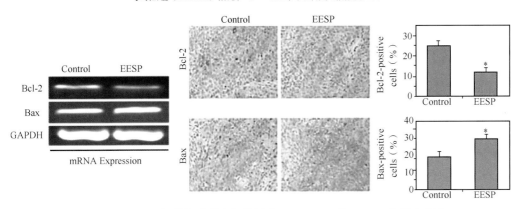

图 5-1-16　EESP 调控细胞凋亡相关因子 Bcl-2、Bax 的 mRNA 和蛋白表达

与对照组（Control）相比，$*P < 0.01$；图片放大倍数为 400×

Hoechst 33258 染色发现 HCT-8 活细胞核呈现出弥散均匀荧光，而凋亡细胞则在细胞核内可见浓染致密的颗粒块状荧光、染色质凝聚等特征（图 5-1-17）。

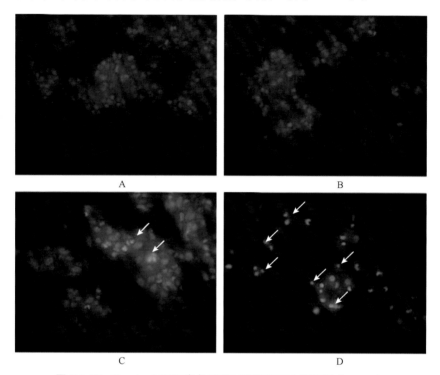

图 5-1-17　Hoechst 33258 染色 EESP 干预 HCT-8 细胞图（400×）

A. 0mg/ml 的 EESP 组；B. 0.25mg/ml 的 EESP 组；C. 0.50mg/ml 的 EESP 组；D. 1.00mg/ml 的 EESP 组

研究发现肿瘤抑制因子 microRNA-34a（miR-34a）是夏枯草发挥抗肿瘤活性的靶因子。夏枯草乙醇提取物（EESP）以 IC_{50} 剂量处理 48h 后 miR-34a 表达显著上调，而其靶基因（Bcl-2、Notch1 和 Notch2）的相对 mRNA 表达水平和蛋白水平显著下调（图 5-1-18，图 5-1-19）。为了验证 EESP 的作用是通过激活 miR-34a 通路来实现的，在 EESP 干预后将 miR-34a 抑制剂转染到 HCT-8 细胞中。转染 miR-34a 抑制剂后，内源性 miR-34a 水平显著降低，而其靶基因 Bcl-2、Notch1 和 Notch2 均显著升高（图 5-1-20）。这些结果表明，EESP 可以通过激活 miR-34a 靶向 Notch1、Notch2 和 Bcl-2 来诱导细胞凋亡从而抑制HCT-8 细胞的生长。

3. 败酱草　败酱草乙醇提取物（EEPS）通过线粒体依赖性诱导人结直肠癌 HT-29皮下移植瘤裸鼠模型的肿瘤细胞凋亡。TUNEL 结果表明 EEPS 促进移植瘤细胞的凋亡（图5-1-21，$P < 0.05$）。Hoechst 33258 染色观察细胞形态学变化，EEPS 处理的细胞染色质浓缩，核出现破碎等典型的凋亡形态特征（图 5-1-22）。RT-PCR 和 Western Blot 结果显示 EEPS 显著降低 HT-29 细胞和 CRC 肿瘤组织的抗凋亡 Bcl-2 mRNA 表达水平和蛋白水平，而促凋亡 Bax 在 EEPS 治疗后显著升高（图 5-1-23，$P < 0.05$）。采用 JC-1 染色，流式分析表明 EEPS 能够降低线粒体膜电位。比色法分析 EEPS 可促进 HT-29 细胞 Caspase-9 和Caspase-3 的活化（图 5-1-24，$P < 0.05$）。

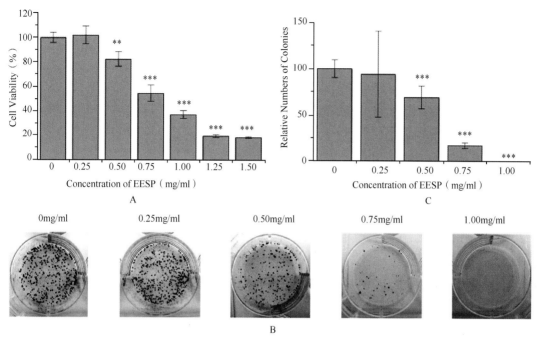

图 5-1-18　EESP 在 48h 内抑制 HCT-8 细胞的生长

与对照组（Control）比较，** $P < 0.01$，*** $P < 0.001$

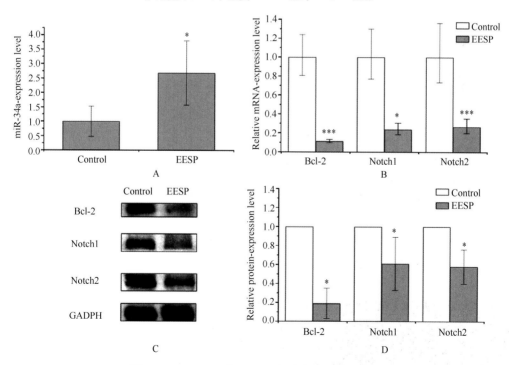

图 5-1-19　EESP 上调 HCT-8 细胞内 miR-34a 表达

与对照组（Control）比较，* $P < 0.05$，*** $P < 0.001$

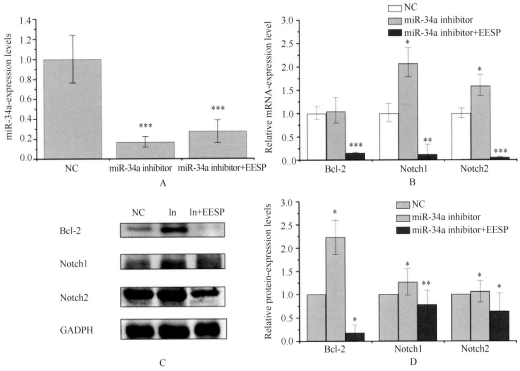

图 5-1-20　EESP 逆转 miR -34a 介导的 Bcl-2、Notch1 和 Notch2 下调

与对照组（NC）比较，* $P < 0.05$，** $P < 0.01$，*** $P < 0.001$

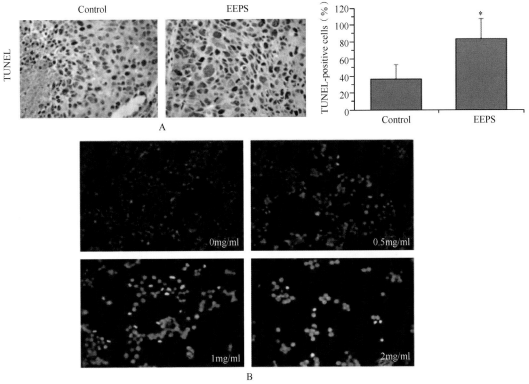

图 5-1-21　EEPS 诱导结直肠癌移植瘤小鼠组织和 HT-29 细胞的凋亡

与对照组（Control）相比，* $P < 0.05$；A. 瘤体组织（400×），B. HT-29 细胞（200×）

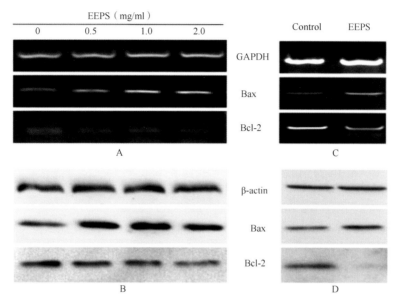

图 5-1-22　EEPS 诱导结直肠癌（CRC）移植瘤小鼠组织和 HT-29 细胞的 Bax 和 Bcl-2 表达

A、B. HT-29 细胞；C、D. 瘤体组织

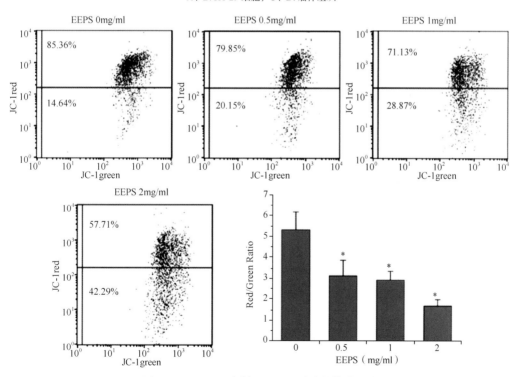

图 5-1-23　EEPS 降低 HT-29 细胞线粒体膜电位

与对照组相比，*P < 0.05

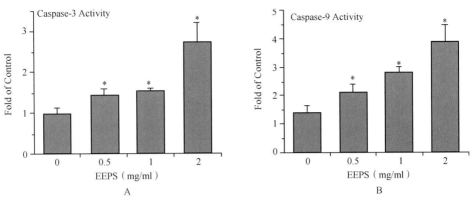

图 5-1-24　EEPS 促进 HT-29 细胞 Caspase-3 和 Caspase-9 的活化

与对照组相比，*$P < 0.05$

4. 半枝莲　在 BALB/c 裸鼠皮下种植人 HT-29 肠癌细胞后建立裸鼠皮下移植瘤模型，观察给予半枝莲乙醇提取物（EESB）后可抑制移植瘤的生长。进一步应用 TUNEL 法、RT-PCR 和 Western Blot 探讨体内 EESB 抗凋亡的作用机制。结果表明，EESB 显著上调 HT-29 裸鼠皮下移植瘤组织中 Bcl-2 基因及蛋白的表达和下调 Bax 基因及蛋白的表达（图 5-1-25，$P < 0.01$）。

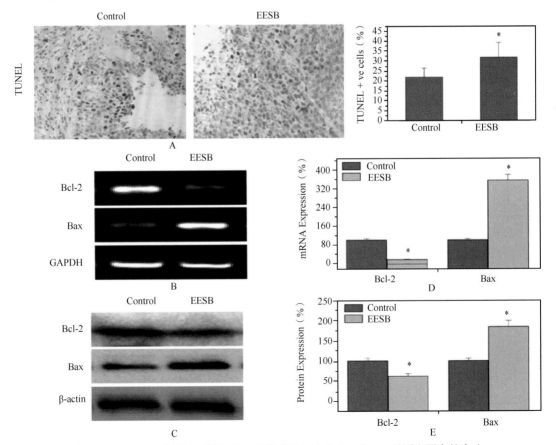

图 5-1-25　EESB 调控皮下移植瘤小鼠肿瘤组织中 Bcl-2 及 Bax 基因和蛋白的表达

与对照组（Control）相比，*$P < 0.01$；图片放大倍数 400×

　　STAT3、ERK 和 p38 信号通路与细胞增殖、凋亡密切相关，因此研究了 EESB 对 STAT3、ERK、p38、AKT 和 p53 及其磷酸化蛋白表达的影响。Western Blot 结果表明 EESB 抑制 STAT3 的磷酸化。Bio-plex 结果表明，EESB 抑制 ERK1/2、p38、AKT 和 p53 的磷酸化（图 5-1-26，$P < 0.01$）。综上分析，EESB 可通过 STAT3、ERK、p38、AKT 和 p53 信号通路诱导大肠癌细胞的凋亡。

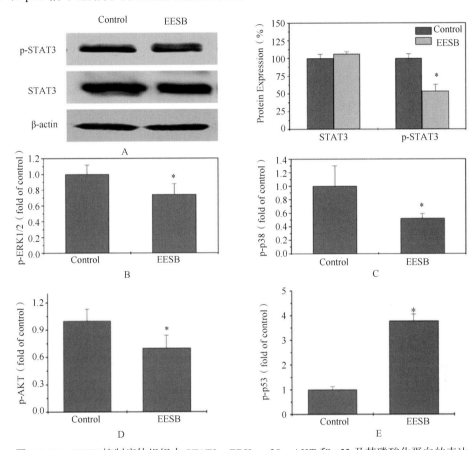

图 5-1-26　EESB 抑制瘤体组织中 STAT3、ERK、p38、AKT 和 p53 及其磷酸化蛋白的表达

与对照组（Control）相比，*$P < 0.01$

　　研究发现，在没有 IL-6 刺激的情况下，EESB 可通过 STAT3、ERK、p38、AKT 和 p53 等信号通路诱导大肠癌细胞的凋亡。为了确定 EESB 在细胞因子 IL-6 介导下的作用，流式分析 EESB 诱导 IL-6 介导的 HT-29 细胞凋亡（图 5-1-27，$P < 0.05$）。比色法分析 EESB 促进 IL-6 介导的 HT-29 细胞 Caspase-9 和 Caspase-3 的活性（图 5-1-28）。Western Blot 分析 EESB 抑制 IL-6 介导的 HT-29 细胞 STAT3 磷酸化（图 5-1-29）。RT-PCR 和 Western Blot 结果均表明 EESB 可调控 IL-6 介导的 HT-29 细胞中 Bax 和 Bcl-2 基因及蛋白的表达（图 5-1-30）。

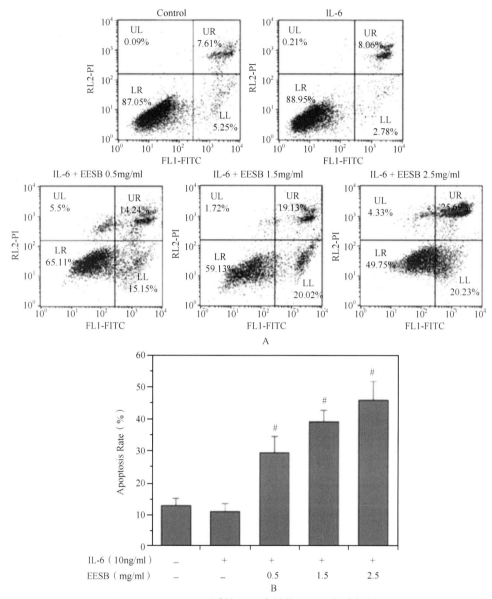

图 5-1-27　EESB 可诱导 IL-6 介导的 HT-29 细胞的凋亡

与经 IL-6 处理而不经 EESB 处理的细胞相比，#$P < 0.05$

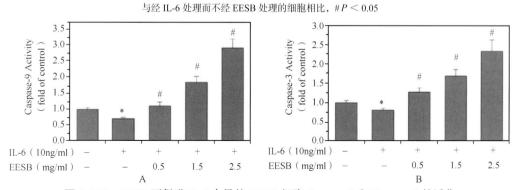

图 5-1-28　EESB 可促进 IL-6 介导的 HT-29 细胞 Caspase-3 和 Caspase-9 的活化

与对照组比较，*$P < 0.05$；与经 IL-6 处理而不经 EESB 处理的细胞相比，#$P < 0.05$

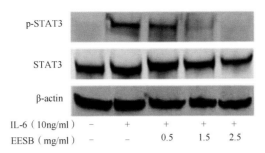

图 5-1-29　EESB 处理抑制 IL-6 介导的 HT-29 细胞 STAT3 磷酸化

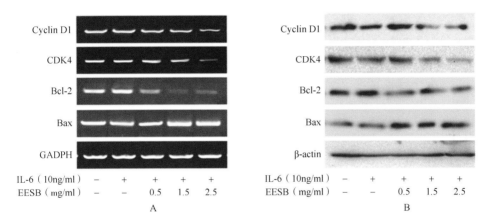

图 5-1-30　EESB 处理调控 IL-6 介导的 HT-29 细胞中 Bax 和 Bcl-2 基因及蛋白的表达

5. 片仔癀　在人结肠癌细胞 HT-29 裸鼠皮下移植瘤模型中，片仔癀（PZH）可显著诱导大肠癌细胞的凋亡。PZH 能显著抑制裸鼠大肠癌皮下移植瘤的生长，且无明显毒副作用；应用免疫组化、Bio-plex、RT-PCT 和 Western Blot 等技术检测结果表明，PZH 能显著调控瘤体组织中 Bax 和 Bcl-2 基因及蛋白的表达。在体外培养大肠癌细胞（HT-29、HCT-8、HCT-116、SW480 等），经不同浓度的 PZH 干预，Hoechst33258 染色剂 Annexin V/FITC 流式的方法表明 PZH 可诱导 HT-29 细胞的凋亡；JC-1 染色显示 PZH 明显降低大肠癌细胞线粒体膜电位；比色法显示 PZH 促进 Caspase-9 和 Caspase-3 的活化；下调抗凋亡蛋白 Bcl-2 的表达和上调促凋亡蛋白 Bax 的表达，从而诱导大肠癌细胞的凋亡。大肠癌发生及发展是由细胞内多条信号通路共同调控的结果，实验结果表明，PZH 抑制了 STAT3、AKT、ERK、JNK、p38 和 p53 磷酸化等进而抑制多条信号通路的活化从而诱导大肠癌细胞的凋亡。

七、小　结

细胞凋亡是一种程序性细胞死亡，与大肠癌发生、发展及治疗密切相关，促进肿瘤细胞凋亡是防治大肠癌的关键。研究发现清热解毒中药可通过调控多个信号通路诱导大肠癌细胞凋亡，如 Caspase 途径、线粒体通路、死亡受体通路、Hh 信号通路等，清热解毒中药在体内外实验中表现出显著诱导大肠癌细胞凋亡的作用，旨在为大肠癌的临床治疗提供实验依据。

第二节　抑制大肠癌细胞增殖

一、细胞增殖概述

细胞增殖是在细胞周期调控因子的作用下，通过 DNA 复制、RNA 转录和蛋白质合成等一系列复杂反应而进行的分裂过程，是生物体生长、发育、繁殖和遗传的基础。细胞增殖检测广泛用于分子生物学、免疫学、肿瘤生物学、药理学研究领域，是评价细胞代谢、生理和病理状况的重要方法。

二、细胞增殖的调控

细胞增殖主要是通过细胞周期进程介导的，细胞周期调控的缺失可能导致细胞增殖和细胞死亡的失衡，从而促进肿瘤的形成。细胞生长周期分为有丝分裂间期 G_0/G_1，S/G_2 期，有丝分裂的 M 期。这些阶段是维持多细胞生物体内稳态的中心环节，其中最重要的是由 G_1 期进入 S 期这一过程且受 G_1 期限制点调控。数据显示，研究最多的是 G_1/S 期检查点、G_2/M 期检查点、中 / 后期检查点（又称纺锤体组装检查点）。

研究表明各个时期由不同的周期素所调控，不同的周期素在细胞周期的不同阶段发生作用。调控细胞周期的主要周期素有 Cyclin A、Cyclin B、Cyclin D 及 Cyclin E。在 G_1 期 → S 期调控蛋白为 Cyclin D1 及 Cyclin E，S 期→ G_2 期调控蛋白为 Cyclin A，G_2 期→ M 期调控蛋白为 Cyclin B。

Ki-67 是细胞增殖特异性较高的抗原，主要用于反映细胞增殖活性。Ki-67 的表达量与多数肿瘤的分化程度、恶性指数、浸润转移密切相关。PCNA 与细胞增殖关系密切，PCNA 表达为细胞异常增殖的标志，常被用来作为评价细胞增殖状态的指标。

三、细胞增殖研究方法

细胞增殖的研究方法有很多，主要包括 BrdU、EdU、CCK8、MTT 等方法。其中 EdU 检测方法是最新的细胞增殖检测方法。EdU 是一种胸腺嘧啶核苷类似物，能够在细胞增殖时期代替 T 碱基插入正在复制的 DNA 分子中的荧光染料，可特异性反应检测 DNA 的复制活性，通过检测 EdU 标记便能准确地反映细胞的增殖情况。

四、清热解毒中药抑制大肠癌增殖机制的研究

1. 白花蛇舌草　首先在 BALB/C 裸鼠皮下种植人肠癌 HT-29 细胞后建立皮下移植瘤模型，给予 3g/kg 白花蛇舌草乙醇提取物（EEHDW）16 天后观察肿瘤体积及裸鼠体重的变化，取材后称量肿瘤重量。免疫组化分析 PCNA 蛋白表达情况，结果表明 EEHDW 显著抑制肿瘤体积和肿瘤重量，且对裸鼠体重无影响（图 5-2-1，$P < 0.05$）。RT-PCR 和 Western

Blot 分析表明 EEHDW 抑制瘤体组织中 p21、Cyclin D1、CDK4 基因和蛋白表达（图 5-2-2）。IHC 分析 EEHDW 抑制瘤体组织中 PCNA 蛋白表达（图 5-2-3，$P < 0.05$）。

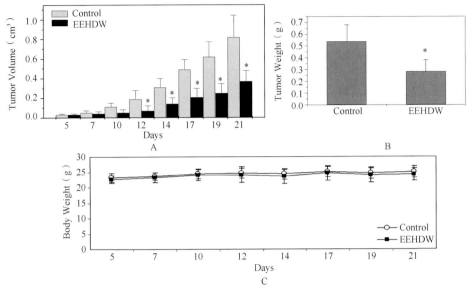

图 5-2-1　EEHDW 在体内可抑制大肠癌生长

与对照组（Control）比较，*$P < 0.05$

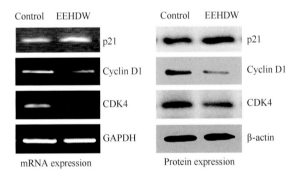

图 5-2-2　EEHDW 抑制瘤体组织 Cyclin D1、CDK4、p21 基因和蛋白的表达

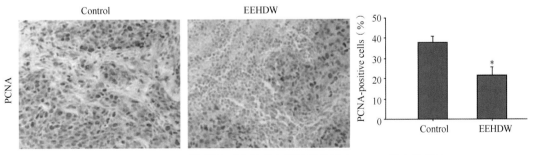

图 5-2-3　EEHDW 可抑制皮下移植瘤小鼠肿瘤组织中 PCNA 蛋白的表达

与对照组（Control）比较，*$P < 0.05$；图片放大倍数为 400×

　　体内实验明确了 EEHDW 具有抑制细胞增殖的作用，体外实验进一步探讨了 EEHDW 抑制细胞增殖的作用机制。人结肠癌细胞 HT-29 经不同浓度 EEHDW 干预后，采用 MTT

法检测，显示 EEHDW 抑制结肠癌细胞 HT-29 活力且具有剂量依赖性和时间依赖性（图 5-2-4）。倒置显微镜观察 EEHDW 对细胞形态的影响，随着 EEHDW 作用浓度的增加，可观察到细胞数逐渐减少，细胞多呈圆形，体积缩小，折光性差，细胞悬浮、脱落、死亡而抑制细胞生长（图 5-2-5）。流式分析 EEHDW 对周期的影响，结果显示 EEHDW 抑制 HT-29 细胞周期 G_1/S 期的进程（图 5-2-6，$P < 0.05$）。RT-PCR 和 Western Blot 分析表明 EEHDW 抑制 HT-29 细胞中 Cyclin D1、CDK4 和促进 p21 基因和蛋白的表达（图 5-2-7）。

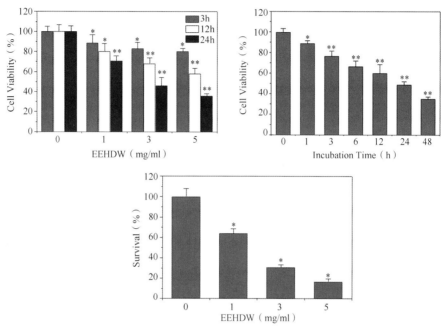

图 5-2-4　EEHDW 抑制 HT-29 细胞的活力
与对照组比较，*$P < 0.05$，**$P < 0.01$

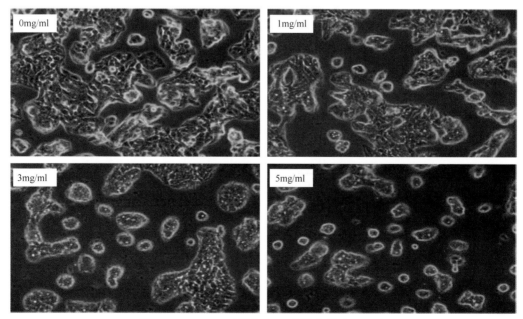

图 5-2-5　EEHDW 抑制 HT-29 细胞生长（400×）

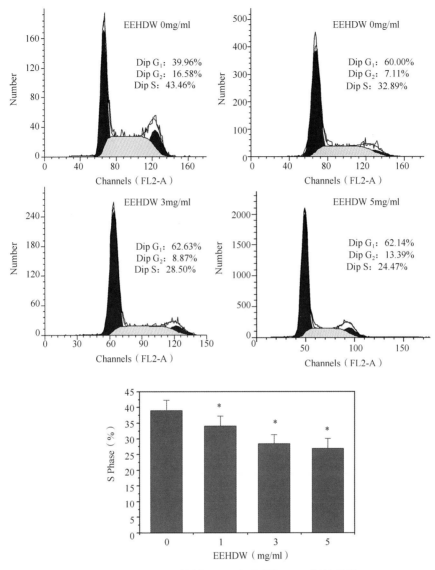

图 5-2-6　EEHDW 抑制 HT-29 细胞周期 G_1/S 期的进程

与对照组比较，*$P < 0.05$

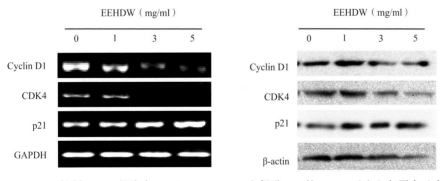

图 5-2-7　EEHDW 抑制 HT-29 细胞中 Cyclin D1、CDK4 和促进 p21 的 mRNA（左）与蛋白（右）表达

2. 夏枯草 在 BALB/c 裸鼠皮下种植人 HT-29 肠癌细胞后建立裸鼠皮下移植瘤模型，免疫组化检测瘤体组织中 PCNA、Cyclin D1、CDK4 蛋白的表达。结果显示夏枯草乙醇提取物（EESP）可抑制瘤组织 PCNA、Cyclin D1、CDK4 蛋白的表达（图 5-2-8，$P < 0.01$），并采用 RT-PCR 检测瘤组织中 Cyclin D1、CDK4 基因的表达。结果显示 EESP 可抑制瘤组织 Cyclin D1、CDK4 基因的表达（图 5-2-9，$P < 0.01$）。

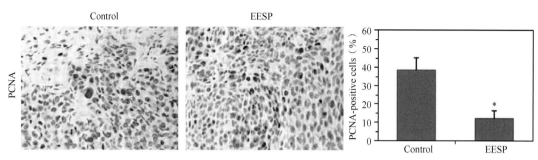

图 5-2-8 EESP 显著抑制肿瘤组织中细胞的增殖

与对照组（Control）相比，$*P < 0.01$；图片放大倍数为 400×

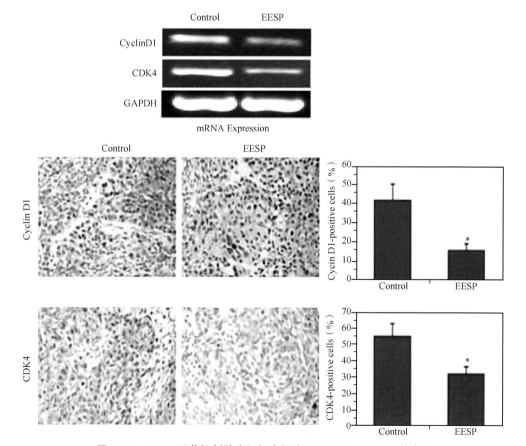

图 5-2-9 EESP 显著抑制肿瘤组织中细胞 Cyclin D1、CDK4 的表达

与对照组（Control）相比，$*P < 0.01$，图片放大倍数为 400×

体外探讨了 EESP 抑制细胞增殖的作用机制，检测 EESP 对 HT-29 细胞的细胞活力影响，结果显示 0.5～2.0mg/ml EESP 处理 12h、24h、48h 后，与对照组相比，细胞存活率分别降低 6.5%～49.6%、18.4%～68.7%、36.7%～82.2%（图 5-2-10，$P < 0.05$）。进一步使用集落形成实验检测了 EESP 对 HT-29 细胞增殖的影响。EESP 处理剂量依赖性较未处理对照组细胞存活率降低 28.8%～89.8%（图 5-2-11，$P < 0.05$）。这些数据表明，EESP 处理时间和剂量依赖性影响 HT-29 细胞的生长和增殖。

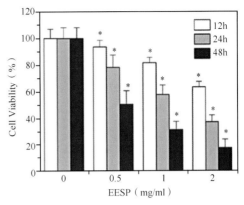

图 5-2-10　EESP 处理时间对 HT-29 细胞存活率的影响

与对照组相比，*$P < 0.05$

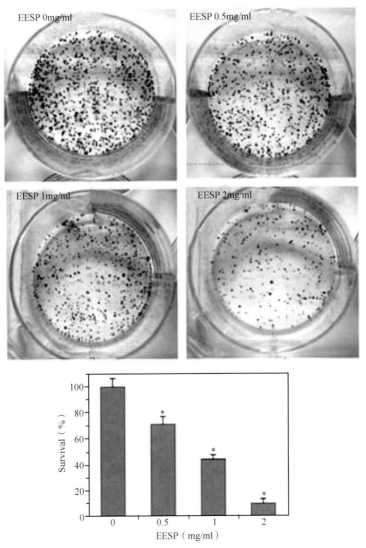

图 5-2-11　EESP 处理剂量依赖性对 HT-29 细胞存活率的影响

与对照组相比，*$P < 0.05$

为了阐明 EESP 的抗增殖作用机制，采用 PI 染色流式细胞仪分析了 EESP 对 HT-29 细胞周期的影响。结果表明，EESP 对 HT-29 细胞增殖的抑制作用是由 G_1/S 细胞周期阻滞介导的（图 5-2-12，$P < 0.01$）。RT-PCR 和 Western Blot 检测细胞周期蛋白 D1 和 CDK4 在 HT-29 细胞中的基因和蛋白表达。EESP 干预显著降低 HT-29 细胞中 Cyclin D1 和 CDK4 的基因与蛋白表达水平，且呈剂量依赖作用（图 5-2-13，$P < 0.01$）。

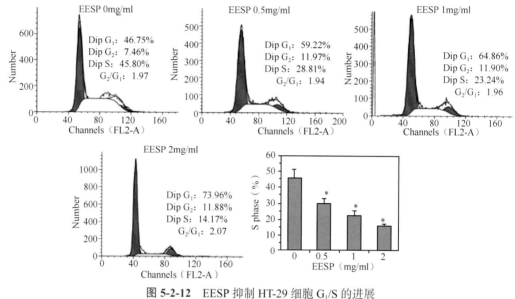

图 5-2-12　EESP 抑制 HT-29 细胞 G_1/S 的进展

与对照组相比，* $P < 0.01$

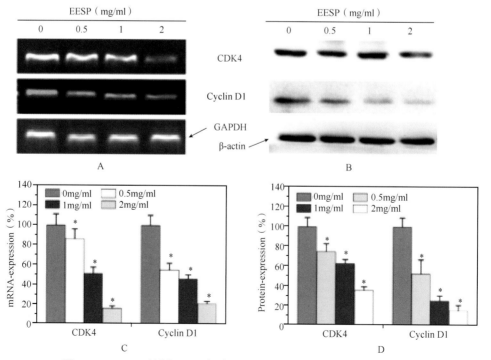

图 5-2-13　EESP 抑制 HT-29 细胞 CDK4 和 Cyclin D1 的基因及蛋白表达

与对照组相比，* $P < 0.01$；A&C mRNA 表达，B&D 蛋白表达

3. 败酱草　败酱草乙醇提取物（EEPS）通过 G_1/S 细胞周期阻滞抑制结直肠癌 HT-29 的体内外增殖。首先，在 BALB/c 裸鼠皮下种植人 HT-29 肠癌细胞后建立裸鼠皮下移植瘤模型，给予 EEPS 后观察肿瘤体积，取材后称量肿瘤重量，结果表明 EEPS 显著减小肿瘤体积和肿瘤重量，且对裸鼠体重无影响，无明显的毒副作用（图 5-2-14，$P < 0.05$）。免疫组化分析 PCNA 蛋白及基因表达情况，结果显示 EEPS 抑制 PCNA 蛋白及基因表达（图 5-2-15，$P < 0.01$）。RT-PCR 技术及 Western Blot 分析检测 EEPS 对小鼠移植瘤组织中 Cyclin D1 和 CDK4 基因、蛋白表达的影响，结果发现 EEPS 抑制移植瘤小鼠组织中 Cyclin D1 和 CDK4 基因、蛋白的表达（图 5-2-16）。

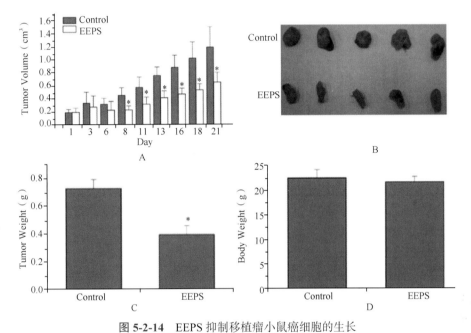

图 5-2-14　EEPS 抑制移植瘤小鼠癌细胞的生长

与对照组（Control）相比，*$P < 0.05$

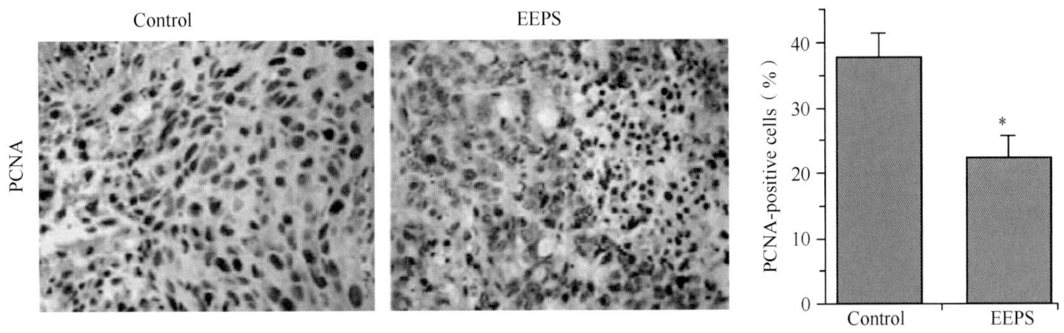

图 5-2-15　EEPS 显著抑制肿瘤组织中 PCNA 蛋白及基因的表达

与对照组（Control）相比，*$P < 0.01$；图片放大倍数为 400×

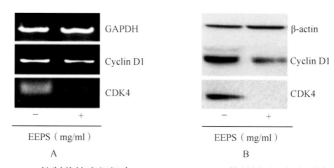

图 5-2-16 EEPS 抑制移植瘤组织中 Cyclin D1、CDK4 的基因（A）和蛋白（B）表达

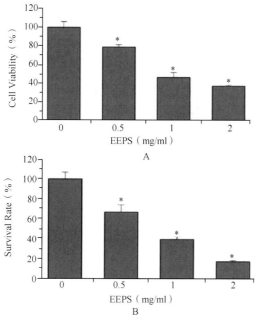

图 5-2-17 EEPS 抑制 HT-29 细胞的增殖
与对照组相比，*$P < 0.05$

体外采用 MTT 法测定 EEPS 对 HT-29 细胞增殖的影响，结果表明 EEPS 显著抑制 HT-29 的细胞活力和生存率（图 5-2-17，$P < 0.05$）。倒置显微镜观察 EEPS 处理后许多细胞呈圆形，出现萎缩，粘连性降低或在培养基中漂浮（图 5-2-18）。流式细胞仪（FACS）分析发现 HT-29 细胞的 S 期细胞减少，提示 EEPS 对结直肠癌细胞增殖的抑制作用是由 G_1/S 细胞周期阻滞介导的（图 5-2-19，$P < 0.05$）。RT-PCR 和 Western Blot 实验结果表明 EEPS 干预显著降低了 HT-29 细胞中 Cyclin D1 和 CDK4 的基因及蛋白的表达（图 5-2-20）。

4. 半枝莲　首先，在 BALB/c 裸鼠皮下种植人 HT-29 肠癌细胞后建立裸鼠皮下移植瘤模型，给予半枝莲乙醇提取物（EESB）后观察肿瘤体积，取材后称量肿瘤重量，结果表明 EESB 显著减小肿瘤体积和肿瘤重量，且对裸鼠体重无影响，无明显的毒性作用（图 5-2-21，$P < 0.05$）。免疫组化分析 PCNA 蛋白及基因表达情况，结果显示 EESB 抑制 PCNA 蛋白表达（图 5-2-22，$P < 0.01$）。RT-PCR 技术及 Western Blot 分析检测 EESB 对移植瘤裸鼠组织中 Cyclin D1、CDK4、p21 基因和蛋白的表达，结果发现 EESB 抑制移植瘤裸鼠组织中 Cyclin D1、CDK4 基因和蛋白的表达（图 5-2-22，$P < 0.01$），上调 p21 基因和蛋白的表达。

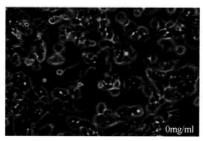
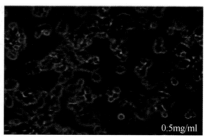

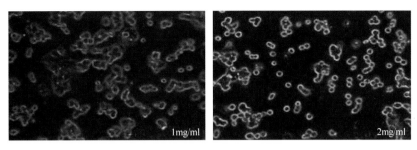

图 5-2-18 EEPS 对 HT-29 细胞形态的影响（200×）

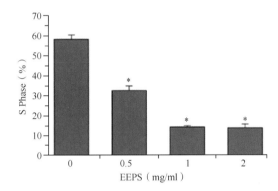

图 5-2-19 EEPS 可阻滞 HT-29 细胞的细胞周期 G_1/S 进程

与对照组相比，*$P < 0.05$

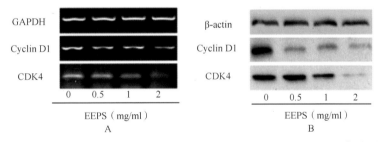

图 5-2-20 EEPS 抑制 HT-29 细胞中 Cyclin D1、CDK4 的基因（A）和蛋白（B）表达

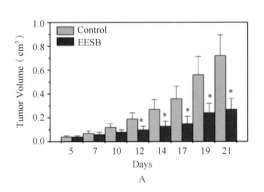

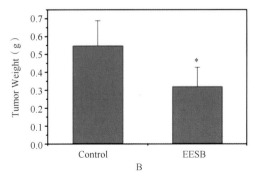

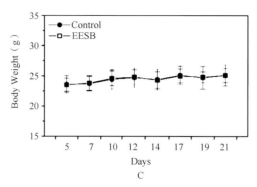

图 5-2-21　EESB 抑制结直肠癌异种移植瘤小鼠的生长

与对照组（Control）相比，*$P < 0.05$

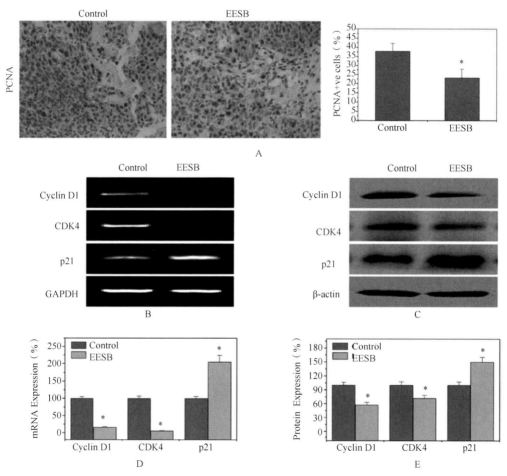

图 5-2-22　EESB 抑制结直肠癌异种移植瘤小鼠的生长

与对照组（Control）相比，*$P < 0.01$；图片放大倍数 $400\times$

采用 MTT 法检测 EESB 对 HT-29 细胞增殖的影响，结果表明 EESB 显著抑制 HT-29 的细胞活力（图 5-2-23）。倒置显微镜观察发现 EESB 处理后细胞密度减少，细胞存活能力降低（图 5-2-24）。流式细胞仪分析发现 HT-29 细胞的 S 期细胞减少，提示 EESB 对结直肠癌细胞增殖的抑制作用是由 G_1/S 细胞周期阻滞介导的（图 5-2-25，$P < 0.05$）。RT-PCR 和 Western Blot 实验结果表明 EESB 干预显著降低了 HT-29 细胞中 Cyclin D1、CDK4 和 PCNA 基因及蛋白的表达，促进 p21 的表达（图 5-2-26）。

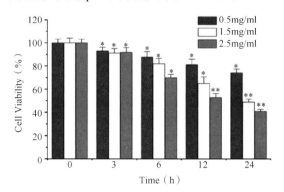

图 5-2-23　EESB 抑制 HT-29 细胞活力

与对照组（0h）相比，*$P < 0.05$，** $P < 0.01$

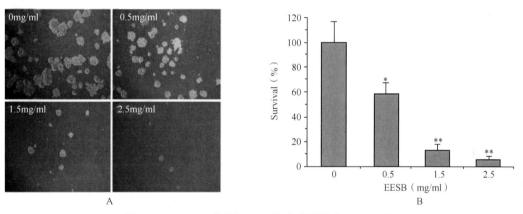

图 5-2-24　EESB 抑制 HT-29 细胞存活能力（200×）

与对照组相比，*$P < 0.05$，** $P < 0.01$

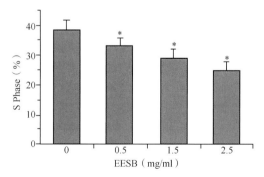

图 5-2-25　EESB 使 HT-29 细胞的 G_1/S 细胞周期阻滞

与对照组相比，*$P < 0.05$

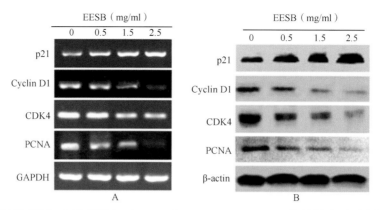

图 5-2-26　EESB 抑制 HT-29 细胞中 p21、Cyclin D1、CDK4、PCNA 的基因（A）和蛋白（B）表达

在没有 IL-6 刺激的情况下，EESB 可抑制 HT-29 细胞增殖。使用 IL-6 刺激，而 EESB 干预组中细胞活力均减弱，并随着剂量浓度的增加而降低，呈现剂量依赖性。说明 IL-6 能够促进 HT-29 细胞的增殖，而 EESB 对 IL-6 引起的 HT-29 细胞增殖有明显的抑制作用（图 5-2-27）。倒置显微镜观察 EESB 对 HT-29 细胞形态的影响，结果显示 EESB 减小 HT-29 细胞的密度（图 5-2-28）。流式分析检测 EESB 对周期的影响，实验结果表明 EESB 抑制了 HT-29 细胞的 G_1/S 进程（图 5-2-29）。RT-PCR 和 Western Blot 结果表明 EESB 可抑制 IL-6 介导的 HT-29 细胞中 CDK4 和 Cyclin D1 基因及蛋白的表达（图 5-2-30）。

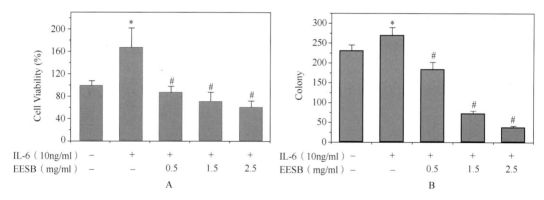

图 5-2-27　EESB 抑制 IL-6 诱导的 HT-29 细胞的活力

与对照组比较，*$P < 0.05$；与经 IL-6 处理而不经 EESB 处理的细胞相比，#$P < 0.05$

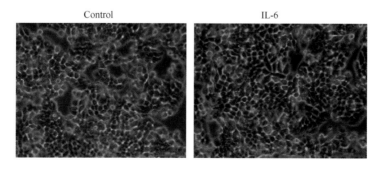

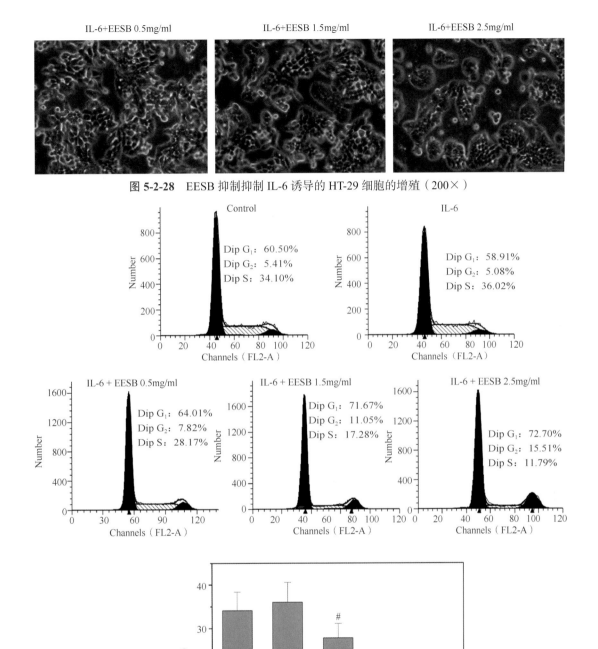

图 **5-2-28**　EESB 抑制抑制 IL-6 诱导的 HT-29 细胞的增殖（200×）

图 **5-2-29**　EESB 抑制 IL-6 诱导的 HT-29 细胞 G_1/S 细胞周期进程

与经 IL-6 处理而不经 EESB 处理的细胞相比，#$P < 0.05$

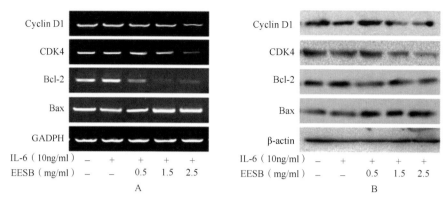

图 5-2-30　EESB 抑制 IL-6 介导的 HT-29 细胞中 CDK4、Cyclin D1 的基因（A）和蛋白（B）表达

5. 片仔癀　在人结肠癌细胞 HT-29 裸鼠皮下移植瘤模型中，片仔癀（PZH）可显著抑制大肠癌细胞的生长。PZH 能显著抑制裸鼠大肠癌皮下移植瘤的生长，且无明显毒副作用；应用免疫组化、Bio-plex、RT-PCT 和 Western Blot 等技术检测发现 PZH 能显著抑制瘤体组织中 CDK4 和 Cyclin D1、PCNA 基因及蛋白的表达及促进 p21 的表达。在体外培养大肠癌细胞（HT-29、HCT-8、HCT-116、SW480 等）经不同浓度的 PZH 干预，发现 PZH 可抑制细胞的活力及集落形成能力；降低 S 期细胞的比例，增加 G_0/G_1 期细胞比例，阻止细胞周期 G_1/S 转换；显著下调 CDK4、Cyclin D1 基因和蛋白的表达，上调 p21 基因和蛋白的表达从而抑制大肠癌细胞的增殖。

五、小　　结

大肠癌的恶性生长是无限增殖的结果，对上述清热解毒中药抑制大肠癌的作用机制进行研究发现，清热解毒中药可通过干扰 DNA 合成、影响细胞周期调控因子的表达等多种方式抑制大肠癌细胞的增殖，为临床治疗大肠癌的新药开发奠定了基础。

第三节　抑制大肠癌血管新生

一、肿瘤血管新生概述

20 世纪 70 年代，Folkman 在《新英格兰医学杂志》中首次提出了肿瘤生长依赖于新血管生成的理论假说，随着 8 年后毛细血管内皮细胞培养技术的建立，11 年后第一个血管生成抑制剂的发现，13 年后第一个血管生成活性蛋白的纯化等，这一观点为越来越多的证据所支持，并逐渐使这一领域成为肿瘤研究的热点。

肿瘤的生长有两个明显不同的阶段，即从无血管的缓慢生长阶段转变为有血管的快速增殖阶段，血管生成使肿瘤能够获得足够的营养物质，是促成上述转变的关键环节。如果没有血管生成，原发肿瘤的生长不会超过 $1 \sim 2mm^3$。肿瘤侵袭转移是肿瘤治疗失败的主要原因，而在肿瘤发生侵袭转移的多步骤过程中，血管生成均发挥着重要作用。与传统的抗癌治疗相比，抗血管生成治疗具有许多优点：①正常成年人的血管形成基本停止，内皮细胞常处于不分裂状态，只有在妊娠、月经周期、炎症、外伤和肿瘤等特殊情况下，血管形成才被启动，因此，抗血管生成治疗对正常内皮细胞影响不大，具有良好的特异性；②血管内皮细胞暴露在血液中，药物能够直接发挥作用，无须渗透，如内皮抑制素（endostatin）用药剂量小、疗效高；③血管细胞基因表达相对稳定，不易产生耐药；④作用具有放大效应，因为一个内皮细胞支持 $50 \sim 100$ 个肿瘤细胞生长。因此，在过去的 30 多年中，人们一直在努力寻找合适的靶点以阻断和破坏肿瘤血管生成，并研制有效的抗肿瘤血管生成药物，近年来在此方面取得了许多令人鼓舞的成绩。

二、肿瘤血管生成的机制

Folkman 曾提出在肿瘤发生和发展过程中存在"血管生成开关机制"，其揭示了肿瘤微血管形成的分子机制。在肿瘤生长的最初阶段，并不是所有的实体瘤都具备血管生成表型，但随着肿瘤细胞不断分裂增殖，那些伴有癌基因或抑癌基因突变并具备了血管生成表型的肿瘤细胞逐渐增殖并形成优势，它们通过多个途径诱导周围组织新生血管形成。这些途径可分为以下几种：①肿瘤细胞癌基因的表达或抑癌基因的失活，可使肿瘤细胞获得血管生成表型，诱导局部新血管形成；②肿瘤细胞产生的各种趋化因子使单个核细胞浸润到肿瘤组织内，它们释放的促新生血管生长因子和多种蛋白酶有助于新生血管形成；③肿瘤生长到一定程度其内部处于明显低氧状态，低氧可使肿瘤血管内皮细胞生长因子（vascular endothelial growth factor，VEGF）表达明显增加，并以旁分泌的方式诱导新生血管生成；④内皮细胞通过自分泌途径加速新生血管的形成。肿瘤血管生成过程中涉及血管生长因子与血管生成抑制因子之间的调节失衡，这一过程不仅涉及促血管生长因子分泌增加，还涉及内源性血管生成抑制因子产生相应减少。目前已分离和纯化了 20 多种血管生长因子和 10 多种血管生成抑制因子。血管生长因子主要包括 VEGF、成纤维细胞生长因子（fibroblast growth factor，FGF）、转化生长因子（transforming growth factor-β，TGF）、血小板衍生生长因子（platelet derived growth factor，PDGF）、表皮生长因子（epidermal growth factor，EGF）、血管生成素（angiogenin）、胎盘生长因子（placenta growth factor，PLGF）、白介素 -8（interleukin-8，IL-8）、肿瘤坏死因子 α（tumor necrosis factor，TNF-α）等。内源性血管生成抑制因子主要包括血管抑素（angiostatin）、内皮抑素（endostatin）、凝血酶敏感蛋白 -1（thrombospondin 1，TSP-1）、血小板因子 4（platelet factor 4，PF4）、干扰素 α（interferon-alpha，IFN-α）、白介素 -10（IL-10）等。

血管生成因子中研究较为透彻的是 VEGF，VEGF 是一种有生物学效应的血管源性肽，它能够调节造血干细胞的发育、细胞外基质的塑形和炎性细胞因子的产生。VEGF 有 3 个高亲和性的酪氨酸激酶受体（RTK），分别为 VEGFR1/Flt-1、VEGFR2/KDR/Flk-1 和 VEGFR3/Flt-4。KDR 是血管形成的主要调控分子，具有明显的化学趋化和促分裂作用，与血管岛、血管形成和造血有关；Flt-1 主要在内皮细胞排列形成管腔时发挥作用，因这两种受体主要表达在内皮细胞上，虽然极少数造血细胞、单核细胞也少量表达，但只有内皮细胞对 VEGF 有应答反应，故 VEGF 是一个特异作用于血管内皮细胞的生长因子。VEGF 及其受体通过旁分泌途径联合调控内皮细胞分化及血管形成。VEGF 家族目前主要包括 VEGFA、PLGF、VEGFB、VEGFC、VEGFD 和 VEGFE，是诱导肿瘤血管形成作用最强、特异性最高的血管生长因子。VEGF 是抗肿瘤血管形成治疗和抗肿瘤转移治疗较为理想的靶点，抑制 VEGF 介导的血管生成的方法包括针对 VEGF 或 VEGFRs 的抗体、可溶性受体、VEGFRs 酪氨酸激酶的小分子抑制剂及利用 VEGF 的突变异二聚体封闭其受体结合位点等。

血管生成抑制因子研究较多的是内皮抑素，内皮抑素是胶原XⅧ的羧基末端片段，是一种特异的血管生成抑制因子。内皮抑素能作用于 VEGF 的受体 KDR/Flk-1，阻止 VEGF 与内皮细胞结合，直接阻断血管生成。除了直接作用外，它还可以与 bFGF 竞争结合，下调 VEGF 的 mRNA 和蛋白表达，阻断 VEGF 受体的信号转导，从而抑制 VEGF 介导的内皮细胞迁移和血管生成。

上述血管生成调节因子是肿瘤血管治疗的重要靶分子，可以通过阻断促进血管生长因子的作用途径或增强血管生成抑制因子的活性来达到治疗肿瘤的目的。

三、肿瘤血管新生微环境

肿瘤微环境和肿瘤血管形成作为维持肿瘤细胞快速增殖的功能单元，为肿瘤组织提供充足的营养和氧气，因此，肿瘤微环境对肿瘤的血管形成具有诱导调节作用。

1. 微环境　微环境中内皮细胞和肿瘤血管内皮细胞是肿瘤血管生成的基础，血管形成必须依赖于内皮细胞的激活、迁移并最终形成血管腔。长期以来的研究发现，肿瘤细胞中的内皮细胞和正常组织中的内皮细胞的基因表达具有明显差别。运用基因表达分析系统检测结肠癌血管内皮细胞和正常内皮细胞，肿瘤内皮细胞中有许多基因表达明显上调，这些基因被称为肿瘤内皮标志物。许多标志物鉴定为细胞表面的跨膜蛋白，有一些则和细胞外基质有关。近来有研究发现，丛生蛋白、原纤维蛋白 -1 等抑制血管形成的基因，在肿瘤内皮细胞中均被沉默或表达大幅下调。利用共培养方式在体外模拟肿瘤微环境对血管形成及内皮细胞的作用，发现内皮细胞在微环境中基因表达被修饰向有利于血管的方向发展。在体外将人脐静脉内皮细胞（human umbilical vein endothelial cells，HUVEC）和神经胶质瘤 U87MG 共培养在一起，使两者可通过培养液来互相作用，检测 HUVEC 的基因表达，发现内皮细胞上出现了 VEGF 受体和 FGF 受体等肿瘤细胞特有的基因。上述研究均表明肿瘤微环境对内皮细胞基因的表达具有修饰作用，使其向有利于血管形成的方向发展，在此基础上有研究者提出将微环境对内皮细胞的诱导作用作为抑制肿瘤血管形成的新靶点。

2. 细胞外基质（extracellular matrix，ECM）　是一个由许多大分子构成的三维立体结构，为细胞和组织提供结构支持。ECM 不仅作为细胞黏附支持物，还可以通过黏附受体进行信号转导，并可以结合、储存、释放生长因子和其他具有生物活性的分子。ECM 主要成分是Ⅳ型胶原和其他的基底膜分子，如层粘连蛋白、巢蛋白、胶原ⅩⅤ、纤维素蛋白和硫酸肝素蛋白聚糖等，这些成分均有促进内皮细胞存活、增殖、迁移或核形成的作用。ECM 除作为结构物质支持血管的形成外，更重要的是作为血管生成促进因子和抑制因子的储存场所，通过降解 ECM，可以释放出一系列促血管生成因子如 VEGF、bFGF、PDGF、TFGF-β，这些生物活性分子在蛋白酶的作用下激活或释放，作用于内皮细胞或微环境中的其他细胞。目前，研究较多的 ECM 中抑制血管生成因子是内皮抑素、癌抑素（canstatin）和肿瘤抑素（tumstatin），均来源于不同胶原分子的水解片段，虽然这些分子来源相似，大小相似，氨基酸序列相似，但它们抑制血管形成的机制却不同。内皮抑素可以和整合素 αVβ1 结合，并可以通过作用于 ERK1（extracellular regulated protein kinases）和 P38 的信号通路来抑制内皮细胞的迁移。肿瘤抑素可以和整合素 αVβ3 结合，抑制 PI3 激酶 /AKT/mTOR/4EBP1 信号通路来抑制内皮细胞的增殖。癌抑素可以抑制 AKT（protein kinase B）的激活并诱导 FAS 依赖的内皮细胞的凋亡。

3. 炎症　是免疫系统用来保护机体免受病原体伤害的一种形式。慢性炎症和大多数肿瘤的发生都有联系。免疫细胞在肿瘤进展中扮演双重角色：一方面，免疫细胞可以识别并攻击肿瘤细胞；另一方面，肿瘤相关的免疫细胞可以促进肿瘤的生长和进展。慢性炎症往往可以增加肿瘤发生的风险，如慢性溃疡性结肠炎和结肠癌的发生有很大相关性。肿瘤相关的巨噬细胞（tumor-associated macrophages，TAM）是肿瘤相关慢性炎症中的关键细胞，其可以在肿瘤的缺氧区聚集，一旦被激活，巨噬细胞就会成为肿瘤微环境中的细胞因子、生长因子和蛋白酶的主要来源。除巨噬细胞外，其他免疫细胞对肿瘤血管形成也具有一定调节作用。如肥大细胞可以促进鳞状上皮肿瘤中的血管形成；中性粒细胞与 MMP9 的分泌及 VEGF 和 VEGFR 的结合均有密切关系等。研究发现用抗炎药如肾上腺皮质激素、布洛芬等来抑制炎症细胞进入肿瘤细胞能起到一定抗肿瘤血管形成作用。免疫细胞产生的大量的趋化因子对肿瘤血管的形成也有很重要作用。趋化因子是一个很大的家族，可通过氨基端的半胱氨酸残基进行鉴定，通常缩写成 CXC 或 CC，主要可以通过对白细胞的聚集和促进血管形成来影响炎症和肿瘤，大多数的趋化因子通过和 CXCR 或 CC 相关的 G 蛋白耦联受体来发挥生物学作用。

4. 成纤维细胞　分泌形成 ECM 中绝大多数的结构蛋白。成纤维细胞和肌纤维母细胞是组成肿瘤间质细胞的主要成分，但是其对肿瘤进展的作用一直以来了解比较少。肿瘤相关成纤维细胞（tumor-associated fibroblasts，TAF）促进肿瘤发展机制仍不清楚，一个可能的机制是与 TAF 能分泌形成 ECM 有关，可以将大量的内皮祖细胞募集到肿瘤中，借此来促进血管形成。TAF 来源目前也不十分清楚，有迹象表明其可能来源于肿瘤上皮间质细胞的转变。许多人类上皮癌中，肿瘤细胞附近的 TAF 和原发瘤细胞具有一样的突变型 p53 基因。TAF 的其他可能来源包括正常的成纤维细胞、肌纤维母细胞、平滑肌细胞或由骨髓衍生出的其他类型祖细胞。

四、大肠癌血管新生的相关信号通路

1. PI3K（phosphatidylinositol 3 kinase）/AKT（protein kinase B）信号通路　该通路受多种因子的调节，参与 PI3K/AKT 途径的调节分子主要为负调节分子，包括 PTEN（phosphatase and tensin homolog deleted on chromosome ten）、CTMP（carboxyl-terminal modulator protein）和 PHLPP（PH domain leucine-rich repeat protein phosphatase）等抑癌蛋

白。PTEN 可拮抗 PI3K/AKT 通路，催化 PIP3 去磷酸化生成 PIP2，从而直接拮抗 PI3K 的活性，实现对 PI3K/AKT 通路的负调控。在多种肿瘤组织中均检测到 PTEN 的缺失或突变，同时 PI3K 信号通路则相应显现高活性。PI3K 与血管生成密切相关，3 种同工型催化亚基中，p110α 和 p110β 广泛表达于多种组织中，而 p110δ 主要存在于白细胞中。有研究结果显示，当敲除 p110α 基因后，胚胎发育停滞，妊娠中期血管形成出现缺陷。进一步分析发现，PI3K 的 3 种催化亚基中，p110α 直接影响血管的生成，其分子机制与 p110α 激活 RhoA 而促进内皮细胞的迁移密切相关，但 p110α 并不影响内皮细胞的增殖与凋亡。p110α 亚基在内皮细胞中的大量表达也部分解释了 p110α 在血管生成中的关键作用。PI3K/AKT 也能够通过激活激酶 p70S6K1 和 HDM2 调控 VEGF 及缺氧诱导因子 -1（hypoxia inducible factor-1，HIF-1）的表达。VEGF 特异性地结合血管内皮细胞，促进内皮细胞生长，增加血管通透性，进而促进血管生成。HIF 是缺氧条件下广泛存在于哺乳动物与人体内的一类转录因子，与肿瘤新生血管形成密切相关。根据亚单位结构与分布不同，HIF 存在 3 种亚型：HIF-1、HIF-2 和 HIF-3，其中 HIF-1、HIF-2 与肿瘤血管生成较为密切。在缺氧条件下，积累的 HIF-1 可与 VEGF 基因转录起始位点上游的缺氧应答元件结合，诱导 VEGF 的高表达。

2. Wnt/β-catenin 信号通路　该通路参与调控胚胎正常发育和细胞增殖与分化等重要生理过程。其中，β-catenin 处于中心地位，其在细胞内的数量和状态对该通路有决定性影响。正常生长的机体内无 Wnt 信号，胞质中也几乎没有游离的 β-catenin，大部分 β-catenin 与糖原合成酶激酶 -3（glycogen synthase kinase-3 β-catenin，GSK-3β）、结肠腺瘤性息肉病基因（adenomatous polyposis coli，APC）蛋白和轴蛋白（Axin）组成的复合物结合并被磷酸化，进而通过泛素化途径降解。而当 Wnt 信号出现时，Wnt 与卷曲蛋白（Frizzled）结合并使之活化进而激活散乱蛋白，抑制 GSK-3β-APC-Axin 多蛋白复合物的磷酸化活性。β-catenin 无法被磷酸化，在胞质中大量聚集并入核，与 T 细胞因子 4（T cell factor-4）或淋巴增强子家族（lymphoid enhancer factor，Lef）的转录因子结合，启动基因转录，如 c-myc（cellular-myelocytomatosis viral oncogene）、Cyclin D1、COX-2（cyclooxygenase-2）、MMP 等，而这些靶基因在肿瘤的生长、侵袭、血管生成和转移中起重要作用。现已证实该通路的过度激活与多种人类肿瘤的发生有密切联系，尤其是上皮来源的恶性肿瘤，如胆囊癌、乳腺癌、肺癌等。

3. NF-κB（neuclear factor-kappa B）信号通路　该通路广泛分布于包括神经细胞在内的机体所有细胞，能够调控多种编码细胞因子、生长因子、细胞黏附分子和一些急性蛋白因子的产生，并在炎症反应、应激反应和免疫细胞的活化、增殖、分化、凋亡及肿瘤形成等过程中起着重要作用。哺乳动物的 NF-κB 家族成员有 p65（RelA）、RelB、e-Rel、p50（p105）、p52（pl00）。通常 NF-κB 是指 p65 和 p50 二聚体，外源信号激活 NF-κB 需经历 IκB 激酶（IκB kinase，IκK）上游激酶活化—IκK 激活—IκB 磷酸化降解—NF-κB 与 IκB 分离等过程。IκK 能被多种不同的蛋白激酶活化，是外源性刺激因子引起 NF-κB 活化的汇集点，其功能是磷酸化 IκB 的 2 个特殊的 Ser 残基，磷酸化的 IκB 与 NF-κB 解离，使后者发生核易位并与靶基因 B 位点结合启动转录，这提示 IκK/IκB/NF-κB 是作为一个有机的整体而发挥作用的。目前认为 NF-κB 诱导肿瘤发生与刺激细胞增殖、抑制凋亡、促进肿瘤转移、促进血管生成等相关。

4. JAK-STAT（Janus kinase-signal transducer and activator of transcriptions）信号通路　STAT 家族具有信号转导和转录激活的双重作用，是 JAK-STAT 信号途径的重要环节。STAT 家族已被确认的成员有 7 个，分别是 STAT1、STAT2、STAT3、STAT4、STAT5A、STAT5B 和 STAT6，它们各由不同的基因编码。而 STAT1 和 STAT3 的 C 端缺失会形成野生型 STAT 蛋白，如 STAT1β 和 STAT3β。在正常细胞中，STAT3 的活化被严格控制以防基因调控异常。在生理条件下，受体诱导的 STAT3 活化是一个紧密调控的瞬间过程，STAT3 磷酸的高峰期发生在细胞因子刺激后 15～60min 内，之后即使细胞因子持续刺激，STAT3 的活化依然会持续衰减。这个过程由几个负调节蛋白家族紧密调节，包括细胞因子蛋白抑制剂、STATs 蛋白活化抑制剂及蛋白质酪氨酸磷酸酶等。STAT3 可被多种细胞因子，如 IL-6、LIF、心肌营养素 1、IL-5、IL-9、IL-10、IL-11、IL-12、IL-21、IL-22、IFN-γ、TNF-α 和生长因子（如 EGF、TGF-α、PDGF、IGF-1、G-CSF 和 M-CSF）等活化，可激活 STAT3 的生长因子受体包括 EGFRs、FGFRs、胰岛素样生长因子受体（insulin like growth factor recepter，IGFR）、肝细胞生长因子受体（hepatocyte growth factor receptor，HGFR）、PDGFR 及 VEGFR。STAT3 与受体磷酸化位点结合导致了 STAT3 C 端区域 705 位酪氨酸位点磷酸化，从而活化 STAT3。同时，其他非受体蛋白酪氨酸激酶也可以激活 STAT3，如 Src 激酶家族，包括 Src、Lck、Hck、Lyn 和 Fyn 等。Tyr705 位的磷酸化使得 STAT3 从非活化形式向活化形式转变，磷酸化的 Tyr705 位与 STAT3 的 SH2 域结合从而发生二聚化。肿瘤要满足自身的生长，就需要从新形成的血管中得到氧和营养素的供养。活化的癌基因在刺激血管生成方面起到关键作用，其中 VEGF 起着至关重要的作用。STAT3 在胶质瘤和成神经管细胞瘤中组成型表达，并且被认为在自分泌活化 VEGF 中起到核心作用。最早支持 STAT3 与血管生成相关的证据来源于粒细胞-巨噬细胞集落刺激因子，它能刺激鸡胚绒毛膜尿囊膜表面，诱导鸡主动脉环上血管大量生成。将组成型的 STAT3-C 变体转入细胞，增加 VEGF 的表达，同时诱导体内的血管生成。在诸多的血管前因子中，VEGF 和 HIF-1α 是 STAT3 的主要转录靶点，并且 HIF-1α 行使功能需要 STAT3 的参与。阻断 STAT3 信号通路能够抑制 Src 调节的 VEGF 上调，进而抑制肿瘤细胞 VEGF 依赖的血管渗透性、迁移。

五、清热解毒中药抑制大肠癌血管新生的相关研究

1. 白花蛇舌草　首先使用鸡胚绒毛尿囊膜（chick embryo chorioallantoic membrane，CAM）体内模型研究了白花蛇舌草乙醇提取物（ethanol extract of *Hedyotis diffusa* Willd，EEHDW）对体内血管生成的影响，将 4mg/ml EEHDW 装载到 4cm 滤纸上，37℃孵育 72h 后观察血管新生情况，实验结果表明，EEHDW 显著降低了 CAM 总血管数量，抑制血管生成（图 5-3-1，$P < 0.01$）。进一步进行了 EEHDW 对裸鼠皮下移植瘤中血管新生影响的研究，BALB/C 裸鼠皮下种植人肠癌 HT-29 细胞后建立皮下移植瘤模型，给予 3g/kg EEHDW 16 天。免疫组化检测肿瘤组中内皮细胞标志物 CD31 分子的表达以检测肿瘤微血管密度，结果表明 EEHDW 显著抑制 CD31 分子的表达，对照组 CD31 阳性率为 35.33%±2.88%，EEHDW 给药后阳性率为 24.67%±5.43%（图 5-3-2，$P < 0.01$）。检测

肿瘤组织中 VEGFA 及 VEGFR2 基因、蛋白表达，结果发现 VEGFA 及 VEGFR2 基因、蛋白水平显著降低（图 5-3-3，$P < 0.01$）。

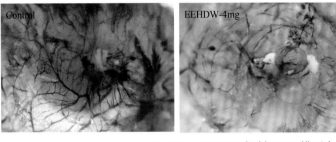
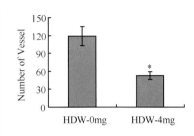

图 5-3-1　EEHDW 抑制 CAM 模型中血管生成

与对照组（Control）相比，$*P < 0.01$

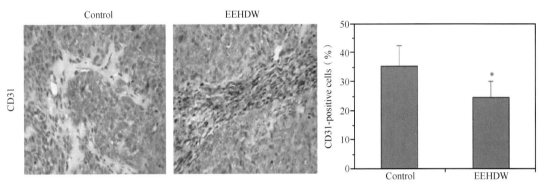

图 5-3-2　EEHDW 抑制裸鼠肠癌皮下移植瘤组织中微血管密度

与对照组（Control）相比，$*P < 0.01$，图片放大倍数 400×

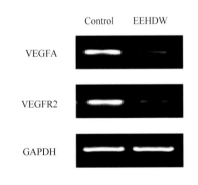
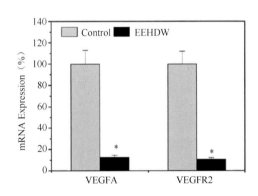

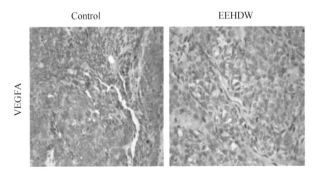
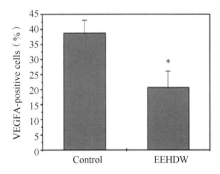

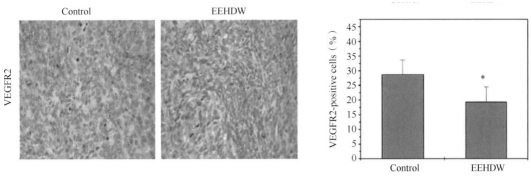

图 5-3-3 EEHDW 抑制肿瘤组织中 VEGFA 及 VEGFR2 基因、蛋白表达

与对照组（Control）相比，*$P < 0.01$，图片放大倍数 400×

 体内实验明确白花蛇舌草具有抑制血管新生的作用，体外实验进一步探讨了 EEHDW 抑制血管生成的作用机制。HUVEC 经不同浓度 EEHDW 干预后，与对照组比较，EEHDW 以剂量依赖的方式抑制 HUVEC 细胞的活力和细胞周期（图 5-3-4、图 5-3-5，$P < 0.05$）。同时 EEHDW 对 HUVEC 细胞划痕修复能力有显著抑制作用，说明 EEHDW 抑制 HUVEC 细胞的迁移（图 5-3-6）。体外使用基质胶试剂盒模拟体内微环境，检测 EEHDW 对 HUVEC 细胞管腔形成能力的影响，结果显示，EEHDW 显著抑制体外 HUVEC 细胞管腔形成能力（图 5-3-7，$P < 0.01$）。

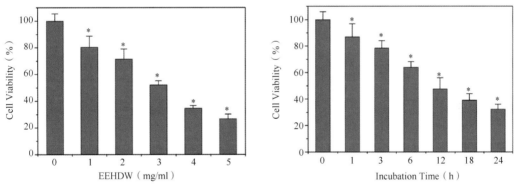

图 5-3-4 EEHDW 抑制 HUVEC 细胞活力

与对照组相比，*$P < 0.01$

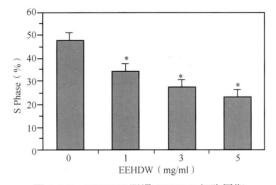

图 5-3-5 EEHDW 阻滞 HUVEC 细胞周期

与对照组相比，*$P < 0.01$

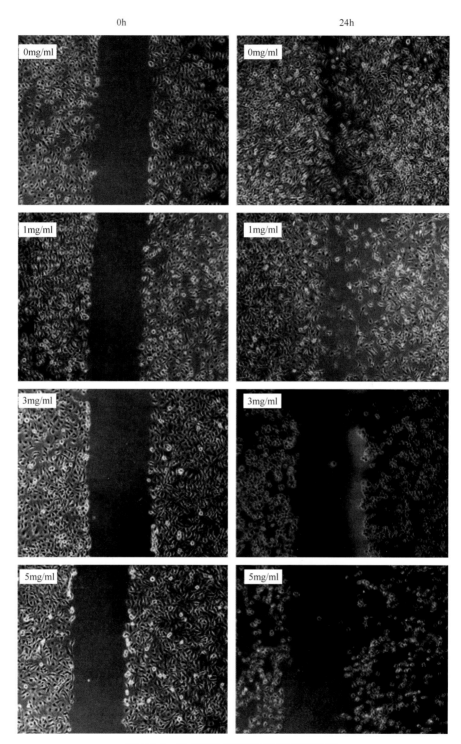

图 **5-3-6**　EEHDW 抑制 HUVEC 细胞迁移

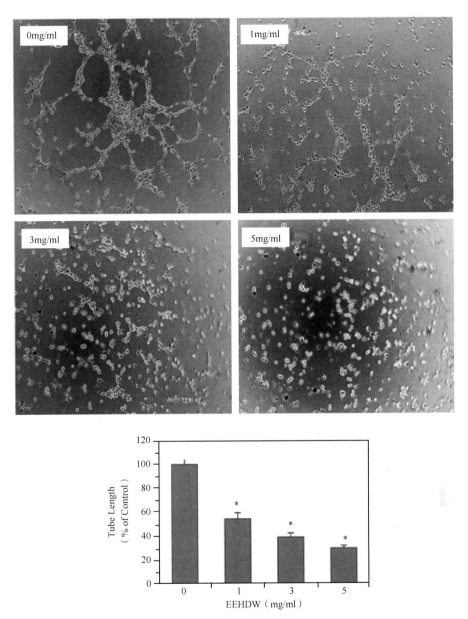

图 5-3-7　EEHDW 抑制 HUVEC 细胞的管腔形成

与对照组相比，*$P < 0.01$，图片放大倍数 100×

进一步 Western Blot 检测结果显示，不同浓度 EEHDW 干预 HT-29 和 HUVEC 细胞 24h 后，可明显抑制 VEGFA 蛋白的表达（图 5-3-8）。

为了研究 EEHDW 抑制肿瘤血管新生的潜在机制，应用 HT-29、SW-620、HCT-8、HCT-116 人肠癌细胞及人 HT-29 肠癌细胞裸鼠皮下移植瘤模型，检测了 EEHDW 对肠癌多条相关信号转导级联通路激活的影响。结果表明，EEHDW 显著抑制多种人肠癌肿瘤细胞 HIF-1α 表达（图 5-3-9，$P < 0.05$）。

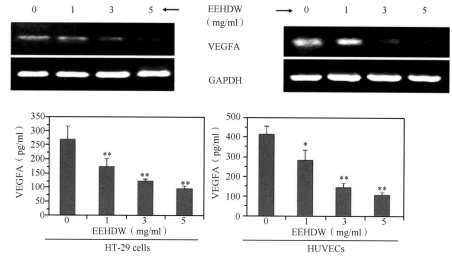

图 5-3-8 EEHDW 剂量依赖性地抑制 VEGFA 蛋白表达

与对照相比，*P < 0.05，**P < 0.01

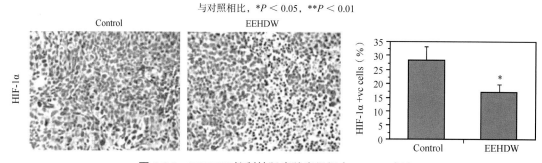

图 5-3-9 EEHDW 抑制结肠癌肿瘤组织中 HIF-1α 表达

与对照相比，*P < 0.05，图片放大倍数 400×

2. 半枝莲 使用 CAM 模型和人结肠癌 HT-29 细胞裸鼠皮下移植瘤模型，研究了半枝莲乙醇提取物（ethanol extract of *S. barbata* D.Don，EESB）对体内血管生成的影响。结果显示，EESB 能够显著抑制 CAM 血管生成，应用免疫组化技术检测裸鼠肿瘤组织中的微血管密度，发现 EESB 显著降低肿瘤内皮细胞标志物 CD31 蛋白表达量，对照组 CD31-阳性细胞率为 37.75%±5.95%，EESB 组为 27.83%±3.60%（图 5-3-10，P < 0.01；图 5-3-11，P < 0.05）。

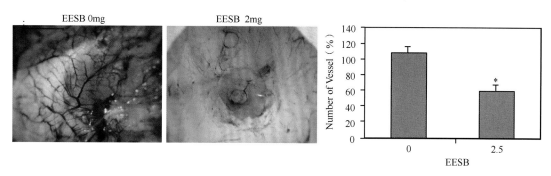

图 5-3-10 EESB 抑制 CAM 模型中血管的生成

与对照组相比，*P < 0.01

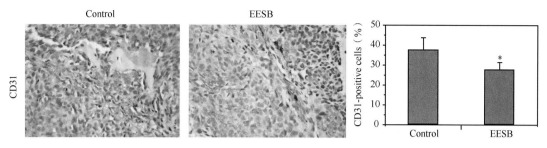

图 5-3-11　EESB 抑制结肠癌皮下移植瘤裸鼠肿瘤微血管密度

与对照组（Control）相比，*$P < 0.05$，图片放大倍数 400×

进一步应用 RT-PCR 和免疫组化探讨体内 EESB 抗血管生成作用机制，实验结果表明，EESB 显著降低 HT-29 裸鼠皮下移植瘤中 VEGFA 和 VEGFR2 基因及蛋白的表达，对照组 VEGFA 和 VEGFR2 阳性细胞率分别为 39.60%±4.22% 和 32.40%±5.87%，而 EESB 组小鼠分别为 27.83%±3.60%、21.67%±5.78%（图 5-3-12，$P < 0.05$）。

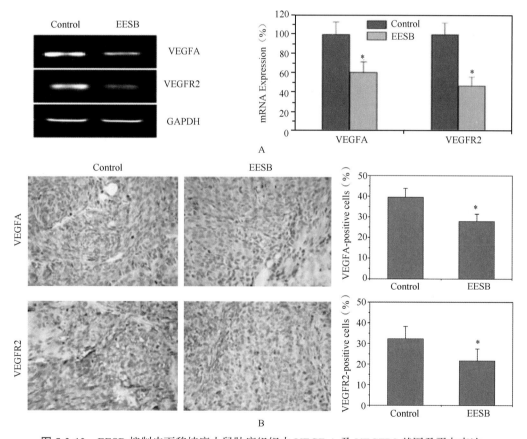

图 5-3-12　EESB 抑制皮下移植瘤小鼠肿瘤组织中 VEGF-A 及 VEGFR2 基因及蛋白表达

与对照组（Control）相比，*$P < 0.05$，图片放大倍数 400×

体外探讨了 EESB 抑制血管新生的作用机制，检测 EESB 对 HUVEC 细胞活力的影响，结果显示 EESB 剂量和时间依赖性地抑制了 HUVEC 细胞的活力（图 5-3-13，$P < 0.01$）。

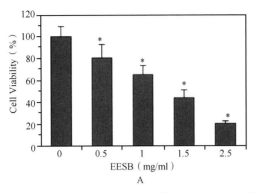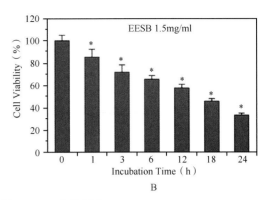

图 5-3-13 EESB 抑制 HUVEC 细胞活力

与对照组相比，*$P < 0.01$

应用流式细胞仪检测 EESB 对 HUVEC 细胞周期的影响研究，发现 EESB 阻滞 HUVEC 细胞于 S 期，抑制 HUVEC 细胞的增殖（图 5-3-14，$P < 0.01$）。同时 EESB 抑制 HUVEC 细胞的划痕修复能力，抑制 HUVEC 细胞的迁移（图 5-3-15）。体外模拟肿瘤微环境，检测 HUVEC 管腔形成能力，发现 EESB 显著抑制 HUVEC 管腔形成（图 5-3-16，$P < 0.01$）。

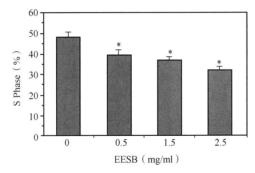

图 5-3-14 EESB 阻滞 HUVEC 细胞周期

与对照组相比，*$P < 0.01$

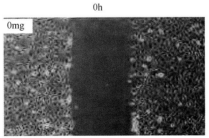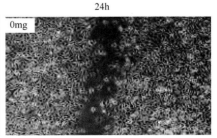

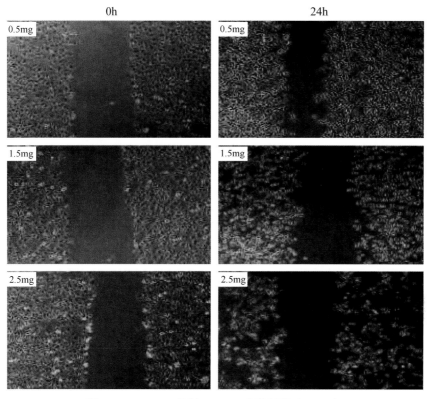

图 5-3-15　EESB 抑制 HUVEC 细胞迁移（100×）

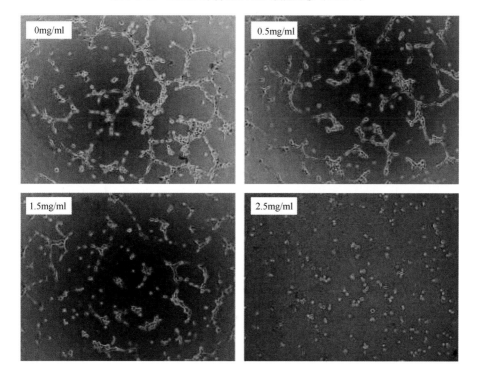

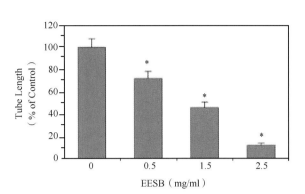

图 5-3-16　EESB 抑制 HUVEC 细胞的体外管腔形成（100×）
与对照组相比，*P < 0.01

EESB 以剂量依赖方式显著降低 HT-29 细胞和 HUVEC 细胞中 VEGFA mRNA 和蛋白的表达（图 5-3-17，$P < 0.01$）。

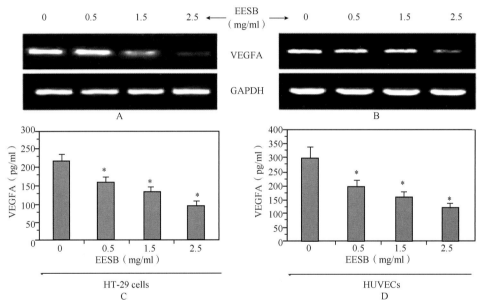

图 5-3-17　EESB 抑制 HT-29 细胞和 HUVEC 细胞 VEGFA mRNA 和蛋白的表达
与对照组相比，*P < 0.01

熊果酸（UA）和齐墩果酸为白花蛇舌草及半枝莲的主要活性成分，为进一步探讨白花蛇舌草和半枝莲药物中抗肿瘤血管新生的药物成分，检测了熊果酸和齐墩果酸单体抗血管新生的作用效果，研究发现熊果酸和齐墩果酸均具有较好的抗肿瘤血管新生功效，体外显著抑制肠癌裸鼠皮下移植瘤组织中 CD31 分子的表达和 CAM 中血管生成（图 5-3-18，$P < 0.01$），抑制组织中 VEGFA 和 bFGF 蛋白的表达。体外给药 24h 后发现，显著下调 HUVEC 细胞行为学如迁移能力、细胞活力等，抑制 HUVEC 细胞的管腔形

成能力，进一步明确了其对血管新生的抑制作用，其分子靶点主要为 VEGFA 和 bFGF （图 5-3-19 ～图 5-3-21，$P < 0.01$）。

3. 夏枯草 体外应用 CAM 模型，观察夏枯草乙醇提取物（EESP）对血管生成的抑制作用，0.1mg 和 1mg 剂量 EESP 有效抑制 CAM 血管生长，结果具有显著统计学意义（图 5-3-22，$P < 0.01$）。

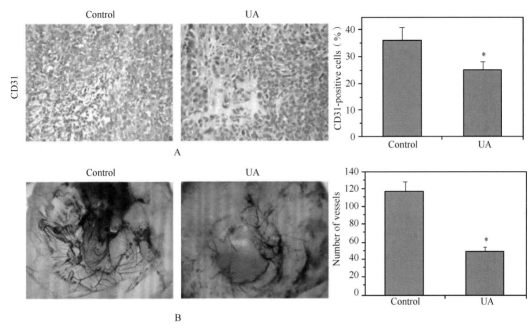

图 5-3-18 UA 抑制肿瘤组织和 CAM 血管生成（A. 400×）

与对照组相比，*$P < 0.01$

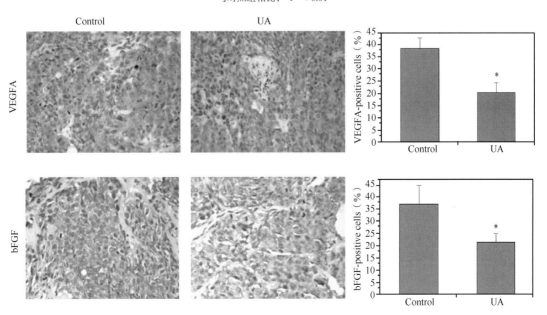

图 5-3-19 UA 抑制裸鼠肿瘤组织中 VEGFA 和 bFGF 表达（400×）

与对照组相比，*$P < 0.01$

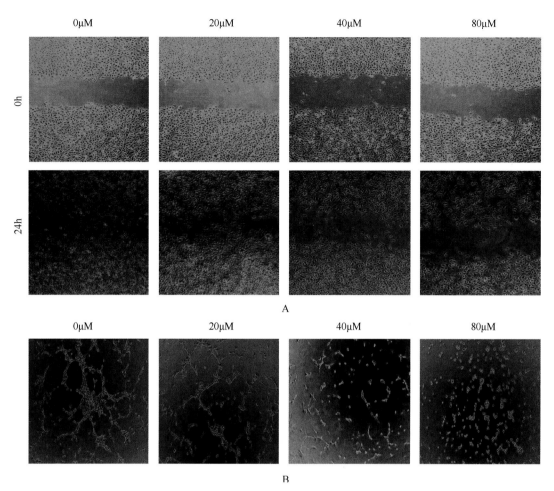

图 5-3-20　UA 抑制 HUVEC 细胞迁移和管腔生成（100×）

　　BALB/c 裸鼠皮下种植人 HT-29 肠癌细胞后建立裸鼠皮下移植瘤模型，给予 EESP 后观察肿瘤体积，取材后称量肿瘤重量，HE 染色分析肿瘤病理，免疫组化分析 CD31、VEGFA、VEGFR2 蛋白及基因表达情况，结果表明，EESP 显著抑制肿瘤体积和肿瘤重量，且无明显的毒性作用。观察肿瘤组织变化，染色后用光学显微镜检查，如图 5-3-24 所示，肿瘤细胞密集分布在对照组，但 EESP 给药组肿瘤细胞显著减少，对照组有明显的细胞核多形性，有丝分裂活动（红色箭头），在 EESP 组中，部分细胞坏死，炎症细胞在肿瘤组织周围观察（图 5-3-23）。检测 CD31 分子表达发现，EESP 干预后肿瘤组织中微血管密度显著降低（图 5-3-24，$P < 0.01$）。

　　使用 HUVEC 和人肠癌细胞 HT-29 进行 EESP 抗肿瘤的体外研究，分别检测细胞活力变化、形态变化、划痕修复能力、管腔形成能力及分泌型 VEGFA 和 VEGFR2 的表达，结果发现干预 24h 后，EESP 剂量依赖性抑制 HUVEC 细胞的细胞活力（图 5-3-25，$P < 0.01$），相差显微镜观察发现，细胞形态随着给药剂量增加相应呈现更明显的凋亡现象（图 5-3-26）。

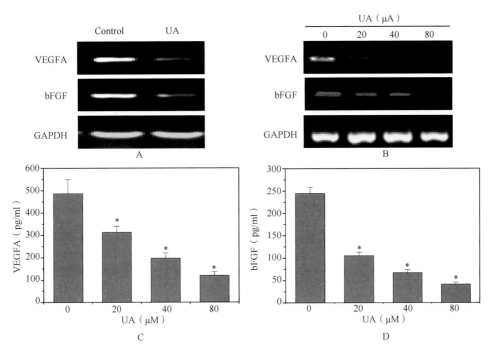

图 5-3-21　UA 抑制移植瘤及 HT-29 细胞 VEGFA、bFGF 的 mRNA 表达和 HUVEC 细胞 VEGFA、bFGF 的分泌

与对照组相比，$*P < 0.01$

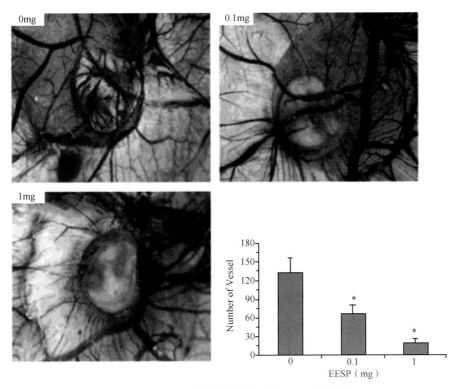

图 5-3-22　EESP 剂量依赖性抑制 CAM 血管生长

与对照组相比，$*P < 0.01$

Control   EESP

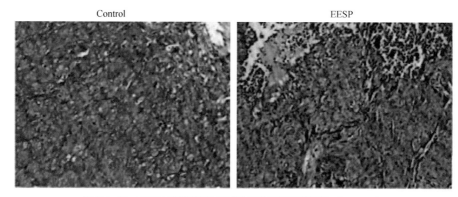

图 5-3-23   EESP 干预后裸鼠皮下移植瘤病理切片（200×）

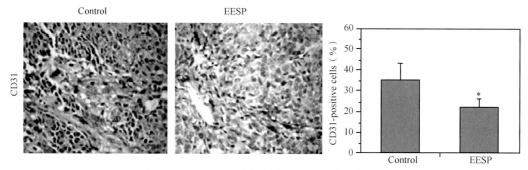

图 5-3-24   EESP 显著抑制肿瘤组织中微血管密度

与对照组相比，*P < 0.01，图片放大倍数为 400×

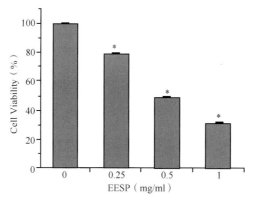

图 5-3-25   EESP 剂量依赖性抑制 HUVEC 细胞活力

与对照组相比，*P < 0.01

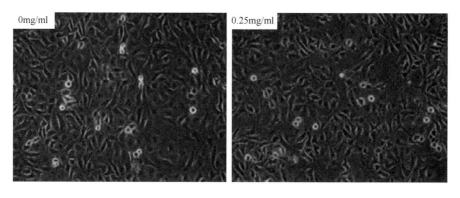

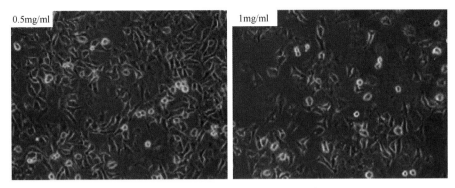

图 5-3-26 EESP 给药后 HUVEC 细胞形态观察（200×）

体外进一步研究了 EESP 对 HUVEC 细胞的行为学影响，EESP 干预 24h 后发现 HUVEC 细胞划痕修复能力显著降低（图 5-3-27，$P < 0.01$），同时流式细胞仪检测 HUVEC 细胞的周期变化发现，EESP 对 HUVEC 进行了 S 期阻滞（图 5-3-28）。基质胶试剂盒检测 EESP 干预后 HUVEC 细胞体外管腔形成能力变化，给药 24h 后发现随着药物浓度的增加，HUVEC 管腔形成能力呈现剂量依赖性下降（图 5-3-29，$P < 0.01$）

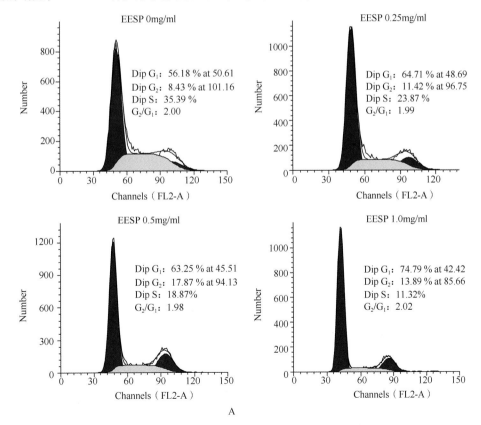

A

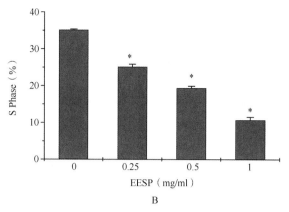

B

图 5-3-27　EESP 阻滞 HUVEC 细胞周期

与对照组相比，*$P < 0.01$

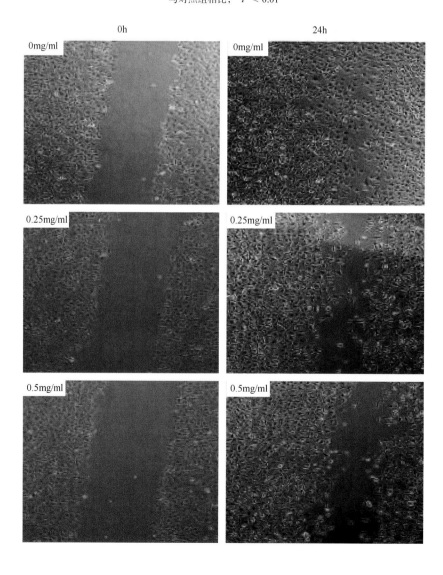

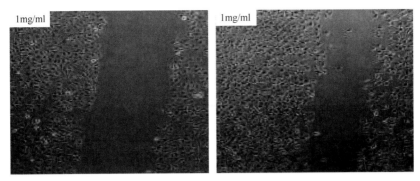

图 5-3-28　EESP 抑制 HUVEC 细胞迁移（100×）

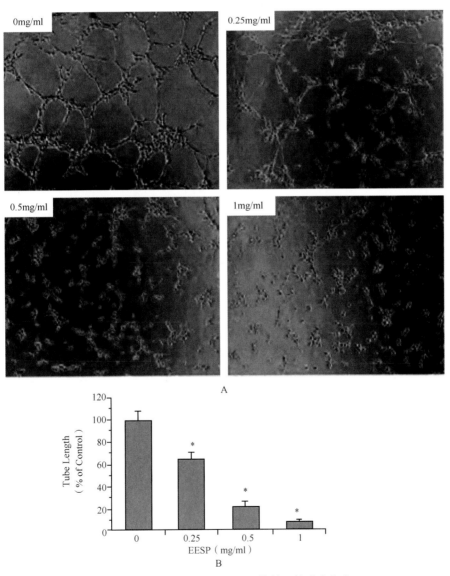

图 5-3-29　EESP 抑制 HUVEC 体外血管形成能力

与对照组相比，*$P < 0.01$，图片放大倍数 100×

RT-PCR 技术及 ELISA 技术分析 HUVEC 细胞和 HT-29 细胞中 VEGFA、VEGFR2 基因和蛋白表达，结果显示 EESP 干预 24h 后，HT-29 细胞中 VEGFA 基因和 HUVEC 细胞中 VEGFA、VEGFR2 基因呈剂量依赖性降低（图 5-3-30），蛋白表达分析结果与基因分析一致，EESP 干预后分泌型蛋白 VEGFA 和 VEGFR2 表达均被显著抑制（图 5-3-31，$P < 0.01$）。

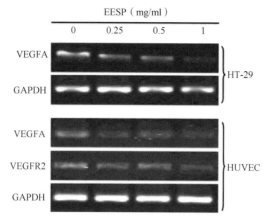

图 5-3-30　EESP 剂量依赖性抑制 VEGFA 和 VEGFR2 基因（mRNA）表达

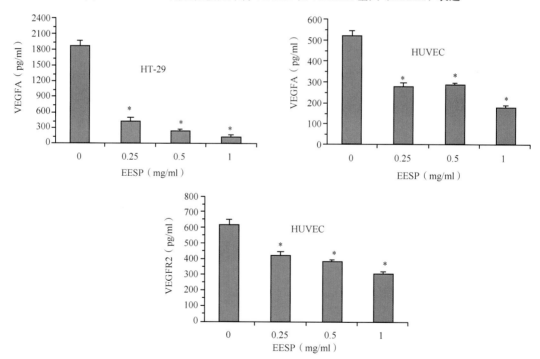

图 5-3-31　EESP 剂量依赖性抑制 VEGFA 和 VEGFR2 蛋白表达

与对照组相比，$*P < 0.01$

STAT3 信号通路与细胞增殖、凋亡及血管新生密切相关，因此研究了 EESP 对 STAT3 及其磷酸化的影响，免疫组化法检测 HT-29 肠癌裸鼠皮下移植瘤组织中 STAT3 及其磷酸化的表达量，结果表明对照组和 EESP 组中 p-STAT3 的百分比的阳性细胞分别为

（41.71±6.59）% 和（18.24±3.63）%（$P < 0.01$），说明 EESP 显著抑制小鼠肿瘤组织中 STAT3 通路（图 5-3-32），进而抑制血管新生。

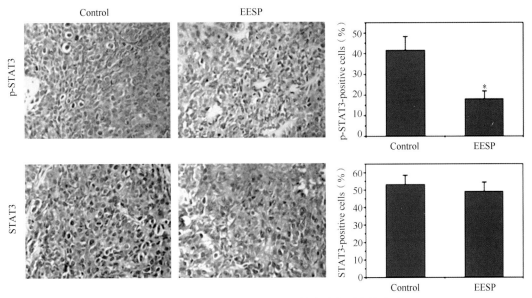

图 5-3-32 肿瘤组织中 STAT3 及其磷酸化蛋白的表达

与对照组相比，*$P < 0.01$，图片放大倍数为 400×

在前期实验基础上，进一步运用 RT-PCR 和免疫组化分析检测 EESP 对 VEGFA 和 VEGFR2 蛋白表达的影响，结果显示，EESP 显著抑制肿瘤组织中血管新生相关蛋白的表达，细胞阳性表达率对照组为（48.01±6.54）%、（29.17±5.57）%，EESP 干预组为（26.14±3.33）%、（10.4±2.54）%（图 5-3-33，$P < 0.01$）。

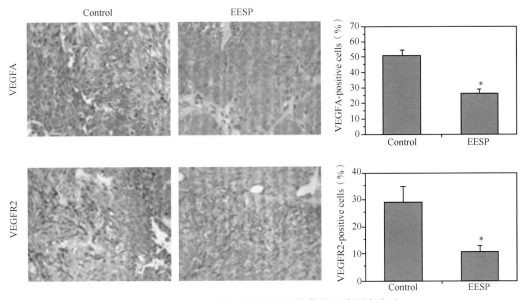

图 5-3-33 EESP 调控血管新生相关信号通路蛋白表达

与对照组（Control）相比，*$P < 0.01$，图片放大倍数为 400×

4. 败酱草   败酱草乙醇提取物（ethanol extract of *Patrinia scabiosaefolia*，EEPS）显著抑制人结直肠癌 HT-29 皮下移植瘤裸鼠模型的肿瘤生长。在结肠癌皮下移植裸鼠肿瘤组织，EEPS 表现出显著的抗血管生成作用。血管生成在肿瘤的进展和转移中起着重要作用，免疫组化染色检测肿瘤组织中内皮细胞特异性标记 CD31 的表达，以评价 EEPS 对肿瘤内微血管密度的影响，结果表明 EEPS 干预的小鼠组织 CD31 阳性细胞的百分比显著降低（图 5-3-34，$P < 0.05$）。抑制皮下移植瘤组织中 VEGFA 蛋白表达（图 5-3-35，$P < 0.05$）。

EEPS 抑制肿瘤细胞分泌血管内皮生长因子 VEGFA 的表达，抑制体外 HUVEC 细胞的迁移和管腔形成能力（图 5-3-36、图 5-3-37），上述结果均说明 EEPS 具有抑制肿瘤血管新生作用。

5. 片仔癀   在 CAM 和人肠癌细胞 HT-29 裸鼠皮下移植瘤模型中，PZH 均表现出较好的抑制血管新生作用，显著降低血管生成数量和 CD31 分子的表达。应用免疫组化和 Bio-Plex 技术检测相应蛋白表达，表明 PZH 可抑制 VEGFA、VEGFR2、bFGF 和 bFGFR 等促血管生成因子的表达。VEGFA 和 bFGF 作为最有效的血管生成刺激因子，在许多类型的人类肿瘤中过表达，这与肿瘤的进展、侵袭和转移有关，且与患者预后直接相关。VEGFA 和 bFGF 主要通过位于血管内皮细胞表面的特异性受体如 VEGFR2 和 bFGFR 相互作用发挥其生物学功能。VEGF-A 和 bFGF 及其受体的结合导致受体二聚化，这种结合反过来激活下游级联信号反应，如 AKT 和 ERK 信号途径，导致内皮细胞的增殖、活化、迁移及新血管生成。免疫组化分析发现 PZH 能显著抑制肿瘤组织中 VEGFA 和 bFGF 及

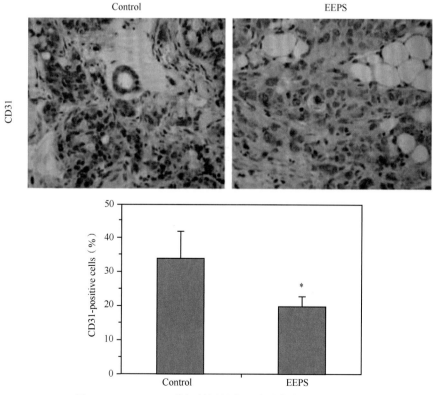

图 5-3-34   EEPS 显著抑制裸鼠皮下移植瘤内微血管密度

与对照组（Control）相比，*$P < 0.05$，图片放大倍数为 400×

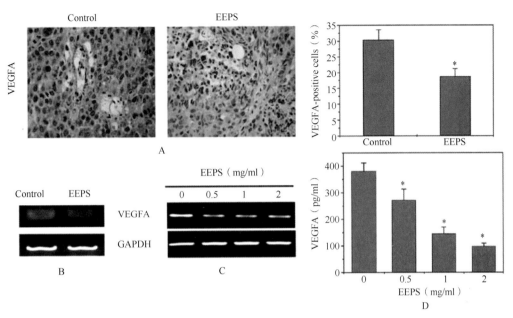

图 5-3-35　EEPS 显著抑制 VEGFA 蛋白表达

与对照组（Control）相比，*P＜0.05，图片放大倍数为 400×

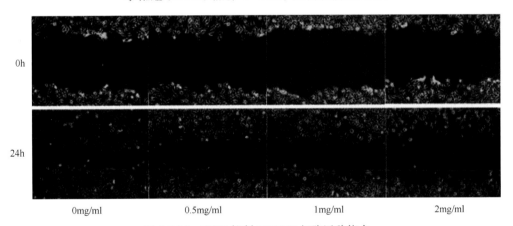

图 5-3-36　EESP 抑制 HUVEC 细胞迁移能力

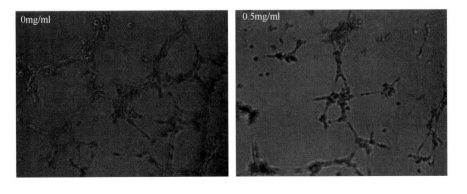

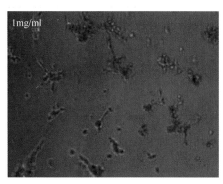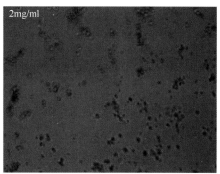

图 5-3-37　EEPS 抑制 HUVEC 细胞体外管腔形成能力

图片放大倍数为 100×

其受体的表达。肿瘤发生及发展是由细胞内多条信号通路共同调控的结果，其中包括 STAT3、AKT、ERK、JNK 和 P38 等，这些通路的异常激活，需要多种核心分子的参与，实验结果表明，PZH 抑制了多个信号通路核心分子的磷酸化等进而抑制多条信号通路的活化，如 STAT3、AKT、EERK、JNK 和 P38 等。

以人脐静脉内皮细胞 HUVEC 和人结肠癌细胞 HCT-8 为研究对象，模拟实体肿瘤组织内低氧的生理条件，在 1% 氧分压条件下培养细胞，检测细胞活力、细胞管腔形成能力、细胞划痕修复能力、细胞迁移能力、分泌型 VEGFA 表达、相关蛋白及基因表达。研究结果表明，PZH 直接抑制缺氧刺激的内皮细胞迁移同时伴有 HIF-1α 和 VEGF 降低。内皮细胞缺氧条件下应答 HIF-1α 激活的信号通路导致内皮细胞迁移及血管生成，这种迁移主要通过 HIF-1α 诱导 VEGF 的自分泌表达来实现，实验研究表明片仔癀抑制肠癌细胞 HCT-8 和内皮细胞 HUVEC 活力及迁移能力、血管生成能力。

六、小　　结

对上述清热解毒中药抑制大肠癌的作用机制进行研究发现，清热解毒中药对大肠癌血管新生的抑制作用较显著，血管新生是大肠癌发生、发展的重要阶段，特别是相关信号通路的活化及级联反应对于血管新生的推进和演变具有决定性作用，以抑制血管新生为靶点的研究将有可能为临床治疗大肠癌的新药开发奠定基础。

第四节　抑制大肠癌干细胞生长

一、肿瘤干细胞概况

肿瘤干细胞（cancer stem cell，CSC）是指肿瘤中具有自我更新能力并能产生异质性肿瘤细胞的细胞。传统观念认为，肿瘤是由体细胞突变而成，突变使其可以获得无限制生长的能力，但并不是所有的肿瘤细胞都可以无限制生长。研究发现，肿瘤细胞生长、转移和复发的特点与干细胞的基本特性十分相似，因此，有学者提出肿瘤干细胞的理论。这一理论为我们重新认识肿瘤的起源和本质，以及临床肿瘤治疗提供了新的方向和视角。

自 Reya T 等提出"肿瘤干细胞学说"以来，CSC 一直是学者们研究的新热点。肿瘤干细胞学说理论先后在白血病、乳腺癌、脑肿瘤和肺癌中已得到证实。实体肿瘤干细胞最早的实验依据是 AI-Haji 等在 NOD/SCID 小鼠模型上根据乳腺癌细胞表面分子表型的不同，将癌细胞分为致癌性细胞和非致癌性细胞，致癌性细胞能在一系列移植中形成组织学特性与原发肿瘤一致的肿瘤，这群致癌性细胞被命名为乳腺癌干细胞。Singh SK 等在脑瘤中分离纯化出肿瘤干细胞，并提示 CD133$^+$ 细胞是脑肿瘤干细胞。Yuan 等在人多形性成胶质细胞瘤中分离出起源于神经球的 CD133$^+$ 细胞群，Seigel GM 等研究显示视网膜母细胞瘤干细胞为 ABCG2 阳性细胞。Hilbe W 等报道在非小细胞肺癌有 CD133 分子表达的内皮祖细胞。

二、大肠癌干细胞的发现

2005 年，已有研究者在新生胎儿原肠与结肠息肉中，发现了疑似结肠癌干细胞的存在，并且呈现出特殊形状的细胞核形态。同年，Jung 等在结肠癌的治疗中发现，用氟尿嘧啶联合奥沙利铂的治疗方案对癌细胞的甲基化没有产生影响；为此，他们认为寻找这种更加稳定的甲基化变化，可能是发现结肠癌干细胞的一个重要方式。第二年，Haraguchi 等利用流式细胞术检测发现了能够将 DNA 结合染料（Hoechst33342）外排到细胞外，分布在主群细胞一侧的侧群细胞（side population，SP），且 SP 细胞存在于消化系统肿瘤中；同时研究了从结肠癌细胞系分选出的 SP 细胞的特性，发现这些细胞有着与干细胞类似的特性，推断这些细胞可能就是结肠癌干细胞。2007 年 O'Brien 等首次报道从 7 例大肠癌原发灶和 10 例转移灶中分离出 CD133$^+$ 细胞，该细胞所占比例虽小，但是有很强的增殖能力，经过连续移植传代后，仍能分裂增殖、分化，并能保持其异质性。而那些占比很大的 CD133$^-$ 的大肠癌细胞经移植后，却不能够导致大肠癌的发生。并证实 CD133$^+$ 细胞是大肠癌起始肿瘤细胞，可增殖形成克隆球。与此同时 Dalerba 等用上皮细胞黏附分子（EpCAM）、CD44 和 CD166 作为表面标志鉴定大肠癌干细胞，发现 CR-CSC 中存在 EpCAM、CD44、CD166 标记阳性的细胞亚群，也具有同 CD133$^+$ 细胞相同的特性，在原代肿瘤、移植瘤和正常结肠上皮中的表达具有重复性、持续性。因此，大肠癌干细胞生物学行为的研究成为大肠癌防治研究的焦点。

三、大肠癌干细胞的生物学特性

已有研究表明：大肠癌干细胞和正常干细胞都具有自我更新、增殖分化、耐药等生物学特性。其中自我更新的特性是造成大肠癌复发、转移及预后不良的主要原因，在体外培养条件下，单个大肠癌干细胞能分裂、增殖形成克隆性细胞球，将其吹打成单细胞后，仍可形成多个相同的克隆球。目前认为动物体内成瘤实验是检验 CSC 自我更新和无限增殖能力的金标准。Dalerba 等从大肠癌中分离的少量 EpCAM^{high} CD44$^+$ 细胞接种于 NOD/SCID 鼠体内可形成移植瘤，再次从移植瘤内分离的大肠癌干细胞少量接种又可形成相同表型的移植瘤。增殖分化潜力，通过不均一分裂能够产生与上一代完全相同的子细胞及不同表型的肿瘤细胞，并在体内形成新的肿瘤，促成肿瘤的异质性和多样性。Vermeulen 等发现单细胞克隆的大肠癌干细胞在体内外实验中均具有多向分化潜能，其产生的新生物与原代肿瘤具有相似的形态学特征和相同的分化表型。体外实验显示给予磷脂酰肌醇 -3 激酶（PI3K）抑制剂 Ly294002 干预后细胞分化受到抑制，揭示 PI3K 通路在大肠癌干细胞的分化过程中起着决定性作用。CSC 高表达 ATP 结合盒（ATP-binding cassette，ABC）转运蛋白超家族，ABC 转运蛋白具有分泌排泄外源毒性物质、调节吸收、营养分布的功能。研究较多的 ABC 转运蛋白主要有 ABCB1（多药耐药基因 1，MDR1）、ABCC1（多药耐药相关蛋白 1，MRP1）、ABCG2（乳腺癌耐药蛋白，BCRP）。CSC 能通过 ABC 转运系统有效地将化疗药物泵出细胞。Ghods 等从大鼠胶质肉瘤细胞株中分离的 CSC，在化疗药物卡铂实验中发现，CSC 具有强耐药性，逆转录聚合酶链反应显示 CSC 高表达凋亡抑制基因生存素（survivin）和 Bcl-2，高表达耐药相关基因 MRP-2、MRP-4、MRP-6 和 ABCG2。肿瘤干细胞理论提出由于 CSC 的存在使得肿瘤可能具有先天性的放化疗抵抗性，并非后天获得。Dylla 等发现大肠癌荷瘤鼠在随机接受环磷酰胺化疗后，肿瘤组织中大肠癌干细胞的比例明显高于对照组，并且与肿瘤的大小无关。实验显示与环磷酰胺耐药相关的乙醛脱氢酶 1 在大肠癌干细胞中活性最强，而给予乙醛脱氢酶 1 特异性抑制剂 DEAB 干预后大肠癌干细胞对环磷酰胺的敏感性明显增加。Todaro 等的研究显示处于自我更新的大肠癌干细胞对细胞毒药物的抵抗部分源于自我分泌的 IL-4，通过阻断 IL-4 和受体的结合或抑制 IL-4 的分泌，不仅可提高成熟肿瘤细胞对化疗药物的敏感性，而且能促进大肠癌干细胞的凋亡和增加化疗敏感性。此外，CSC 在体内处于相对静止期，而细胞毒药物是针对快速增殖的细胞，故对处于静止期的 CSC 不具有明显的杀伤作用；CSC 具有的 DNA 修复能力及凋亡途径的受损也导致了其化疗抵抗性。总之，大肠癌干细胞的生物学特性正是引起大肠癌复发转移的根源。

四、大肠癌干细胞的调控通路

研究表明大肠癌干细胞生物学特性的调节与 Notch、Wnt 和 Hedgehog 等多条通路密切相关，而这些通路又与多种肿瘤包括大肠癌的发生密切相关。2005 年，Byun 等发现，胃肠道组织分泌的 Wnt 对抗物的表达在干细胞内环境稳定中起着重要作用。可溶性的 Wnt 对抗物（sWAs），如突变相关蛋白（FrzB）、Wnt 抑制因子 -1（Wif1）和 dickkopf（DKK）蛋白等，调节 Wnt 信号通路的启动，可能在干细胞自稳方面起着重要作用。他们发现，DKK1 和 FrzB 在大肠癌组织中不表达，而 Wif1 和 DKK3、DKK2 在大多数大肠癌组织中均表达，且在隐窝基质的表达量明显增多。而大肠癌干细胞就聚集在隐窝基质处，因此推断，sWAs 可能在干细胞池的维持及大肠癌细胞的增殖方面起着重要作用。此外，在经典的 Wnt 信号途径中，Wnt 配体与 Fz 受体结合，导致糖原合成酶 3β 被抑制，从而阻止了腺瘤性结肠息肉病和 Axin 依赖的 β 连环蛋白的降解，导致 β 连环蛋白在细胞质中聚集，并进入细胞核内，与淋巴细胞强化因子 /T 细胞趋化因子结合，共同激活 Wnt 靶基因的转录。Fodde 等研究表明，经典的 Wnt/β- 连环蛋白信号途径在大肠滤泡成体干细胞中，对调节增殖和分化也起主要作用；Wnt 信号激活和编码下游元件的基因突变导致了这些组织形成肿瘤。在大多数大肠癌的散发病例中，不是丢失了 APC 的功能，就是癌基因的 β-连环蛋白突变。Wnt 信号的主要分子在异质性细胞内的分布只能在原发性肿瘤及其转移癌中被检测到，特别是在进展前缘和转移到邻近间质组织的肿瘤细胞，更易显示核酸的 β-连环蛋白染色；由此，Wnt 信号的不同活性反映肿瘤异质性，而且能够计算出不同细胞的活性，如增殖和上皮间质间的转变，它们分别代表肿瘤生长和恶性转移。因此，抑制异常激活的 Wnt/β-catenin 信号通路，可以起到抑制肿瘤干细胞生长达到抗肿瘤治疗的作用。其中，Wnt 信号通路的拮抗剂有 WIF1-Fc 和 sFRP1-Fc。另外，TAO ZHANG 等研究发现槐耳提取物也可以抑制大肠癌干细胞的比例、细胞活力及克隆球形成能力，进一步研究表明其机制可能是槐耳提取物抑制了 Wnt/β-catenin 信号通路的活化。说明中医药在抑制肿瘤干细胞方面也起着非常有效的作用。

Notch 信号通路是干细胞信号网络的又一重要信号通路。胃肠道上皮组织（如结肠滤泡基质）的干细胞及其祖细胞的经典 Notch 信号通路均可被激活。当 Notch 配体与 Notch1、Notch2、Notch3 或 Notch4 的受体结合后，导致这些受体被金属蛋白酶和 γ- 分泌酶水解，然后释放出 Notch 的细胞内区域。经典的 Notch 配体转导信号至 CSL-NICD-Mastermind 复合体，通过激活 HES1、HES5、HES7、HEY1、HEY2 和 HEYL 基因的转录活性来维持干细胞和祖细胞的特性。Chang Mo Moon 等研究发现非甾体抗炎药（吲哚美辛、舒林酸和阿司匹林）、塞来昔布、γ- 分泌酶抑制剂和过氧化物酶体增殖物激活受体 γ 拮抗剂等能够显著抑制肿瘤球的形成；并且发现非甾体抗炎药能够通过抑制 SOX_2、NOTCH/HES1 的表达，从而降低结肠癌干细胞及氟尿嘧啶诱导增加的结肠癌干细胞的比例。Ponnurangam 等发现和厚朴酚能够增强放疗对结肠癌干细胞的杀伤作用，并且是通过抑制 Notch 信号通路来抑制结肠癌干细胞增殖及诱导其凋亡的。

Hedgehog 信号通路的受体为 Ptc 和 Smo。Ptc 是肿瘤抑制因子的产物，对 Hedgehog 信号通路起负性调节作用；Smo 是一种特殊的跨膜蛋白，是激活 Hedgehog 信号传递必需的受体。在生理条件下，Ptc 抑制 Smo 的活性，只有 Hedgehog 与 Ptc1 受体结合，Ptc 受体才会解除对 Smo 的抑制效应；激活的 Smo 开始释放转录因子和下游基因的调节信号，Hedgehog 信号才得以传递。SHH 途径的激活作用于干细胞，致使细胞持续增殖分化、更新。GDC0449 是一种 Hedgehog 信号通路阻断剂，已经用于 I 期临床试验。Mueller 等研究发现利用 GDC0449 阻断 Hedgehog 信号通路的同时用雷帕霉素阻断 mTOR 信号通路可以完全清除 $CD133^+$、$CD24^+$、$CD44^+$、$EpCAM^+$ 的胰腺癌干细胞群。研究还发现肿瘤干细胞的生长可被 Hedgehog 通路抑制剂环巴胺所抑制。Clement 等也证实了 Hedgehog 通路调节胶质瘤干细胞的自我更新及相关干细胞基因的表达，且利用通路抑制剂环巴胺及慢病毒介导的信号通路的沉默，可明显抑制脑肿瘤干细胞的自我更新和致瘤能力，并且胶质瘤干细胞对替莫唑胺等化疗药物的抵抗作用降低，且敏感性被明显提高。

PI3K/AKT/mTOR 信号通路不正常的持久活性可使神经干细胞发生恶性转化，并且对 CSCs 的生物学行为起重要调控作用。PI3K/AKT/mTOR 通路的阻滞剂可显著抑制干细胞的比例，降低克隆球形成能力，并降低体内肿瘤生长的速度。另外，雷帕霉素、特癌适、依维莫司等治疗肿瘤的药物对 PI3K/AKT/mTOR 信号通路也可起调控作用，是因为它们与

mTOR 的免疫亲和素 FK506 结合后，才出现了抗肿瘤的效果。

五、大肠癌干细胞微环境

肿瘤干细胞在自我更新、多向分化、连续存活、耐药及在肿瘤转移过程中都需要一种特定的微环境。目前研究发现，这种微环境由间质细胞、细胞外基质、血管细胞及炎症细胞等组成，为肿瘤干细胞提供了良好的生长环境，提供所需的营养物质，维持肿瘤干细胞的生长。其中血管微环境是肿瘤干细胞赖以生存的源泉，提供肿瘤细胞生长所必需的物质，在肿瘤干细胞干性维持方面起着重要调节作用，否则肿瘤会因缺血缺氧而坏死。另外，由胶原蛋白、糖蛋白、蛋白多糖和弹性蛋白等成分组成的细胞外基质担负着支持、保护、营养细胞的重要作用；炎症细胞及间质细胞释放的生长因子、基质金属蛋白酶、血管内皮细胞生长因子（VEGF）等可溶性分子在对肿瘤的发生、发展中也起着重要调控作用。因此，如果可以调整或改变微环境，就可能抑制肿瘤干细胞的生长，起到抑制肿瘤发生、发展、复发、耐药和转移的作用。相关研究：2007 年 Calabress 等发现将脑肿瘤干细胞与置于 Transwell 小室的内皮细胞共同培养后，形成的克隆球是单独培养的 5 倍大，且具有更强的自我更新能力。2011 年 Beck 等通过鳞状细胞癌小鼠模型试验证实，血管微环境和 VEGF 相关通路在肿瘤发展早期对肿瘤干细胞的干性具有直接的调控作用。以上结果证明了血管龛与内皮源性因子在 CSC 干性维持中的重要地位。另外，Beyers 研究发现乳腺癌中 Her2/neu 蛋白是一种肿瘤相关抗原，Herceptin 单抗可以特异性与 Her2/neu 蛋白结合，从而减少 ECM 蛋白的表达控制 CSC 生长。以上的研究均提示了，改变 CSC 生长的微环境可抑制 CSC 的生长。

六、大肠癌干细胞的分离方法

综上可知，肿瘤干细胞学说的提出是人类揭露肿瘤本质的一大进步，为研究肿瘤发病机制及根治恶性肿瘤的方法指出新的方向，可能是攻克人类肿瘤新的突破点。然而对肿瘤干细胞研究的关键步骤是，怎样分离得到肿瘤干细胞，现研究分选的方法主要有以下 3 种：肿瘤干细胞标志物、SP 细胞法、克隆球悬浮培养等。但其关键是筛选出的细胞是否有极强的致瘤能力。

（1）肿瘤干细胞标志物：利用分选型流式细胞仪或者磁珠将具有表达特殊表面标记蛋白的干细胞识别并分离出来。肿瘤干细胞特异的细胞表面抗原标记，犹如肿瘤干细胞的指纹，研究者可以通过识别和利用这些表面标记来准确地筛选与分离肿瘤干细胞。但目前发现的标志物还不全面，而且不同分期、不同类型的肿瘤，标记也会有不同；不同细胞株，不同代数，标记也会有不同。

（2）SP 细胞法：利用流式细胞仪对具有高表达 ABC 转运蛋白且能将细胞核染料 Hoechst33342 排出细胞外的 SP 细胞进行分析并分离；SP 细胞分选法可应用于多种肿瘤细胞，具有普遍的适用性和表型的保守性，是一种有效的分离方式。

（3）克隆球悬浮培养：肿瘤细胞用含有生长因子的无血清培养基培养，观察细胞能否悬浮生长及细胞成球情况。大部分分化的肿瘤细胞不能耐受无血清培养，只有少数未分化的肿瘤干细胞和祖细胞会成球生长。这些肿瘤干细胞球富集肿瘤干细胞，但也有分化细胞存在，因为成球后可能相当于互相提供了黏附环境，肿瘤干细胞分化的肿瘤细胞也可存活。因此最好通过标记或 SP 细胞法再次进行纯化。

肿瘤干细胞是一种功能性定义，它的核心应该是在肿瘤组织中能否将有自我更新、极强致瘤能力的细胞区分开来，所以只要采用合适的标志物或者功能性筛选，将这群具有自我更新、强致瘤能力的细胞从肿瘤细胞中分离出来。可由其体外的成球实验和体内的致瘤实验来验证。在体外培养条件下，单个细胞在无血清的培养基体系内能够增殖形成克隆样细胞球，并且经过分散多次传代仍可以形成克隆球。目前动物体内的成瘤实验是验证肿瘤干细胞生物学功能的金标准，用极少的细胞接种于免疫缺陷小鼠体内均可连续成瘤。

七、抑制大肠癌干细胞生长的策略

目前传统的治疗手段对肿瘤干细胞疗效有限。近年来，中医学的抗肿瘤疗效不断被证实，肿瘤干细胞理论及实践的成功，对于中医学根据自身理论特点深入研究肿瘤病因学、创新临床抗肿瘤治疗理念、寻找新的抗肿瘤靶点、提高临床疗效等具有重要的价值。

肿瘤干细胞自我更新、多向分化潜能等生物学特性的复杂性及现代医学治疗大肠癌靶点单一、毒副作用明显的局限性，决定了治疗上"多靶点作用、低毒副作用"的重要性。而"多靶点、低毒副作用"的作用特点正是中医药治疗疾病发挥作用的主要方式，因此中医药治疗疾病包括恶性肿瘤备受关注。大肠癌在中医学中多属"肠覃""肠癖"等范畴。其病因多为饮食不节，恣食肥甘、燥热或不洁之物，导致"脾不健运，湿热蕴毒下迫大肠，热伤肠络，毒邪成痈"而逐渐发生癌瘤。因此"清热解毒、消痈散结"是中医治疗大肠癌的原则。

片仔癀、白花蛇舌草、半枝莲、败酱草等清热解毒类中药具有清热解毒、消痈散结等功效，该类中药在大肠癌等多种肿瘤治疗中已得到广泛的应用，且疗效显著；但其对大肠癌干细胞的作用及其机制尚不明确。因此，为了更好地发挥疗效，深入探讨其作用机制，应对清热解毒类中药调控肿瘤干细胞功能进行相关研究，找出清热解毒类中药作用的最终作用靶点。

大肠癌干细胞的自我更新、增殖分化、耐药、转移等生物学特性受到 Wnt、PI3K/AKT/mTOR、Notch、Hedgehog、Bim-1 等信号通路的调控。因此，针对这些信号途径寻找重要靶点，成为大肠癌治疗的主要方向。

肿瘤干细胞停留于细胞周期的静止期，加之高表达 MDR1、MRP1 等 ABC 转运蛋白能有效地将化疗药物泵出细胞，逃避化疗药物的作用，使其对化疗药物具有抵抗性。因此抑制 CSC 中 ABC 转运体的治疗方式为抗肿瘤治疗提供了新的靶点。此外，发现 CSC 具有较强的 DNA 修复能力及抗凋亡能力，也是导致其产生化疗抵抗的重要因素。因此，破坏 CSC 的 DNA 修复能力及诱导其凋亡也是治疗 CSC 耐药性的重要策略之一。

1. 大肠癌干细胞的分离及验证　基于流式细胞术的 SP 细胞分选法是分离大肠癌干细胞最常用、最简便的方法。维拉帕米是 ABC 转运蛋白的抑制剂，能够降低细胞外排泵的功能，抑制细胞外排 Hoechst 33342，因此常被用于 SP 细胞分选法的验证。利用 MoFlo XDP 分选型流式细胞仪，分析大肠癌细胞中的 SP 细胞，结果如图 5-4-1 所示，以维拉帕米组为阳性组，SP 细胞的比例为 0.84%±0.02%（$P < 0.05$）。提示大肠癌细胞中富含 SP 细胞。

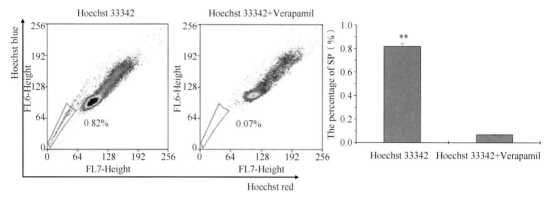

图 5-4-1　大肠癌干细胞的比例

与维拉帕米组比较，**$P < 0.01$

采用克隆球培养法观察 SP 细胞的体外成球能力。SP 细胞及 non-SP 细胞在低黏附 24 孔板干细胞培养液中培养至克隆球直径 ≥ 100μm（7 天），结果如图 5-4-2 所示，SP 细胞呈克隆球样生长，形成的克隆球数量比 non-SP 细胞多。提示 SP 细胞具有肿瘤干细胞样成球的特性。

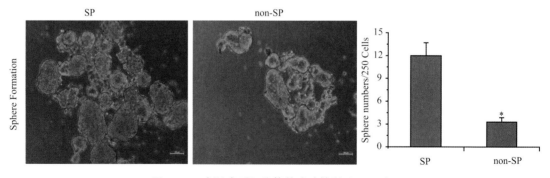

图 5-4-2　大肠癌干细胞体外成球情况（100×）

与 SP 组比较，*$P < 0.05$

采用裸鼠移植瘤实验验证 SP 细胞体内致瘤能力。在裸鼠皮下分别接种相同数量（500 个）SP 细胞与 non-SP 细胞，观察它们在体内的成瘤能力，如图 5-4-3 所示，7 周后，5 只裸鼠中接种 SP 细胞的裸鼠中有 4 只形成瘤体，接种 non-SP 细胞的裸鼠没有瘤体形成；与 non-SP 细胞比较，SP 细胞有着更强的致瘤能力。结果提示，SP 细胞有着与肿瘤干细胞一样的致瘤特性，可作为大肠癌干细胞分选富集的方式。

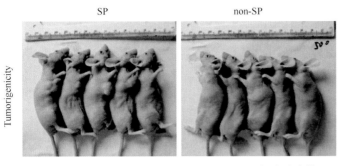

图 5-4-3　裸鼠成瘤情况

2. 白花蛇舌草　对大肠癌干细胞比例、增殖、克隆球形成能力和耐药等特性具有明显的抑制作用：显著降低大肠癌干细胞的比例（图 5-4-4）；明显降低大肠癌干细胞的活力、克隆球形成能力（图 5-4-5、图 5-4-6）；下调大肠癌干细胞自我更新基因 Lgr-5 的表达（图 5-4-7）；下调耐药基因 ABCB1 的表达（图 5-4-8）；下调干细胞增殖相关基因 β-catenin、c-Myc、PCNA、Survivin 的表达（图 5-4-8）。

3. 半枝莲　可显著降低大肠癌干细胞的比例及抑制大肠癌干细胞表面标记蛋白 Lgr-5 和自我更新基因 OCT-4 蛋白的表达。

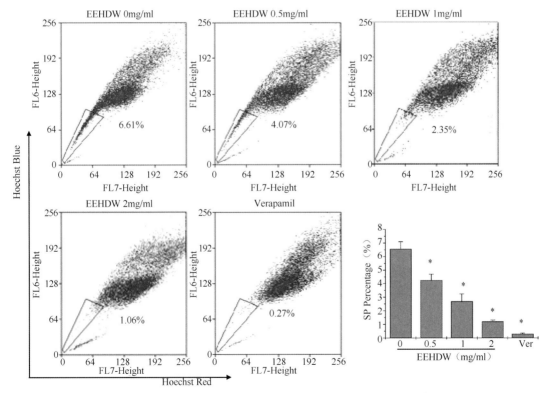

图 5-4-4　EEHDW 对大肠癌干细胞比例影响

与对照组比较，*$P < 0.05$

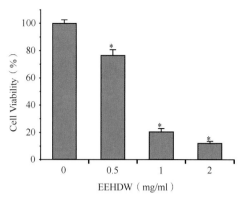

图 5-4-5　EEHDW 对大肠癌干细胞活力的影响

与对照组比较，*$P < 0.05$

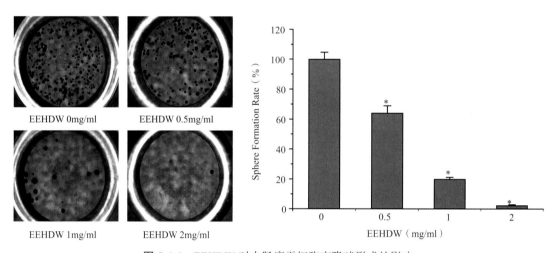

图 5-4-6　EEHDW 对大肠癌干细胞克隆球形成的影响

与对照组比较，*$P < 0.05$

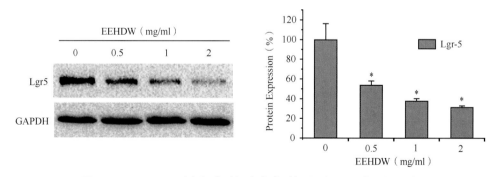

图 5-4-7　EEHDW 对大肠癌干细胞自我更新基因 Lgr-5 表达的影响

与对照组比较，*$P < 0.05$

　　采用流式细胞仪 SP 细胞法分析 EESB 干预后对 HT-29 干细胞比例的影响，如图 5-4-9 所示，对照组大肠癌干细胞比例为 5.29%，EESB 干预后 SP 细胞比例分别为 4.98%、1.86%、0.17%，提示 EESB 具有降低 HT-29 大肠癌干细胞比例的作用。Lgr-5 及 OCT-4 是大肠癌干细胞的表面标志物，如图 5-4-10 所示，EESB 组与对照组比较，Lgr-5 和 OCT-4 随着 EESB 浓度升高，其蛋白表达水平下降，进一步证实了半枝莲可显著抑制大肠癌干细胞的作用。

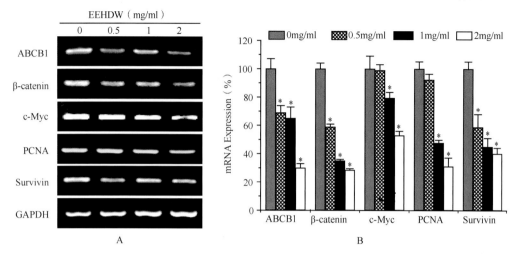

图 **5-4-8** EEHDW 对大肠癌干细胞耐药基因及增殖相关基因表达的影响

与对照组比较，*$P < 0.05$

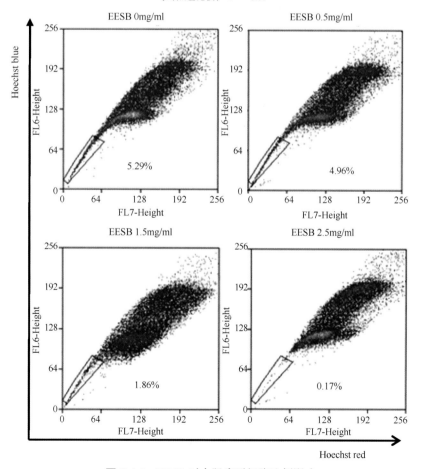

图 **5-4-9** EESB 对大肠癌干细胞比例影响

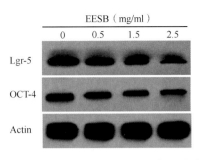

图 5-4-10　EESB 对大肠癌干细胞表面标志物表达影响

4. 片仔癀　对大肠癌干细胞比例、增殖、克隆球形成能力及致瘤能力等特性具有明显的抑制作用。为了检测片仔癀对大肠癌干细胞比例的影响，分别采用 0mg/ml、0.25mg/ml、0.5mg/ml、0.75mg/ml 浓度的片仔癀给药干预处理 SW480 细胞 24h 后，使用 SP 法检测大肠癌干细胞的比例，以维拉帕米作为阳性对照组。结果表明，片仔癀可以显著降低大肠癌干细胞的比例（$P < 0.05$）。不同浓度（0mg/ml、0.25mg/ml、0.5mg/ml、0.75mg/ml）片仔癀培养大肠癌干细胞 48h 后，采用倒置显微镜进行细胞形态的观察。片仔癀干预后，大肠癌干细胞的密度减少，形成的球体减小。结果表明片仔癀可抑制大肠癌干细胞的生长。采用 MTS 检测片仔癀对大肠癌干细胞活力的影响。不同浓度片仔癀（0mg/ml、0.25mg/ml、0.5mg/ml、0.75mg/ml）对大肠癌干细胞进行干预处理 48h 后，采用 MTS 进行细胞活力的检测；片仔癀干预后大肠癌干细胞的活力显著下降（$P < 0.05$）。提示片仔癀可抑制大肠癌干细胞的活力。Hoechst 33324 染料可少许进入细胞，并与 DNA 聚 AT 序列富集区的小沟处结合，呈现淡蓝色，而凋亡细胞的膜通透性增强，DNA 发生断裂，凋亡细胞膜上的外排泵功能受到损伤不能有效地将染料排出到细胞外，使得凋亡细胞的蓝色荧光增强，因此 Hoechst 33342 染色常用于细胞凋亡检测。对照组细胞核荧光呈现弱染状态，随着药物浓度的增加，出现核高亮细胞数增加，表明片仔癀干预可显著诱导大肠癌干细胞的凋亡。克隆球形成实验结果表明，片仔癀可显著抑制大肠癌干细胞的体外成球能力（$P < 0.05$）；体内 BALB/c 裸鼠移植瘤实验结果表明经片仔癀 0.5mg/ml 干预后的大肠癌干细胞体内成瘤能力明显减弱，且瘤体生长缓慢；CK20 是 I 型角蛋白，在大部分结肠癌细胞中呈高表达状态，而在未分化的肿瘤干细胞中是不表达或低表达的，被认为是肿瘤干细胞分化的标志物。片仔癀干预能够上调分化指标 CK20 在基因和蛋白水平的表达，且呈一定的剂量依赖性（$P < 0.05$），可见，片仔癀干预能够促进大肠癌干细胞的分化。Q-PCR 和 Western Blot 实验结果发现，片仔癀可显著抑制 Wnt/β-catenin 信号通路的关键基因 β-catenin 和下游靶基因 Lgr-5 mRNA 及蛋白的表达（$P < 0.05$）；免疫荧光的实验结果显示：片仔癀可抑制 Wnt/β-catenin 信号通路中 β-catenin 蛋白的核易位；Notch 信号转导通路的异常活化与肿瘤干细胞的多向分化潜能和自我更新密切相关。而 Notch 信号转导通路中的重要成员 Notch1、Hes1 和肿瘤干细胞的增殖、凋亡、分化密切相关。因此，首先采用 Q-PCR 检测片仔癀对 Notch1 和 Hes1 表达的影响。片仔癀干预能够显著下调 Notch1 和 Hes1 的表达，且两者表达均依浓度增加而降低（$P < 0.05$）。结果表明片仔癀也许是通过调控 Notch 通路来作用于大肠癌干细胞的。

八、小 结

在肿瘤干细胞理论的指导下，已成功分离和鉴定的大肠癌干细胞，为靶向性杀伤肿瘤细胞提供了可能途径，为药物研发、根治肿瘤、防止肿瘤复发和转移提供了一个新的治疗靶点。尽管如此，目前针对肿瘤干细胞的抗癌治疗还存在许多不足：①肿瘤干细胞复杂的生物学特性，加之多通路、多基因的调控机制等，且不同阶段的肿瘤中干细胞数量、表现出的表型存在着差异性，使其治疗缺乏明确的作用靶点。②结肠癌的发病机制复杂，常常为多因素所致，那么肿瘤干细胞在其中到底扮演何等角色，目前尚不明确。③如何特异性地杀伤肿瘤干细胞并尽可能地保护正常组织干细胞，实现真正的靶向性治疗，尚缺乏有效的干预措施。④此外，根据中医药治疗疾病具有"多成分、多靶点"的作用特点，针对有着复杂特性的肿瘤干细胞可能具有抑制作用。因此，可以针对中医药对肿瘤干细胞的作用进行进一步深入的研究。

第五节　抑制大肠癌细胞转移

肿瘤转移是指恶性肿瘤细胞脱离原发肿瘤，通过各种转移方式，到达继发组织或器官后得以继续增殖生长，形成与原发肿瘤相同性质的继发肿瘤的全过程。肿瘤转移包括原发性肿瘤扩展浸润，肿瘤细胞脱离、转送和继发性生长等环节。

一、肿瘤转移的理论

1889年，Paget提出了"种子-土壤"学说，认为肿瘤转移是转移的肿瘤细胞（"种子"）在适宜的"土壤"中生长和发展的结果。近年的研究进一步为这一学说提供了证据。宿主器官微环境及其与肿瘤细胞间的相互作用，在转移靶向性选择方面发挥了重要作用。目前几个假说尝试理解肿瘤转移的起源，如上皮间质转化（epithelialmesenchymaltransition，EMT）、干细胞累积突变和巨噬细胞浸润等，转移的巨噬细胞起源可看作是"种子-土壤"学说的现代理解。

1976年，Bross和Blumenson提出了著名的"转移瀑布"学说，即肿瘤的转移是一个复杂、动态的连续生物学过程，该过程由数个相对独立的步骤组成。近年来的研究认为这个过程包括肿瘤血管生成、肿瘤细胞的分离脱落、肿瘤细胞的运动性和趋化性、细胞外基质的黏附和降解、肿瘤细胞侵入血液循环及转运、肿瘤细胞的捕获与逸出、肿瘤细胞逸出循环后的生长调控与器官选择性。Valastyan等认为转移是多步骤的细胞生物过程，也称为"侵袭转移级联反应"，每一步都涉及肿瘤细胞遗传和（或）表观遗传的改变。新近研究发现，结肠癌遗传和表观遗传的改变联系着淋巴结转移和肝转移，但淋巴结转移和肝转移是不同过程的转移，因为远处的肝转移较淋巴结转移有更多的分子改变和异质性。

基于对胚胎器官发生及成体组织的自我更新能力的理解，设想可能存在特殊的干细胞亚群——可诱发产生原发癌和转移灶，并且这些细胞本身对传统疗法耐受。肿瘤干细胞可直接或间接地促进转移，并影响着转移的器官靶向性选择。研究显示，CSC 的几个特征与转移有关，包括迁移、侵袭和对凋亡的抵抗。CSC 能根据自己的需要控制原发部位和远处器官的基质细胞，从而诱导一个适宜的微环境有利于其生存。

基因组和蛋白质组学技术提示癌转移的潜能来自原发癌，而不完全是癌进展过程，通过克隆筛选，癌转移相关分子可从癌细胞中找到，还可从肿瘤血管内皮找到，甚至在癌周围的正常组织中找到。因此，转移潜能获得是肿瘤进展过程中的早期事件。这一发现与原有的有关转移潜能是进展后期克隆选择而逐渐获得的经典理论不一致。最近研究发现，宿主遗传背景可能影响转移潜能，即宿主本身的遗传特质是转移发生的重要决定因素。基因图谱分析支持肿瘤转移潜能的获得是肿瘤的早期事件，是肿瘤的内在特质。

肿瘤细胞自己可诱导一个适宜环境，除了诱导间质巨噬细胞和成纤维细胞的蛋白水解酶、刺激血管生成外，甚至可提供一个选择性压力，促进间质细胞突变。肿瘤微环境是肿瘤转移的主要驱动者，酸性、炎症和缺氧微环境均可促进肿瘤的侵袭转移。

自噬在肿瘤启动的早期可以抑制肿瘤形成，而在肿瘤进展过程中，自噬可以促进肿瘤存活，其机制可能是肿瘤微环境诱导自噬，而自噬可以促进肿瘤细胞转移以寻求更多的生存空间。此外，自噬可以逃脱 T 细胞介导的免疫监视而促进肿瘤转移。

随着循环肿瘤细胞（circulating tumor cell，CTC）技术的发展，越来越多的证据显示在外周血、淋巴结或骨髓中存在肿瘤细胞是预后不良的指标。应用活体视频显微技术对体内肿瘤转移过程进行一系列研究发现，已进入血液循环中的肿瘤细胞超过 80% 能够存活并在远隔部位穿出血管壁。应用二代测序仪和阵列比较基因组杂交，通过单个 CTC 测定肿瘤基因组，研究发现，发生在 CTC 的突变也可以在原发瘤和转移灶的细胞克隆中见到。

二、大肠癌的主要转移途径

1. 直接浸润 大肠癌的直接蔓延系循肠壁内淋巴管纵轴的垂直方向发展，即沿着肠管周径及向深层浸润，平行肠管长轴方向的扩散较少，因此，很少超越肿瘤上、下缘 2～3cm 以外。观察 236 例结肠癌病理标本，肠壁由于浸润超越肿瘤上、下 4cm 以外的仅占 0.5%。直接蔓延可以突破浆膜层而侵入邻近器官如肝、胆、膀胱、子宫、阴道等，或造成腹腔内种植性播散。

2. 种植播散 常见的种植方式有以下 3 种情况。

（1）大肠癌的腹腔种植：癌细胞侵犯至浆膜外时，可以脱落至腹腔内其他器官表面，引起腹腔种植播散。腹腔种植转移是一个复杂的生物过程，好发部位有大网膜、肠系膜、膀胱直肠陷凹、直肠子宫陷凹等，以盆腔直肠子宫陷凹附近较为常见；可以在阴道触诊时触及硬结。癌细胞也可以广泛种植于腹腔内，形成癌性腹膜炎。

（2）大肠癌的肠腔种植：大肠癌灶附近的肠腔内常有脱落的癌细胞附着，在黏膜完整时，癌细胞不会种植生长，但若肠黏膜有损伤，则可在破损处发生种植，这也可能是大肠癌常有多发病灶的原因之一。

（3）大肠癌的术后转移扩散：多在手术过程中，种植于吻合口和腹壁切口。在手术时应采取防范措施，加以避免。对于治疗肠癌一定要选择正规的医院，采用中医四位八体抗癌排毒免疫疗法治疗，从而实现长期的带瘤生存和生命的延期。

3. 淋巴转移 近年来对于大肠黏膜的超微结构研究确认，大肠黏膜内无淋巴管存在。因此，大肠的黏膜内癌无淋巴结转移的可能，但如病变浸润到黏膜肌层以下，则有淋巴结转移的可能。河南中医学院附属新华中医院的王宗立指出：淋巴结转移多在肠壁受到侵袭后开始转移，手术时已有区域淋巴结转移者可达 30% ～ 68%。其转移途径一般是先转移到沿边缘动脉与结肠平行的淋巴结，再沿供应病变肠段的肠系膜血管转移到血管蒂起始部的淋巴结，此种先沿肠管平行方向走行，再沿系膜血管走向中枢的淋巴结转移途径，是结肠癌的特征。少数情况下，亦可不依次序而呈跳跃式转移；尤其引流区的淋巴结有转移而阻塞后，也可发生逆行性转移入病灶的近侧或远侧淋巴结。有人统计在已有肠系膜淋巴结转移时，距结肠近侧或远侧 7cm 处结肠属淋巴结尚有 10% 的转移率。但直肠癌则不然，其淋巴引流出直肠壁后，立即沿直肠上血管走行，发生逆转性转移的现象非常少见，有人观察 489 例直肠癌标本中，仅 1.7% 有逆转移；直肠癌淋巴结转移发生率及转移程度比结肠癌严重。

4. 血行转移 多在侵犯小静脉后沿门静脉转移至肝内，大肠癌诊断时已有 10% ～ 15% 的病例转移至肝内，有 2/3 转移至肝，也可先经 Baston 椎旁静脉丛而首先出现肺转移，其他脏器如骨、胸、肾、卵巢、皮肤均可发生转移。如形成梗阻或手术挤压时，易造成血行转移。距肛门缘 6cm 以下的直肠癌血行转移率最高，可达 40% ～ 50%；其次为上段直肠癌，约在 20% 以上。结肠癌的血行转移率不足 10%。

三、大肠癌转移的主要机制

1. 转化生长因子 -β/Smad（TGF-β/Smad）信号通路 此信号通路主要由 TGF-β 及其受体和 Smad 蛋白构成。TGF-β 超家族包括 TGF-β、活化素（activin）、抑制素（inhibin）、骨形态生成蛋白（BMP）及米勒管抑制物质、生长分化因子（GDF）。目前认为 TGF-β 家族的受体有 TβR Ⅰ、TβR Ⅱ、TβR Ⅲ 3 种，均为受体丝氨酸 / 苏氨酸激酶。细胞质蛋白 Smad 为 TGF-β 信号通路中关键的信号转导分子，可将 TGF-β 信号向细胞核内转导。TGF-β 主要通过免疫抑制、增加肿瘤细胞外基质的产生和沉积、上调肿瘤周围的蛋白酶水平来促进肿瘤转移。CRC 细胞增殖后，可以分泌 TGF-β，抑制效应 T 细胞的功能，并可抑制 IL-17 产生 Th17 细胞，从而调控自然杀伤细胞和巨噬细胞，抑制机体的免疫功能及炎性反应，帮助肿瘤细胞逃避宿主的免疫监控，从而促进 CRC 转移。此外，TGF-β 在 CRC 上皮细胞—间充质细胞转化中也起到一定的作用。在上皮细胞转化为间充质细胞的过程中，肿瘤细胞可以获得更多的活动能力，进而促进转移。TGF-β 可以通过与 Smad 蛋白形成转录复合体从而促进上皮间质转化（EMT）的发生。Smad 蛋白在 CRC 细胞的侵袭中也起到了重要的作用，目前研究较多的为 Smad4，实验研究发现，Smad4 缺失与 CRC 的发生及转移有密切的联系。

2. PI3K/AKT 信号通路 PI3K 是一种重要的磷脂酰肌醇激酶，其作为一种重要的信号转导因子而广泛存在于细胞内。研究发现，PI3K 由 p85 和 p110 两个亚基组成，具有调节细胞增殖、凋亡及分化等功能。AKT 是一种由原癌基因 c-AKT 编码的丝氨酸 / 苏氨酸激酶，又称为蛋白激酶 B，是 PI3K/AKT 信号通路的核心，为 PI3K 的主要下游效应分子，可以直接磷酸化多种转录因子，从而促进肿瘤发生发展。AKT 家族有 3 个亚型，分别是 AKT1、AKT2、AKT3，其又可以称为 PKBα、PKBβ、PKBγ。研究发现，二聚体构象改变可以活化 PI3K，并且 Ras 和 p110 亚基的直接结合也可以活化 PI3K，PI3K 被激活后可以在质膜上产生第二信使 3- 磷酸磷脂酰肌醇（phoSphatidylinositol-3-phosphate，PIP3），而 AKT 内的 PH 结构域可以与 PIP3 结合，从而使 AKT 活化，并使其从细胞质转移到细胞膜上。PI3K 首先激活 AKT，AKT 活化后发生磷酸化作用，进而激活或抑制其下游靶蛋白，如核因子 NF-κB、mTOR、Bad、Par-4、Caspase-9 等，从而介导多种生长因子等诱发的细胞增殖。

在转移性癌细胞中，MMP 能够降解细胞基底膜及细胞外基质，从而促进肿瘤的转移，而 PI3K 是 MMP 产生的重要因素。流行病学研究及动物实验发现，PI3K 可激活 MMP-2、MMP-9，导致细胞外基质破坏，从而促进癌细胞转移。此外，MMP-2、MMP-9 也是 AKT2 作用的靶基因，其激活可以促进 CRC 转移及侵袭。

3. Wnt/β- 连环素信号通路　研究已证实，约 90% 的 CRC 患者存在 Wnt 通路过度激活，该通路异常可以促使 β-catenin 在细胞内异常积聚。β-catenin 是该通路的关键分子，主要位于细胞膜上，少量游离存在于细胞质中。细胞膜上的 β-catenin 与 α-catenin、肌动蛋白、钙黏蛋白（E-catenin）等构成连接复合体，进而使同型细胞相互黏附。细胞质中的 β-catenin 与轴抑制蛋白、无嘌呤 / 无嘧啶核酸内切酶、糖原合成酶激酶 -3 等形成降解复合物，经蛋白酶水解作用而降解。Wnt 蛋白通过与特异性受体卷曲蛋白作用后，可以活化存在于细胞内的 Dishevelled（Dsh）蛋白，进而抑制降解复合体的形成，从而使细胞质内累积大量 β-catenin，并可以使其转移至细胞核内，刺激信号下游靶基因的转录，从而调控细胞增殖。肿瘤转移的一个重要先决条件是细胞间的黏附障碍。细胞膜上的 β-catenin 与 E-catenin 等可以结合形成复合物来维持细胞间的黏附，而 β-catenin 是该复合物的主要调控分子。

四、清热解毒中药抑制大肠癌转移的相关研究

1. 白花蛇舌草　HCT-8 培养后给予不同剂量 EEHDW，Transwell 法观察细胞的转移；采用 Western Blot 检测细胞 EMT 标志蛋白（E-cadherin、N-cadherin、Vimentin）及 TGF-β/Smad 通路相关蛋白（TGF-β、Smad2/3、Smad4、p-Smad2/3）的表达。

HCT-8 细胞给予不同剂量的 EEHDW 分别培养 24h 和 48h 后，结果显示，EEHDW 能够不同程度地降低 HCT-8 细胞的活力，同时细胞迁移、侵袭到小室外部的细胞数量明显减少，与对照组比较，差异有统计学意义（表 5-5-1，$P < 0.01$）。细胞的迁移率从 42.03% 降到 0，侵袭率从 28.22% 降到 2.65%。结果表明，EEHDW 对 HCT-8 细胞转移具有抑制作用（图 5-5-1，图 5-5-2）。

表 5-5-1　EEHDW 对 HCT-8 细胞迁移能力、侵袭能力的影响

组别	EEHDW 浓度（mg/ml）	细胞迁移率（%）	细胞侵袭率（%）
对照组	0	100.00±19.43	100.00±8.19
实验组	0.5	42.03±5.51*	28.22±7.57*
	1	1.86±1.53*	8.64±4.51*
	2	0.00±0.51*	2.65±1.00*

与对照组比较，*$P < 0.01$

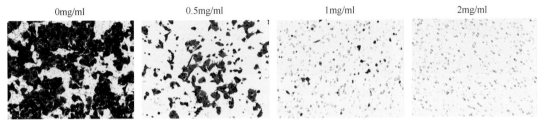

图 5-5-1　不同浓度 EEHDW 对 HCT-8 迁移能力的影响

图片放大倍数为 200×

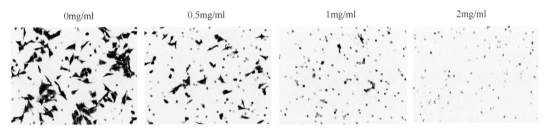

图 5-5-2　不同浓度 EEHDW 对 HCT-8 侵袭能力的影响

图片放大倍数为 200×

EEHDW 可上调 E-cadherin 的蛋白表达，下调 N-cadherin 及 Vimentin 的表达，提示 EEHDW 可抑制 HCT-8 细胞发生 EMT；EEHDW 干预后，可使 TGF-β、P-Smad2/3、Smad4 的蛋白表达受到显著抑制，对 Smad2/3 蛋白表达无明显影响，结果表明，EEHDW 对 TGF-β/Smad 信号通路有明显的抑制作用（图 5-5-3）。

EEHDW 具有抑制 CRC 细胞增殖及迁移、侵袭的作用，可通过抑制 TGF-β/Smad 信号转导通路活化进而抑制 CRC 细胞 EMT 的发生。结果提示，通过调控 TGF-β/Smad 信号通路介导的 EMT，可能是白花蛇舌草抑制 CRC 细胞转移的重要作用机制。

此外，划痕实验结果表明，EEHDW 可显著抑制大肠癌 SW620 细胞迁移（图 5-5-4）。

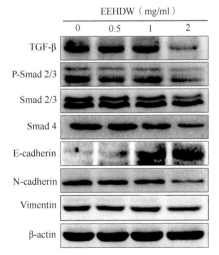

图 5-5-3　EEHDW 对 EMT 及 TGF-β/Smad 信号通路的影响

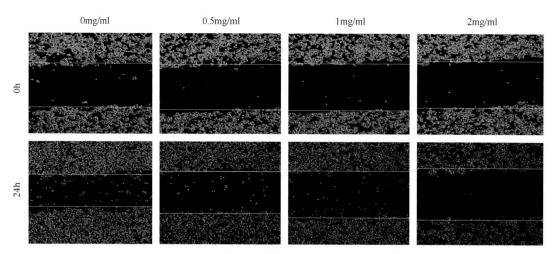

图 5-5-4 EEHDW 显著抑制大肠癌 SW620 细胞的迁移能力

图片放大倍数 100×

2. 片仔癀 大肠癌发生 EMT 过程极其复杂，受到多条信号转导通路的调控，建立结直肠癌肝转移小鼠模型探讨片仔癀抗肿瘤转移的作用机制。使用显微外科技术建立原位结肠癌肝转移模型，小鼠给予 234mg/（kg·d）片仔癀 14 天，测量小鼠的体重和肿瘤大小，采用免疫组织化学染色检测 EMT 相关蛋白和 TGF-β 信号通路的表达。结果显示，对照组肝转移 5 例（5/6），而片仔癀组仅有 1 例（1/6）。因此，片仔癀对结直肠癌转移有治疗作用且无明显毒性。片仔癀的抑制 EMT 作用是通过增加 E-cadherin 表达、降低 N-cadherin 表达实现的，此外，片仔癀显著抑制 TGF-β/Smad 信号通路相关分子的表达及磷酸化，最终抑制原位结肠癌的肝转移。

接下来，在缺氧条件下培养 HCT-8 人结肠癌细胞，并评估了片仔癀对缺氧诱导的 EMT 的影响。缺氧可诱导 HCT-8 细胞 EMT 相关的形态学改变，包括细胞降低黏附力和梭形成纤维细胞样形态学的转变。此外，还观察到缺氧可降低上皮标记 E-cadherin 的表达，增加 N-cadherin 的表达。此外，缺氧显著增强了 HCT-8 细胞的迁移和侵袭，并诱导了 HIF-1 通路的激活。而片仔癀处理 HCT-8 细胞可显著抑制低氧介导的 EMT。这些结果表明，片仔癀通过 HIF-1 途径抑制缺氧诱导肠癌 EMT，这可能是片仔癀发挥其抗肿瘤活性的分子机制之一。

大肠癌发生 EMT 过程极其复杂，受到多条信号转导通路的调控，且与包括 miR-200家族在内的许多 miRNA 的异常调控密切相关，而 miRNA 作为基因 - 蛋白调控网络中的核心成分，一个 miRNA 可同时调控多个基因表达，同个基因可受到多个 miRNA 调控，其调控机制较为复杂。采用化疗药物氟尿嘧啶耐药的细胞株作为大肠癌高转移细胞模型，在验证其耐药性的基础上，亦证实了片仔癀可显著抑制大肠癌耐药细胞的黏附、迁移和侵袭能力。进一步的 Q-PCR 和免疫荧光检测表明，片仔癀能够显著上调转移相关 miR-200a的表达，下调其靶基因 ZEB1、ZEB2 的表达，上调 ZEB1/2 下游 E-cadherin 的表达和下调 N-cadherin 的表达，提示通过调控 miR-200a/ZEB 可能是片仔癀发挥抑制大肠癌耐药细胞转移的重要机制。同时，片仔癀治疗大肠癌具有多成分、多靶点的作用特点，而本研究仅从 miR-200a 的调控探讨了片仔癀对 EMT 的影响及其机制，可见对片仔癀的调控作用及复杂机制的研究仍有待进一步深入。

五、小　结

大肠癌肝转移为临床多见，近年来主要进行了清热解毒中药抑制大肠癌肝转移的相关研究，发现上述清热解毒中药在抑制大肠癌肝转移方面具有较显著的作用，体内实验及体外实验结果一致，针对清热解毒中药抗大肠癌转移的研究还在继续，旨在为大肠癌的临床治疗提供基础依据。

第六节　抑制大肠癌淋巴管新生

一、淋巴系统概述

近20年来，淋巴管研究取得了长足的进展。淋巴管系统在维持组织体液平衡、免疫监控，以及脂质吸收转运等生理过程中起重要作用。淋巴管发育缺陷或由于感染、创伤等引起淋巴液回流障碍可导致淋巴水肿；淋巴管异常生长也参与许多重大疾病的发生与发展，包括肿瘤转移、炎症、心血管疾病等。深入了解淋巴管在生理与病理过程中的功能调控机制，对于人类健康及相关疾病的防治具有重要的意义。

淋巴系统在维持组织稳态方面发挥着重要作用，还可过滤病原体，具有一定免疫功能，是从肠道吸收脂肪的主要途径之一。淋巴毛细血管是盲端血管，管壁非常薄，由一层内皮细胞组成，基底膜不连续，不受四周细胞的影响。从最初的淋巴囊，新的内皮细胞芽进入不同的器官（包括消化道），形成淋巴管毛细血管和血管。在正常结肠和直肠中，淋巴管纵向分布于黏膜肌层下方，有几条上升的分支伸向隐窝的基底区，垂直的分支伸向黏膜下层深处。

二、大肠癌淋巴管转移

大肠癌作为一种常见的胃肠道恶性肿瘤，常表现为恶性转移行为，影响淋巴结、肝、肺等不同器官。在大肠癌的发展过程中，淋巴转移是最重要的转移途径之一。临床研究表明，淋巴管是转移性传播的关键，因为它们为肿瘤细胞的传播提供了途径。对于早期无淋巴结转移的大肠癌患者，5年生存率为80%～90%。然而，晚期结直肠癌患者的5年生存率下降到25%～60%，表现为局部淋巴结转移，累及肠壁及邻近结构。淋巴管转移是大肠癌的标志进展，并被认为是最重要的预后因素。因此，抑制淋巴结转移成为临床及基础研究的重点方向。

与肿瘤通过血行转移类似，肿瘤淋巴性转移过程包括肿瘤细胞脱离原肿瘤组织、入侵淋巴管并随淋巴液转运、逃避免疫监控及在淋巴结建立转移灶。尽管肿瘤淋巴管生成迟于血管，但临床研究发现，在很多类实体瘤中，肿瘤淋巴结转移发生在病程的早期阶段。然而，大肠癌淋巴结的浸润与转移主要是由于淋巴管新生作为基础，淋巴管新生是一个极其复杂的过程，它的发生及发展与多种介导因子和多条信号通路息息相关。尽管淋巴系统参与了包括结直肠癌在内的大多数癌症的发病机制，但直到20世纪末才出现了描述淋巴管生长和发育的研究。这主要是由于缺乏淋巴管内皮标志物，难以对淋巴管进行详细分析。受体酪氨酸激酶血管内皮细胞生长因子受体 3（vascular endothelial growth factor receptor 3，VEGFR3）介导的信号途径在调节淋巴管新生过程中极为关键。VEGFR3、LYVE-1 等特异性淋巴管内皮细胞的分子标志物的发现，使人们对正常和病理条件下淋巴管生成的机制有了更广泛的了解。LYVE-1 是 CD44 糖蛋白的同源物，是透明质酸的淋巴特异性受体。它被认为是最有价值和广泛应用的淋巴细胞标志物之一。

血管内皮细胞生长因子 C（vascular endothelial growth factor C，VEGFC）主要由肿瘤细胞分泌产生，高表达时与多种实体瘤淋巴管生成和淋巴结转移密切相关，血管内皮细胞生长因子 D（VEGFD）与 VEGFC 功能相似，在诱导淋巴管的生长及迁移的过程中起到重要的作用。已有学者研究发现 VEGFC 是目前已知的促淋巴血管系统生成的唯一生长因子。VEGFR 3 是淋巴管内皮细胞特异性表达的受体，其可与 VEGFC 结合而被诱导成磷酸酶活化，活化后的 VEGFR 3 可激活 PI3K。被激活的 PI3K 在细胞膜上产生第二信使磷脂酰肌醇 -3，4，5- 三磷酸（PIP3），PIP3 可与细胞内含有 PH 结构域的信号蛋白 AKT 结合，引起 AKT 向细胞膜转位，AKT 被激活。活化后的 AKT 蛋白再转位到细胞质或细胞核内，使 MMP-2、MMP-9 的表达上调，并促进淋巴管内皮细胞增殖、迁移及其管腔形成，抑制淋巴管内皮细胞凋亡，最终导致淋巴管新生。综上，PI3K/AKT 信号通路对肿瘤淋巴管新生和转移具有重要的调控作用。

三、清热解毒中药抑制淋巴管新生的研究进展

近年来，中医药的研究如火如荼，针对大肠癌的治疗中医要多采用清热解毒为主的治疗原则，然而清热解毒药物能否抑制淋巴管新生从而达到抑制大肠癌，是近年来研究的一个重心，将前期研究结果进行整理如下：

1. 白花蛇舌草　通过白花蛇舌草乙醇提取物（EEHDW）干预处理大肠癌细胞和淋巴管内皮细胞，探讨了白花蛇舌草抑制大肠癌淋巴管新生的作用及其机制。采用 Western Blot 实验研究发现，EEHDW 能够明显抑制大肠癌细胞 HCT-116 和 HCT-8 中促淋巴管新生因子 VEGFC 的蛋白表达，呈现明显的剂量依赖效应，如图 5-6-1 所示。该结果提示白花蛇舌草具有抑制大肠癌淋巴管新生的作用。

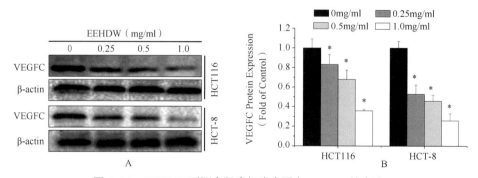

图 5-6-1　EEHDW 下调大肠癌细胞中蛋白 VEGFC 的表达

A. 蛋白电泳条带；B. 蛋白条带灰度值定量分析；与对照组比较，$*P < 0.05$

随后，使用不同浓度 EEHDW 干预体外培养的人大肠癌 SW620 细胞，采用 Western Blot 技术观察人大肠癌 SW620 细胞促淋巴管新生相关因子 VEGFC、VEGFD 的表达。结果显示，不同浓度 EEHDW（0.5mg/ml、1mg/ml、2mg/ml）干预 SW620 细胞 24h 后，可明显抑制 SW620 细胞 VEGFC、VEGFD 的蛋白表达。结果提示，EEHDW 可通过抑制大肠癌细胞促淋巴管生成因子表达发挥抗大肠癌淋巴管新生的作用（图 5-6-2）。

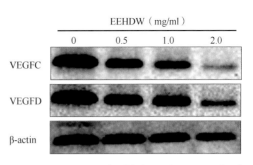

图 5-6-2 EEHDW 抑制大肠癌 SW620 细胞 VEGFC 和 VEGFD 蛋白的表达

然而，EEHDW 是否能够对淋巴管生成发挥一定作用尚未可知，因此，使用不同浓度 EEHDW 干预体外培养的人淋巴内皮细胞（HLEC），采用 MTT 法检测细胞活力，倒置显微镜观察细胞形态变化，集落形成实验检测细胞存活能力，管腔形成实验观察细胞管腔形成。

HLEC 经 EEHDW 干预后，当 EEHDW $\geqslant$ 0.25mg/ml 可抑制 HLEC 的细胞活力，与对照组比较，$P < 0.05$，见图 5-6-3。形态学观察结果显示，不同剂量的 EEHDW 干预 24h 后，与对照组比较，对 HLEC 的细胞密度和形态均无明显影响。进一步通过集落形成实验观察 EEHDW 对 HLEC 集落形成能力的影响，结果显示，EEHDW 具有抑制 HLEC 细胞集落形成的作用，见图 5-6-4。迁移实验结果显示，EEHDW 具有明显抑制 HLEC 细胞迁移能力的作用，见图 5-6-5。结果表明，EEHDW 可能对 HLEC 的细胞生长无明显影响，而对细胞功能（细胞活力、存活能力）有抑制作用。

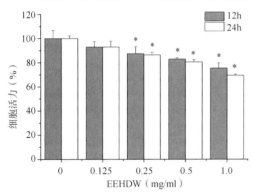

图 5-6-3 EEHDW 抑制 HLEC 细胞活力
与对照组相比，*$P < 0.05$

管腔形成实验显示，与对照组比较，不同浓度的 EEHDW（0.125mg/ml、0.25mg/ml、0.5mg/ml）均可明显抑制 HLEC 的管腔形成，结果表明 EEHDW 具有抑制淋巴管新生的作用，见图 5-6-6。

0mg/ml   0.125mg/ml

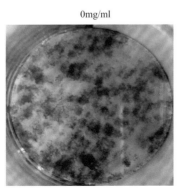
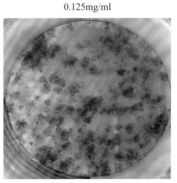

0.25mg/ml   0.5mg/ml

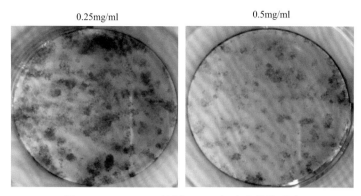

图 5-6-4　EEHDW 抑制 HLEC 细胞集落的形成

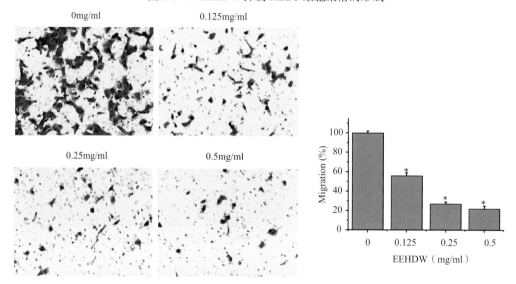

图 5-6-5　EEHDW 抑制 HLEC 细胞的迁移能力
与对照组相比，*$P < 0.05$

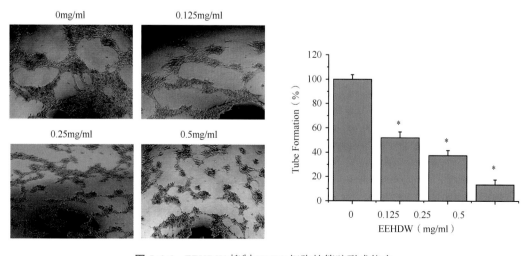

图 5-6-6　EEHDW 抑制 HLEC 细胞的管腔形成能力
与对照组相比，*$P < 0.05$

通过EEHDW针对HLEC的实验研究发现，EEHDW具有抑制淋巴管生成的作用，然而，EEHDW作用靶点尚不明确。在淋巴管新生过程中，广泛受到许多正负调控因子的调控作用，其中血管内皮生长因子C（VEGFC）是公认的最强促淋巴管新生因子。肿瘤细胞可通过分泌VEGFC诱导肿瘤淋巴管新生，为此我们通过外源性VEGFC诱导HLEC进行体内环境的模拟。HLEC细胞经过外源性VEGFC诱导后，进行EEHDW干预，对HLEC细胞迁移能力及管腔形成能力和管腔生成相关蛋白进行检测，得出的结果如下。

与对照组比较，不同浓度的EEHDW（0.125mg/ml、0.25mg/ml、0.5mg/ml）均对VEGFC诱导的HLEC迁移能力具有明显的抑制作用，见图5-6-7。

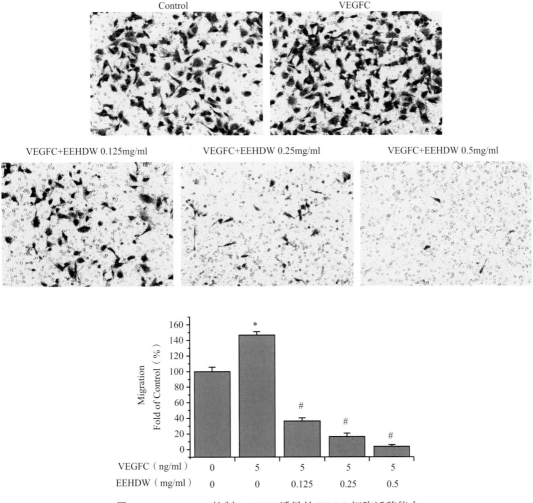

图 5-6-7 EEHDW抑制VEGFC诱导的HLEC细胞迁移能力

与对照组相比，*P < 0.05，与VEGFC组比较，#P < 0.05

与对照组比较，不同浓度的EEHDW（0.125mg/ml、0.25mg/ml、0.5mg/ml）均对VEGFC诱导的HLEC管腔形成具有明显的抑制作用，结果表明，EEHDW可通过VEGFC靶点发挥其抑制淋巴管新生的作用，见图5-6-8。

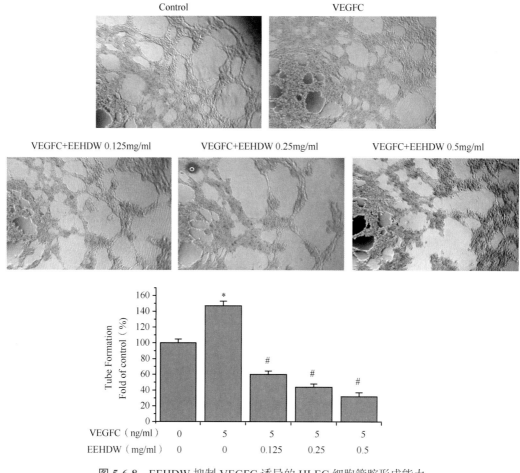

图 5-6-8　EEHDW 抑制 VEGFC 诱导的 HLEC 细胞管腔形成能力
与对照组相比，*$P < 0.05$；与 VEGFC 组比较，#$P < 0.05$

　　Western Blot 结果显示，VEGFC 可显著激活 PI3K/AKT 信号通路及 VEGFR3 的表达，不同浓度 EEHDW（0.125mg/ml、0.25mg/ml、0.5mg/ml）干预 VEGFC 诱导的 HLEC 细胞 24h 后，可明显抑制 p-PI3K、PI3K、p-AKT、AKT、VEGFR3 的蛋白表达。结果提示，EEHDW 可通过抑制 HLEC 中 PI3K/AKT 信号通路的活化及 VEGFR3 表达发挥抑制淋巴管新生的作用（图 5-6-9）。该部分结果进一步揭示了 EEHDW 抑制大肠癌淋巴管新生的作用机制。

　　2. 片仔癀　应用三株结肠癌细胞株 HCT-8、HCT-116、SW260 和人淋巴管细胞 HLEC 进行片仔癀调控结肠癌淋巴管新生的研究，检测肿瘤细胞活力、VEGFC 分泌量，以及细胞形态改变，检测 HLEC 细胞凋亡、划痕修复、管腔形成能力及 VEGFC 等关键蛋白的表达，实验结果发现片仔癀下调结肠癌细胞中 VEGFC 的表达，调控了以 VEGFC 为核心分子所介导的淋巴管新生；以及片仔癀对 VEGFC 诱导的 HLEC 管腔形成具有明显的抑制作用，见图 5-6-10、图 5-6-11。该结果提示片仔癀具有抑制大肠癌淋巴管新生的作用。

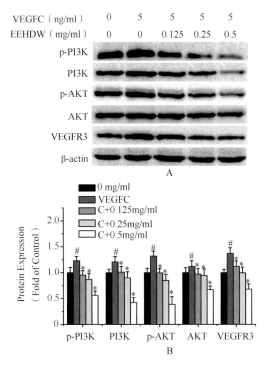

图 5-6-9　EEHDW 抑制 VEGFC 诱导的 HLEC 细胞 p-PI3K、PI3K、p-AKT、AKT、VEGFR3 的表达

与对照组相比，*P < 0.05；与 VEGFC 组比较，#P < 0.05

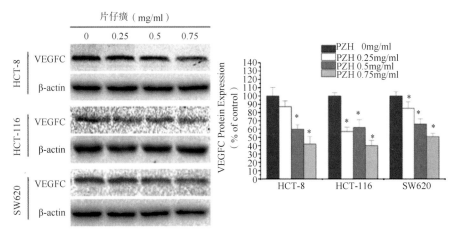

图 5-6-10　片仔癀显著降低 HCT-8、HCT-116、SW260 细胞中 VEGFC 蛋白的表达

与对照组相比，*P < 0.05

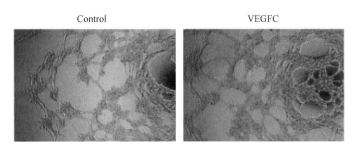

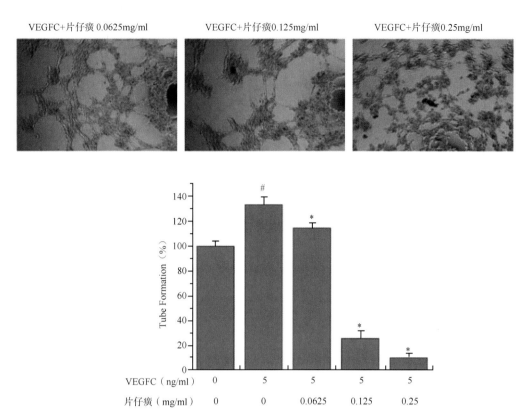

图 5-6-11　片仔癀显著抑制 VEGFC 诱导的 HLEC 管腔形成
与对照相比，#*P* < 0.05；与 VEGFC 诱导空白组对比，**P* < 0.05，图片放大倍数 100×

　　VEGFR3 是表达于淋巴管细胞的 VEGFC 特异性受体，VEGFC/VEGFR3 信号转导途径是淋巴管新生的核心信号通路，一旦 VEGFC 与 VEGFR3 结合则诱导上调 MMPs（MMP-2、MMP-9）的表达及促进 HUVEC 的迁移及新生淋巴管的形成。为进一步研究片仔癀抑制淋巴管新生的分子作用机制，采用 VEGFC 诱导刺激淋巴管细胞，观察片仔癀对 VEGFR3、MMP-2、MMP-9 蛋白表达的影响。结果显示片仔癀可显著下调了 VEGFR3、MMP-2、MMP-9 蛋白的表达（图 5-6-12）。

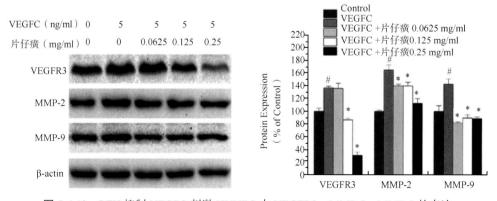

图 5-6-12　PZH 抑制 VEGFC 刺激 HUVEC 中 VEGFR3、MMP-2、MMP-9 的表达
与对照相比，#*P* < 0.05；与 VEGFC 诱导空白组对比，**P* < 0.05

四、小　结

肿瘤的发生、发展及转移，是由多种因素诱导的，我们在中医基础理论知识的指导下辨证分型，临床上运用清热解毒药物治疗大肠癌进而揭示其有效性与淋巴管转移之间的关系。在后期的研究中，我们要综合考虑中药具有多成分、多靶点、多途径和毒副作用小的特点，结合先进有效的实验技术及临床探索观察，来探索药物对于多种信号通路的作用，是否可以实现多通路、多靶点、多途径的抑制肿瘤淋巴管生成及转移的效果，是我们进一步研究探索的重点。

参 考 文 献

方翌，张铃，蔡巧燕，等，2016. 夏枯草乙醇提取物抑制人结肠癌细胞 HCT-8 增殖及诱导细胞凋亡. 福建中医药，47（5）：11-13.

靳祎祎，林珊，杨弘，等，2018. 白花蛇舌草调控 TGF-β/Smad 信号通路介导的 EMT 抑制大肠癌细胞转移的研究. 世界中西医结合杂志，13（8）：1090-1094.

赖子君，2017. 基于 VEGF-C/PI3K/AKT 信号通路研究白花蛇舌草抑制大肠癌淋巴管新生的作用机制. 福州：福建中医药大学.

彭军，林久茂，魏丽慧，等，2010. 白花蛇舌草提取物对结肠癌 HT-29 细胞 bcl-2 和 bax 表达的影响. 福建中医药大学学报，20（5）：23-26.

沈阿灵，刘丽雅，齐飞，等，2016. 片仔癀上调 miR-200a 抑制大肠癌耐药细胞转移的作用机制. 中华中医药杂志，31（9）：3682-3686.

魏丽慧，林久茂，李琼瑜，等，2015. 半枝莲对大肠癌细胞及干细胞生长和 β-catenin 活化的影响. 福建中医药，46（2）：27-30.

魏丽慧，林明和，杨弘，等，2018. 白花蛇舌草乙醇提取物抑制大肠癌淋巴管新生的作用研究. 康复学报，28（5）：30-36.

严兆坤，赖子君，靳祎祎，等，2016. 白花蛇舌草抑制大肠癌耐药裸鼠移植瘤多条信号通路的活化. 肿瘤药学，6（4）：256-260.

叶榕，林久茂，魏丽慧，等，2012. 白花蛇舌草乙醇提取物对人结肠癌 HT-29 细胞增殖及 Hedgehog 信号传导通路表达的影响. 海峡科学，68（8）：100-102，110.

Addison C L，2006. Modulation of response to tumor therapies by the extracellular matrix. Future Oncol，2（3）：417-429.

AI-Hajj M，Wicha MS，Benito-Hernandez A，et al，2003. Prospective identification of tumorigenic breast cancer cells. Proc Natl Acad Sci USA，100（7）：3983-3988.

Beck B，Driessens G，Goossens S，et al，2011.A vascular niche and a VEGF-Nrp1 loop regulate the initiation and stemness of skin tumours. Nature，478：399-403.

Beyer I，Li Z，Persson J，et al，2011. Controlled extracellular matrix degradation in breast cancer tumors improves therapy by trastuzumab. Mol Ther，19：479-489.

Byun T，Karimi M，Marsh JL，et al，2005. Expression of secreted Wnt antagonists in gastrointestinal tissues：potential role in stem cell homeostasis. J Clin Pathol，58（5）：515-519.

Calabrese C，Poppleton H，Kocak M，et al，2007. A perivascular niche for brain tumor stem cells. Cancer Cell，11（1）：69-82.

Chen H，Shen A L，Zhang Y C，et al，2014. Pien Tze Huang inhibits hypoxia induced epithelial mesenchymal transition in human colon carcinoma cells through suppression of the HIF 1 pathway. Experimental and Therapeutic Medicine，7（5）：1237-1242.

Chen H W，Feng J Y，Zhang Y C，et al，2015. Pien Tze Huang inhibits hypoxia-induced angiogenesis via HIF-1α/VEGF-A pathway in colorectal cancer. Evid Based Complement Alternat Med，2015：454279.

Chen L，Liu L，Ye L，et al，2013. *Patrinia scabiosaefolia* inhibits colorectal cancer growth through suppression of tumor angiogenesis. Oncol Rep，30（3）：1439-1443.

Clarke M F，Fuller M，2006. Stem cells and cancer：two faces of eve. Cell，124（6）：1111-1115.

Clement V，Sanchez P，De Tribolet N，et al，2007. HEDGEHOG-GLI1 signaling regulates human glioma growth，cancer stem cell self-renewal and tumorigenicity. Curr Biol，17（2）：165-172.

Dalerba P，Dylla S J，Park I K，et al，2007. Phenotypic characterization of human colorectal cancer stem cells. Proc Natl Acad Sci USA，104（24）：10158-10163.

Dylla S J，Beviglia L，Park I，et al，2008. Colorectal cancer stem cells are enriched in xenogeneic tumors following chemotherapy. PLos One，3（6）：e2428.

Fang Y，Zhang L，Feng J，et al，2017. Spica Prunellae extract suppresses the growth of human colon carcinoma cells by targeting multiple oncogenes via activating miR-34a. Oncol Rep，38（3）：1895-1901.

Feng J，Jin Y，Peng J，et al，2017. *Hedyotis Diffusa willd* extract suppresses colorectal cancer growth through multiple cellular pathways. Oncol Lett，14：8197-8205.

Fodde，Riccardo，Brabletz T，2007. Wnt/β-catenin signaling in cancer stemness and malignant behavior. Curr Opinion Cell Biol，19（2）：150-158.

Ghods A J，Irvin D，Liu G，et al，2007. Spheres isolated from 9L gliosarcoma rat cell line possess chemoresistant and aggressive cancer stem-like cells. Stem Cells，25（7）：1645-1653.

Gostjeva E V，Thilly W G，2005. Stem cell stages and the origins of colon cancer：a multidisciplinary perspective[J]. Stem Cell Rev，1（3）：243-252.

Haraguchi N，Inoue H，Tanaka F，et al，2006. Cancer stem cells in human gastrointestinal cancers. Hum Cell，19（1）：24-29.

Hilbe W，Dirnhofer S，Oberwasserlechner F，et al，2004. CD133 positive endothelial progenitor cells contribute to the tumour vasculature in non-small cell lung cancer. J Clin Pathol，57（9）：965-969.

Jiang Q，Li Q，Chen H，et al，2015. Scutellaria barbata D Don inhibits growth and induces apoptosis by suppressing IL-6-inducible STAT3 pathway activation in human colorectal cancer cells. Exp Ther Med，10（4）：1602-1608.

Kim J Y，Beart RW，Shibata D，2005. Stability of colon stem cell methylation after neo-adjuvant therapy in a patient with attenuated familial adenomatous polyposis. BMC Gastroenterol，5：19.

Li Z，Wang H，Eyler C E，et al，2009. Turning cancer stem cells inside out：An exploration of glioma stem cell signaling pathways. J Biol Chem，284（25）：16705-16709.

Lin J，Chen Y，Cai Q，et al，2014. Scutellaria Barbata D don inhibits colorectal cancer growth via suppression of multiple signaling pathways. Integr Cancer Ther，13（3）：240-248.

Lin J，Chen Y，Wei L，et al，2010. Hedyotis Diffusa Willd extract induces apoptosis via activation of the mitochondrion-dependent pathway in human colon carcinoma cells. Int J Oncol，37（5）：1331-1338.

Lin J M，Wei L H，Chen Y Q，et al，2011. Pien Tze Huang-induced apoptosis in human colon cancer HT-29 cells is associated with regulation of the Bcl-2 family and activation of caspase 3. Chin J Integr Med，17（9）：685-690.

Lin J，Feng J，Jin Y，et al，2016. Pien Tze Huang suppresses VEGF-C-mediated lymphangiogenesis in colorectal cancer. Oncol Rep，36（6）：3568-3576

Lin J，Li Q，Chen H，et al，2015. Hedyotis diffusa Willd. Extract suppresses proliferation and induces apoptosis via IL-6-inducible STAT3 pathway inactivation in human colorectal cancer cells. Oncol Lett，9（4）：1962-1970.

Lin J，Wei L，Shen A，et al，2013. *Hedyotis Diffusa* Willd extract suppresses sonic hedgehog signaling leading to the inhibition of colorectal cancer angiogenesis. Inter J Oncol，42（2）：651-656.

Lin J，Wei L，Xu W，et al，2011. Effect of *Hedyotis Diffusa Willd* extract on tumor angiogenesis. Mol Med Rep，4：1283-1288.

Lin M，Lin J，Wei L，et al，2012. Hedyotis diffusa Willd extract inhibits HT-29 cell proliferation via cell cycle arrest. Exp Ther Med，4（2）：307-310.

Lin W，Zheng L，Zhao J，et al，2011. Anti-angiogenic effect of Spica prunellae extract in vivo and in vitro. Afr J Pharm Pharmacol，5（24），2647-2654.

Lin W，Zheng L，Zhuang Q，et al，2013. Spica Prunellae extract inhibits the proliferation of human colon carcinoma cells via the regulation of the cell cycle. Oncol Let，6（4）：1123-1127.

Lin W，Zheng L，Zhuang Q，et al，2013. Spica Prunellae Promotes cancer cell apoptosis，inhibits cell proliferation and tumor angiogenesis in a mouse model of colorectal cancer via suppression of stat3 pathway. BMC Complement Altern Med，13（1）：144.

Lin W，Zhuang Q，Zheng L，et al，2015. Pien Tze Huang inhibits liver metastasis by targeting TGF-β signaling in an orthotopic model of colorectal cancer. Oncology Reports，33（4）：1922-1928.

Liu L，Shen A，Chen Y，et al，2013. Patrinia scabiosaefolia induces mitochondrial-dependent apoptosis in a mouse model of colorectal cancer. Oncol Rep，30（2）：897-903.

Marigo V，Davey R A，Zuo Y，et al，1996. Biochemical evidence that patched is the hedgehog receptor. Nature，384（6605）：176-179.

Martelli A M，Evangelisti C，Chiarini F，et al，2009. Targeting the PI3K/AKT/mTOR signaling network in acute myelogenous leukemia. Expert Opin Investing Drugs Sep，18（9）：1333-1349.

Moon C M，Kwon J H，Kim J S，et al，2014. Nonsteroidal anti-inflammatory drugs suppress cancer stem cells via inhibiting PTGS2（cyclooxygenase 2）and NOTCH/HES1 and activating PPARG in colorectal cancer. Int J Cancer，134（3）：519-529.

Mueller M，Hermann P C，Witthauer J et al，2009. Combined targeted treatment to eliminate tumorigenic cancer stem cells in human pancreatic cancer. Gastroenterology，137（3）：1102-1113.

Murone M，Rosenthal A，De Sauvage F J，1999. Sonic hedgehog signaling by the patched-smoothened receptor complex. Curr Biol，9（2）：76-84.

O'Brien C A，Pollett A，Gallinger S，et al，2007. A human colon cancer cell capable of initiating tumour growth in immunodeficient mice. Nature，445（7123）：106-110.

Orimo A，Weinberg R A，2006. Stromal fibroblasts in cancer：a novel tumor-promoting cell type. Cell Cycle，5（15）：1597-1601.

Ponnurangam S，Mammen J M，Ramalingam S，et al，2012. Honokiol in combination with radiation targets notch signaling to inhibit colon cancer stem cells. Mol Cancer Ther，11（4）：963-972.

Reya T，Morrison S J，Clarke MF，et al，2001. Stem cells，cancer，and cancer stem cells. Nature，414（6859）：105-111.

Rudin C M，Hann C L，Laterra J，et al，2009. Treatment of medulloblastoma with hedgehog pathway inhibitor GDC0449. N Engl J Med，361：1173-1178.

Seigel G M，Campbell L M，Narayan M，et al，2005. Cancer stem cell characteristics in retinoblastoma. Mol Vis，11：729-737.

Shen A，Chen H，Chen Y，et al，2014. Pien Tze Huang overcomes multidrug resistance and epithelial-mesenchymal transition in human colorectal carcinoma cells via suppression of TGF-β pathway. Evid Based Complement Alternat Med，2014：679436.

Shen A，Hong F，Liu L，et al，2012. Pien Tze Huang inhibits the proliferation of human colon carcinoma cells by arresting G1/S cell cycle progression. Oncol Lett，4（4）：767-770.

Shen A L，Lin J M，Chen Y Q，et al，2013. Pien Tze Huang inhibits tumor angiogenesis in a mouse model of colorectal cancer via suppression of multiple cellular pathways. Oncol Rep，30（4）：1701-1706.

Singh S K，Clarke I D，Terasaki M，et al，2003. Identification of a cancer stem cell in human brain tumors. Cancer Res，63（18）：5821-5828.

Todaro M，Alea M P，Di Stefano A B，et al，2007. Colon cancer stem cells dictate tumor growth and resist cell death by production of interleukin-4. Cell Stem Cell，1（4）：389-402.

Vermeulen L，Todaro M，De Sousa Mello F，et al，2008. Single-cell cloning of colon cancer stem cells reveals a multi-lineage differentiation capacity. Proc Natl Acad Sci USA，105（36）：13427-13432.

Wei L，Chen P，Chen Y，et al，2014. Pien Tze Huang suppresses the stem-like side population in colorectal cancer cells. Mol Med Rep，9（1）：261-266.

Wei L H，Lin J M，Xu W，et al，2011. Inhibition of tumor angiogenesis by *Scutellaria barbata* D. Don via suppressing proliferation，migration and tube formation of endothelial cells and downregulation of the expression of VEGF-A in cancer cells. J Med Plant Res，5（14）：3260-3268.

Wei L，Lin J，Wu G，et al，2013. Scutellaria barbata D. Don induces G1/S arrest via modulation of p53 and Akt pathways in human colon carcinoma cells. Oncol Rep，29（4）：1623-1628.

Wei L，Lin J，Xu W，et al，2012. Scutellaria barbata D. Don inhibits tumor angiogenesis via suppression of hedgehog pathway in a mouse model of colorectal cancer. Int J Mol Sci，13（8）：9419-9430.

Yuan X，Curtin J，Xiong Y，et al，2004. Isolation of cancer stem cells from adult glioblastoma multiforme. Oncogene，23（58）：9392-9400.

Zhang M，Sun G，Shen A，et al，2015. Patrinia scabiosaefolia inhibits the proliferation of colorectal cancer in vitro and in vivo via G1/S cell cycle arrest. Oncol Rep，33（2）：856-860.

Zhang T，Wang K，Zhang J，et al，2013. Huaier aqueous extract inhibits colorectal cancer stem cell growth partially via downregulation of the Wnt/β-catenin pathway. Oncol Lett，5：1171-1176.

Zhuang Q，Hong F，Shen A，et al，2012. Pien Tze Huang inhibits tumor cell proliferation and promotes apoptosis via suppressing the STAT3 pathway in a colorectal cancer mouse model. Int J Oncol，40（5）：1569-1574.

第六章
清热解毒中药的增效减毒作用研究

恶性肿瘤已成为目前危害人类生命健康最严重的疾病之一，手术、放疗、化疗是目前临床上治疗肿瘤的基本方式。近年来随着对中医药理研究的不断深入，中医药参与的癌症综合治疗也获得了可喜的成就，且中医药治疗已成为我国恶性肿瘤治疗的重要组成部分。研究发现，中医在预防肿瘤发生、抗肿瘤治疗中的增效减毒及减少肿瘤复发、转移等不同阶段均可发挥特定作用。中药结合化疗不仅可以增加肿瘤的敏感性、提高放化疗的疗效，还可以减轻放化疗的毒副作用、改善肿瘤患者恶病质状态，改善生存质量，延长生存期。

中医治病讲究辨证论治，先综合病因、病位和病性找出病机，再对症下药。祖国医学认为，热毒是肿瘤发生、发展的一个重要因素。《杂病源流犀烛》曰："舌生芒刺，皆由热结之故，或因心劳火盛，而生疮菌。"《医宗金鉴·外科心法要诀》论舌疳"此证皆由心脾毒火所致"，并在"失荣证"中记载："失荣证，由忧思、恚怒、气郁、血逆与火凝结而成。"《疡科心得集》认为肾岩由"肝肾素亏，或又郁虑忧思，相火内灼，水不涵木，肝经血燥……阴精消涸，火邪郁结"而成。明·徐春甫在《古今医统大全》中亦指出"气血日亏，相火渐炽，几何不致噎膈"。这些中医文献论述了恶性肿瘤的发病机制之一，即热邪久留体内，血遇热则凝，津液遇火灼为痰，热与痰、瘀等蕴结形成热毒，热毒阻塞于经络脏腑，就可形成肿瘤。

在临床中，常可见火毒与肿瘤并存，特别是一些中、晚期肿瘤患者，常伴有局部肿块灼热疼痛、发热或五心烦热、口渴尿赤、便秘或便溏泄泻、舌苔黄腻等热性证候。此或为邪热瘀毒，或为痰湿久滞化热之毒，或为阴虚之热毒，或为肿瘤坏死感染之毒等蕴积于体内所致。可见热毒与肿瘤的发生、发展关系密切。因此，"热者寒之、结者散之"的清热解毒法，是恶性肿瘤中医治疗的基本法则之一。

因此，我们研究了一系列清热解毒类中药在大肠癌治疗中的增效减毒作用，以期可以对该类中药的临床应用提供实验依据。

第一节　逆　转　耐　药

大肠癌（结直肠癌）是我国常见的消化道恶性肿瘤，发病率及病死率分别位居我国恶性肿瘤第 4 位及第 5 位。全身化疗是转移性结直肠癌的主要治疗手段，而化疗失败的主要原因是结直肠癌细胞的多药耐药。多药耐药（multiple drug resistance，MDR）是指肿瘤细胞不但对同类结构、作用机制类似的抗肿瘤药物产生耐药，而且对结构各异、机制不同的抗肿瘤药物产生交叉耐药的现象。因此，寻找有效逆转 MDR 的药物，成为结直肠癌治疗的新突破。由于中药具有低毒、高效、作用靶点广泛等优势，得到越来越多研究者的关注。目前已有研究表明，开发中药肿瘤 MDR 逆转剂有潜在发展空间。

一、白花蛇舌草对大肠癌细胞耐药的逆转作用及其机制研究

（一）体外研究

1. 材料

（1）细胞株：大肠癌耐药细胞 HCT-8/5-FU 和大肠癌细胞 HCT-8，购自南京凯基生物技术有限公司。

（2）主要试剂材料：胎牛血清（FBS）、RPMI 1640 培养基、0.25% 胰蛋白酶、青 - 链霉素混合液、罗丹明，美国 Life 公司。氟尿嘧啶（5-FU）、多柔比星（ADM）、长春新碱（VCR），美国 SIGMA 公司；MTT、4% 锥虫蓝，美国 AMRESCO 公司；Transwell 板，美国 CORNING 公司；PCR 引物，上海捷瑞生物工程有限公司合成；逆转录试剂盒、RNAiso for small RNA、SYBR PrimeScipt miRNART-PCR 试剂盒，中国宝生物工程（大连）有限公司；聚合酶链反应（PCR）试剂盒，美国 Thermo 公司；BioCoat TM、Matrigel TM、Invasion Chamber，美国 BD 公司；抗体（一抗和二抗），美国 CST 公司；超敏 ECL 化学发光试剂盒，碧云天生物技术有限公司；PVDF 膜，德国 Millipore 公司；BCA 总蛋白定量试剂盒，美国 Bio-Rad 公司。

2. 方法

（1）细胞培养：大肠癌耐药细胞株 HCT-8/5-FU 及其亲本细胞株 HCT-8，分别用含 115μM 氟尿嘧啶的 RPMI 1640 完全培养基和不含氟尿嘧啶的 RPMI 1640 完全培养基，置于 37℃、含 5% 二氧化碳（CO_2）的培养箱中培养。细胞单层贴壁生长，当细胞汇合度达到 90% 时，用 0.25% 胰蛋白酶（含乙二胺四乙酸）消化，当镜下观察细胞消化成单个悬浮细胞时，再加入 2 倍胰蛋白酶体积的 RPMI 1640 完全培养基中和，离心（1000r/min，3min），弃上清，用适量的 RPMI 1640 完全培养基重悬至单细胞悬液，吸取 l0μl 细胞重悬液与等体积 0.4% 锥虫蓝混合后，吸取 20μl 锥虫蓝混合液至 Countstar 细胞计数板孔中，用 Countstar 细胞计数板计数，并根据实验目的分别稀释成不同的细胞密度用于细胞传代和其他实验。用于后续实验的 HCT-8/5-FU 细胞需用不含 5-FU 的 RPMI 1640 完全培养基培养。

（2）MDR 性验证及白花蛇舌草乙醇提取物（EEHDW）逆转作用研究：取对数生长期 HCT-8 细胞和 HCT-8/5-FU 细胞，经胰酶消化、中和、离心、重悬和计数后，按 0.8×10^5 个 /ml、100μl/ 孔接种于 96 孔培养板，置于 37℃ 细胞培养箱中培养过夜，待细胞达到 50% ～ 60% 汇合度时，根据不同实验目的分别加入不同浓度的 5-FU、多柔比星、长春新碱干预，每组设 8 个复孔。干预 48h 后弃上清，按每孔 100μl 加入 0.5mg/ml 的 MTT 溶液，置于 37℃ 培养箱中孵育 4h；镜下观察甲臜形成情况，吸弃孔内 MTT 溶液，每孔加入 100μl DMSO，放于仪器中振荡，当紫色结晶完全溶解后，用酶标仪于 570nm 吸光度检测光密度值（OD 值）。以对照组的细胞活力为 100%，计算不同浓度组细胞活力，计算公式为：

细胞活力（%）=（实验组 OD 值 / 对照组 OD 值）×100%。并用 SPSS 17.0 计算 IC50，再通过 IC50 计算耐药指数。

计算公式：耐药指数（RI）=IC50（HCT-8/5-FU）÷IC50（HCT-8）

大肠癌 HCT-8/5-FU 耐药细胞接种于 96 孔板后，放入 37℃细胞培养箱中过夜培养，待细胞汇合度达到 50%～60% 时，分别用 0.5mg/ml、1.0mg/ml 的 EEHDW 预处理 12h，然后加入不同浓度的 5-FU 干预 48h，再采用 MTT 法检测细胞活力，通过 SPSS 17.0 计算联合用药前后的 IC50，并按照以下公式计算逆转倍数以评价 EEHDW 逆转作用。

计算公式：逆转倍数（RE）= 单独 5-FU 的 IC50÷ 联合用药的 IC50

（3）HPLC 检测 EEHDW 对 HCT-8/5-FU 细胞 5-FU 蓄积的影响：大肠癌 HCT-8/5-FU 耐药细胞接种于培养面积为 25cm^2 的细胞培养瓶中，接种细胞数为 $2.5×10^5$ 个 / 瓶，置于 37℃、含 5% 二氧化碳的细胞培养箱中培养。细胞随机分成 5-FU（对照组）、EEHDW+5-FU、5-FU+ 维拉帕米（阳性对照）。EEHDW 组用不同浓度的 EEHDW 干预，其余各组不进行药物处理，24h 后胰蛋白酶消化细胞，中和，离心，再加入 RPMI 1640 完全培养基将细胞重悬，细胞悬液与 0.4% 锥虫蓝按 1：1 混合，混合液采用全自动细胞计数仪计数，将细胞浓度调整为 $2×10^6$/ml，并用移液器吸取 1ml 细胞悬液分别加入用 RPMI 1640 完全培养基配制的 5-FU 细胞培养液（2mg/ml），使最终浓度变为 1mg/ml，阳性对照组同时加入维拉帕米，置于 37℃、含 5% 二氧化碳的培养箱中孵育 4h；离心吸弃掉上清液，再用 PBS 清洗细胞 3 遍后，离心弃去 PBS 以收集细胞，加入超纯水 200μl，使用超声波破碎细胞后，离心，取上清液，真空浓缩干燥上清液后用等体积的流动相溶解，并用微孔滤膜过滤，使用 HPLC 检测，根据峰面积计算细胞内 5-FU 的蓄积量。HPLC 检测条件参照隋华等《健脾解毒方对人结肠癌多药耐药细胞的逆转作用》中条件进行检测。

（4）倒置荧光显微镜观察 EEHDW 对 HCT-8/5-FU 细胞多柔比星蓄积的影响：大肠癌 HCT-8/5-FU 耐药细胞接种于 6 孔板中，细胞密度为 $2.5×10^5$ 个 / 孔，放于 37℃细胞培养箱中培养过夜，用不同浓度 EEHDW 干预 24h。吸去上清，各加入 1ml PBS 清洗 3 次；加入 lml 4% 多聚甲醛固定 10min；弃 4% 多聚甲醛，加入 1ml PBS 清洗 3 次；每孔加入 5μM 多柔比星染色溶液各 1ml，置于 37℃培养箱避光孵育染色，用 1ml PBS 清洗 3 遍后，采用荧光显微镜在 200× 下进行观察、拍照。

（5）流式细胞分析 EEHDW 对 HCT-8/5-FU 细胞罗丹明蓄积的影响：大肠癌 HCT-8/5-FU 耐药细胞接种于 25cm^2 细胞培养瓶，细胞密度为 $2.5×10^5$ 个 / 瓶，置 37℃细胞培养箱中培养过夜，当细胞达到 50%～60% 汇合度时，分别用不同浓度的 EEHDW 干预 24h，镜下观察，重新消化、离心、细胞计数后，调整细胞浓度至 $1×10^6$ 个 /ml，各取细胞悬液 1ml，分别加入罗丹明（1mM）5μl，在 37℃孵育 10min，1500r/min，离心 3min，吸去培养基，再用 PBS 洗 3 次，然后用 0.5ml 的 PBS 重悬细胞，于 37℃孵育 30min 后，用流式细胞仪（FCM）488nm 激发光检测细胞内罗丹明的荧光强度，计算荧光强度平均值，荧光强度平均值越高，则罗丹明在细胞内的蓄积越多。

（6）对 HCT-8/5-FU 细胞活力的影响：MTT 法检测 EEHDW 对大肠癌 HCT-8/5-FU 耐药细胞活力的影响，同前经消化、中和、重悬和计数后，接种于 96 孔培养板中，每孔 100μl，细胞密度为 $0.8×10^5$ 个 /ml。放置 37℃细胞培养箱中培养过夜，待细胞汇合度达到

50%～60%时，分别加入不同浓度 EEHDW（0mg/ml、0.5mg/ml、1.0mg/ml、2.0mg/ml）分别干预 24h、48h，同前述采用 MTT 法检测白花蛇舌草对 HCT-8/5-FU 细胞活力的影响。

（7）显微镜观察 EEHDW 对 HCT-8/5-FU 细胞形态的影响：取处于对数生长期的大肠癌 HCT-8/5-FU 耐药细胞，按 1×10^5 个 /ml 接种于 6 孔培养板中，每孔 2ml，置于 37℃的二氧化碳培养箱中培养，待细胞汇合度达到 50%～60% 时，加入不同浓度 EEHDW（0mg/ml、0.5mg/ml、1.0mg/ml、2.0mg/ml）干预 24h 后，用倒置显微镜观察细胞形态变化和细胞生长情况，再用 500μl/ 孔 PBS 清洗细胞 2～3 次，用倒置显微镜在 200× 下进行观察、拍照。

（8）集落形成实验研究 EEHDW 对 HCT-8/5-FU 细胞集落形成能力的影响：大肠癌 HCT-8/5-FU 耐药细胞接种于 6 孔板，5×10^5 个 / 孔，置 37℃细胞培养箱中培养过夜，待细胞汇合度达到 50%～60% 时，加入不同浓度 EEHDW 干预 24h 后，重新消化、中和、离心、重悬、计数，分别接种 1000 个细胞在 6 孔板中，2～3 天换液，连续培养 7～10 天后，当培养板孔中出现肉眼可见克隆时，停止培养，吸弃上清，PBS 清洗 2～3 次。加入 4% 多聚甲醛固定 10min，弃 4% 多聚甲醛后用 PBS 清洗 2～3 遍，用结晶紫染色液染色 20min，吸去染色液，用 PBS 清洗 3 遍，拍照观察集落形成情况。

（9）Annexin V /PI 染色流式细胞仪检测 EEHDW 对 HCT-8/5-FU 细胞凋亡的影响：大肠癌 HCT-8/5-FU 耐药细胞以 2.5×10^5 个 / 瓶接种于 $25cm^2$ 细胞培养瓶后，置 37℃细胞培养箱中培养过夜，细胞汇合度达到 50%～60% 时，分别加入不同浓度的 EEHDW 干预 24h；吸去上清，用不含 EDTA 的胰蛋白酶消化、中和、离心，然后用 PBS 重悬计数，并取 2×10^5 个细胞，加入另一离心管，离心，用移液枪小心吸取并弃去上清液；根据 Annexin V /PI 染色试剂盒说明加入 500μl 的 Binding Buffer 重悬，在室温下用 1000r/min 离心 5min，加入 5μl 的 Annexin V 及 5μl 的 PI 避光染色 10min 后，流式细胞仪上机检测，观察白花蛇舌草干预后对耐药细胞凋亡的影响（注：胰酶消化时间不宜过长，防止细胞膜受损，否则会影响 Annexin V 与细胞膜上磷脂酰丝氨酸的结合，造成假阳性）。

（10）DAPI 染色检测 EEHDW 对 HCT-8/5-FU 细胞凋亡的影响：大肠癌 HCT-8/5-FU 耐药细胞接种于 6 孔板，2.5×10^5 个 / 孔，置 37℃细胞培养箱中培养过夜，细胞汇合度达到 50%～60% 时，用不同浓度 EEHDW 干预 24h。弃上清，1ml PBS 清洗 3 遍；加入 1ml 4% 多聚甲醛，室温固定 10min；弃 4% 多聚甲醛，用 1ml PBS 清洗 3 遍；每孔加入 1ml DAPI 染色溶液，在 37℃、含 5% 二氧化碳的细胞培养箱中避光孵育，染色后用 PBS 清洗细胞 3 遍，然后用荧光显微镜观察拍照（400×）。

（11）Transwell 检测 EEHDW 对 HCT-8/5-FU 细胞迁移和侵袭能力的影响：大肠癌 HCT-8/5-FU 耐药细胞接种于 6 孔板，2.5×10^5 个 / 孔，置 37℃细胞培养箱中培养过夜，细胞汇合度达到 50%～60% 时，用不同浓度 EEHDW 干预 24h。重新消化、离心，并用空白的 RPMI 1640 培养基重悬，经 Countstar 细胞计数板计数后，加入无血清培养基调整细胞浓度至 2.5×10^5 个 /ml，取 200μl 于含基质胶（侵袭实验）或不含基质胶（迁移实验）的 Transwell 上室，同时在下室加入 0.75ml 含 10% FBS 的 RPMI 1640 培养基，并放于 37℃细胞培养箱中培养 24h（侵袭实验）或 12h（迁移实验）。先镜下观察细胞，看有无掉落下来的细胞。把小室里的液体吸出，放入装有 PBS 的孔中清洗，加入 750μl 4% 多聚甲醛固定小孔，上室加入 200μl 固定 10min，把小室中的多聚甲醛吸去，将小室放入加有 750μl 结晶紫的小孔中（不要加在之前含有完全培养基的孔中），上室加入 200μl 结晶紫，染色 10min，用 PBS 清洗上室，棉球擦干，待小室晾干后，倒置显微镜下观察细胞分布并随机选取 5 个视野以 200× 拍照，通过观察从 Transwell 上室迁移和侵袭到 Transwell 下室的细胞数目以评价细胞的迁移、侵袭能力。

（12）细胞黏附实验观察 EEHDW 对 HCT-8/5-FU 细胞黏附能力的影响：大肠癌 HCT-8/5-FU 细胞药物处理方法同上所述。EEHDW 干预处理 24h 后，消化、离心，将收集的 HCT-8/5-FU 细胞用含 10% 胎牛血清的 RPMI-1640 培养基重悬后，接种于 12 孔细胞培养板中，每孔接种 1×10^4 个细胞，置于细胞培养箱中继续培养 2h 后，吸弃未黏附的细胞，再用 37℃预热 PBS 漂洗 2 次，用结晶紫染色 20min，在相差倒置显微镜下观察、拍照。

（13）RT-PCR 检测 EEHDW 对 HCT-8/5-FU 细胞相关基因 mRNA 表达水平的影响：大肠癌 HCT-8/5-FU 细胞药物处理方法同上所述。不同浓度的 EEHDW 干预处理后收集细胞，采用 RT-PCR 法检测相关基因的 mRNA 表达。

（14）Western Blot 检测 EEHDW 对 HCT-8/5-FU 细胞相关因子蛋白表达的影响：大肠癌 HCT-8/5-FU 细胞药物处理方法同上所述。不同浓度的 EEHDW 干预培养 24h 后，收集细胞用于 Western Blot 检测相关因子的蛋白表达。

（15）采用 miRNA 表达谱芯片检测分析 EEHDW 对耐药细胞 miRNA 表达的影响：取对数生长期的 HCT-8/5-FU 细胞，以 1×10^5 个 /ml 接种于 $25cm^2$ 的培养瓶中，置于 37℃细胞培养箱中培养过夜。细胞分为对照组和 EEHDW 干预组，EEHDW 干预组加入 EEH-DW 1.0mg/ml 干预 24h，弃上清，用 PBS 清洗 3 遍后，以 Trizol 法抽提 HCT-8/5-FU 与亲本细胞 HCT-8 的总 RNA 后，采用 miRCUPY TM Array Power 标记试剂盒标志酶将 Hy3/Hy5 荧光基团标记 miRNA，可以得到可用于与芯片杂交的荧光探针；继而在标准条件下使用 Phalanx TM 的热收缩杂交袋将标记好的探针同 miRCUPY TM 芯片杂交，杂交温度为 56℃，杂交转速为 2r/min；芯片经 Wash buffer 清洗和扫描仪扫描芯片的荧光强度后，将实验数据转换成数字型数据保存；经修正和统计后得出差异表达的 miRNA。进一步运用图形高斯模型法、偏最小二乘（partial least square，PLS）回归和 Bootstrapping 等方法对实验所得数据进行统计学分析、用 Hierarchical Cluster 方法进行聚类分析。

（16）差异表达 miRNA 的荧光定量 PCR（Q-PCR）验证检测。

（17）数据统计分析：实验数据采用专业统计软件 SPSS 17.0 版进行统计学处理与分析，实验数据结果以均数 ± 标准差（$\bar{\chi} \pm S$）表示，两组数据之间比较采用 t 检验，多组数据之间比较采用单因素方差（ANOVA）分析。以 $P < 0.05$ 为显著差异，具有统计学意义。

3. 结果

（1）HCT-8/5-FU 细胞多药耐药性（MDR）验证：大肠癌 HCT-8/5-FU 细胞是否具有 MDR 是研究白花蛇舌草逆转大肠癌 MDR 的关键，是体外细胞模型和开展本项目研究的关键前提。因此，本研究采用 MTT 法检测不同浓度的 5-FU（5- 氟尿嘧啶）、VCR（长春新碱）、ADM（多柔比星）分别干预 HCT-8/5-FU 细胞及其亲本细胞 HCT-8 后对细胞活力的影响。研究结果如表 6-1-1 所示，大肠癌 HCT-8/5-FU 细胞和 HCT-8 细胞经 5-FU 干预 48h 后，两者的 IC50 分别为 3870μM 和 134.4μM，耐药指数（RI）为 28.8，RI ＞ 1.5；ADM 干预 48h 后，两者的 IC50 分别为 16.7μM 和 2.3μM，其 RI 为 7.3，RI ＞ 1.5；VCR

干预 48h 后，两者的 IC50 分别为 1326mg/ml 和 194.2mg/ml，其 RI 为 6.8，RI ＞ 1.5，证实了 HCT-8/5-FU 细胞对 5-FU、VCR 及 ADM 均有不同程度的耐药，表明该细胞具有 MDR。因此，HCT-8/5-FU 细胞可作为大肠癌 MDR 的体外细胞模型，符合本项目研究要求，同时为后续相关研究奠定了良好基础。

表 6-1-1　HCT-8/5-FU 的 MDR

	5-FU	VCR	ADM
	IC50	IC50	IC50
HCT-8	134.4μM	194.2mg/ml	2.3μM
HCT-8/5-FU	3870μM	1326mg/ml	16.7μM
耐药指数	28.8	6.8	7.3

（2）EEHDW 对 HCT-8/5-FU 耐药性的影响：我们前期研究及其他相关研究报道均显示，白花蛇舌草治疗大肠癌疗效显著。但白花蛇舌草对大肠癌 MDR 的逆转作用尚未阐明，因此，观察 EEHDW 对 HCT-8/5-FU 细胞耐药性的影响，也是评判 EEHDW 是否具有逆转大肠癌 MDR 药效的基础和开展本研究的重要前提。本研究采用 MTT 法检测细胞活力，分别观察了单独 5-FU 干预、EEHDW-0.5mg/ml 预先处理后，再行 5-FU 干预处理 48h 后对 HCT-8/5-FU 细胞活力的影响，结果如图 6-1-1 所示，与单独 5-FU 干预（图 6-1-1A）比较，经 EEHDW-0.5mg/ml 预处理 12h 后，HCT-8/5-FU 细胞对 5-FU 的敏感性显著增加（图 6-1-1B）。因此，根据这一实验结果，进一步采用 0.5mg/ml 和 1.0mg/ml 的 EEHDW 分别处理 12h 后，去除 EEHDW，再分别予以不同浓度的 5-FU（0μM、500μM、1000μM、2000μM）干预处理 48h 后，进行 HCT-8/5-FU 细胞活力分析。结果如图 6-1-2A 与图 6-1-2B 所示，HCT-8/5-FU 细胞分别经 EEHDW-0.5mg/ml 和 EEHDW-1.0mg/ml 预处理后，5-FU 的 IC50 分别从 3870μM（单独 5-FU 处理）降为 1873μM 和 1375μM。进一步通过逆转倍数公式计算，结果发现 EEHDW-0.5mg/ml 和 EEHDW-1.0mg/ml 对大肠癌 HCT-8/5-FU 细胞耐药的逆转倍数（RE）分别为 2.07 和 2.81（RE ＞ 1.5）。结果表明 EEHDW 具有显著逆转大肠癌 MDR 的作用。

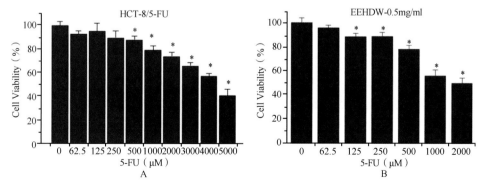

图 6-1-1　5-FU 及 EEHDW 联合 5-FU 对 HCT-8/5-FU 细胞活力的影响

与对照组比较，*$P < 0.05$

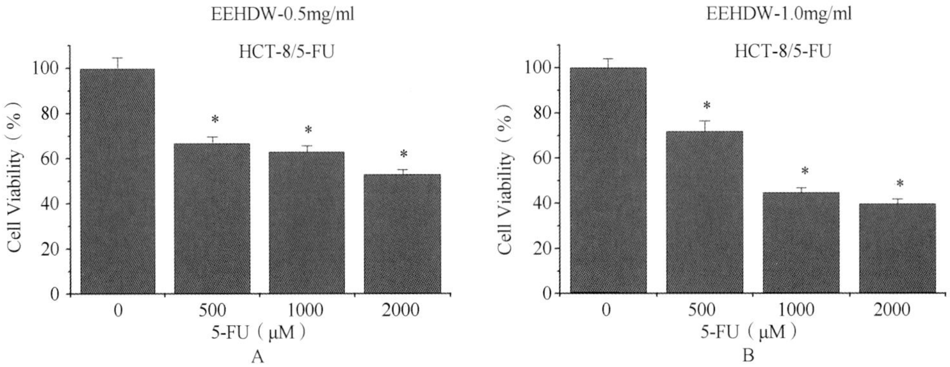

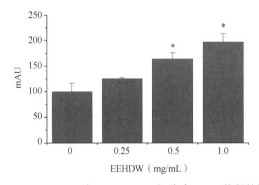

图 6-1-2 EEHDW 对 HCT-8/5-FU 细胞 5-FU 的逆转作用

与对照组比较，*$P < 0.01$

（3）EEHDW 对 HCT-8/5-FU 细胞药物外排功能的影响

1）EEHDW 对 HCT-8/5-FU 细胞内 5-FU 蓄积的影响：HPLC 检测结果显示，随着 EEHDW 干预浓度的升高，大肠癌 HCT-8/5-FU 耐药细胞内 5-FU 的浓度逐渐升高，呈现剂量依赖作用。当 EEHDW 浓度达到 1mg/ml 以上时，与对照组比较，具有显著差异（$P < 0.01$）。结果表明 EEHDW 能够显著增强 5-FU 在大肠癌 HCT-8/5-FU 耐药细胞内的蓄积，提示 EEHDW 可能有促进大肠癌耐药细胞对 5-FU 的敏感性，抑制 HCT-8/5-FU 细胞对化疗药物的外排作用。结果见图 6-1-3。

图 6-1-3 EEHDW 对 HCT-8/5-FU 细胞内 5-FU 蓄积的影响

与对照组比较，*$P < 0.01$

2）EEHDW 对 HCT-8/5-FU 细胞内多柔比星蓄积的影响：多柔比星有天然的荧光显色的性质，可自发荧光，根据这一原理，使用倒置荧光显微镜观察细胞内的荧光强度，可反映细胞内化疗药物的蓄积情况。因此，本研究进一步采用多柔比星染色检测 EEHDW 对 HCT-8/5-FU 细胞内多柔比星蓄积的影响。如图 6-1-4 所示，EEHDW 干预能够显著增加多柔比星的蓄积，结果进一步证实了增加化疗药物的胞内蓄积是 EEHDW 逆转大肠癌耐药的重要作用机制之一。

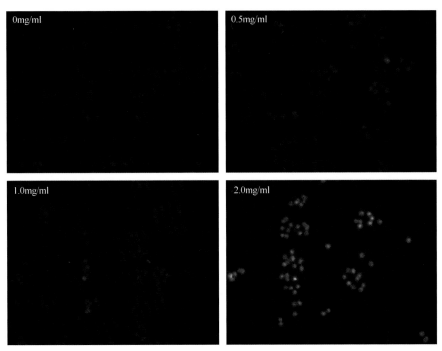

图 6-1-4　EEHDW 对 HCT-8/5-FU 细胞内多柔比星蓄积的影响（200×）

3）EEHDW 对 HCT-8/5-FU 细胞内罗丹明蓄积的影响：大肠癌 MDR 细胞的药物外排功能增强，使化疗药物不能在细胞内蓄积而达不到其杀伤大肠癌细胞的有效浓度，从而不能起到有效的治疗作用。为了再进一步确认 EEHDW 对大肠癌 HCT-8/5-FU 耐药细胞药物外排功能的抑制作用，本研究采用流式细胞分析技术，观察罗丹明在 HCT-8/5-FU 细胞内的蓄积情况，结果发现 HCT-8/5-FU 经不同浓度的 EEHDW 处理后，平均荧光强度随着EEHDW 浓度的增加而逐渐增强，各组的平均荧光强度 0.5mg/ml 组为 31.8、1mg/ml 组为55.5、2mg/ml 组为 69.3，而对照组（0mg/ml）的平均荧光强度为 22.6，不同浓度 EEHDW处理组与对照组比较均有显著性差异，$P < 0.05$，见图 6-1-5。结果表明 EEHDW 可有效增加罗丹明在 HCT-8/5-FU 细胞内的蓄积，进一步证实了 EEHDW 对 HCT-8/5-FU 细胞药物外排功能的抑制作用；并进一步揭示了通过抑制 HCT-8/5-FU 耐药细胞的药物外排功能是 EEHDW 逆转大肠癌 MDR 的重要机制。

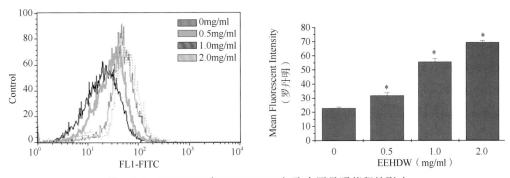

图 6-1-5　EEHDW 对 HCT-8/5-FU 细胞内罗丹明蓄积的影响

与对照组比较，$*P < 0.05$

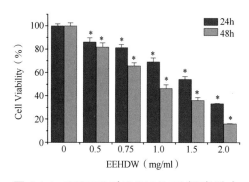

图 6-1-6 EEHDW 对 HCT-8/5-FU 细胞活力
的影响

与对照组比较，*$P < 0.05$

（4）EEHDW 对 HCT-8/5-FU 细胞增殖的影响

1）EEHDW 对 HCT-8/5-FU 细胞活力的影响：本研究采用 MTT 法检测 EEHDW 对大肠癌 HCT-8/5-FU 耐药细胞活力的影响。结果如图 6-1-6 所示，HCT-8/5-FU 细胞经不同剂量的 EEHDW（0.5 ～ 2.0mg/ml）分别处理 24h 和 48h 后，HCT-8/5-FU 细胞活力分别降低了 14% ～ 67%（处理 24h）和 18% ～ 84%（处理 48h），并具有明显的剂量和时间依赖效应，与对照组比较具有显著的统计学差异（$P < 0.05$）。结果表明，EEHDW 可显著抑制 HCT-8/5-FU 细胞的活力，提示 EEHDW 对该细胞生长有抑制作用。

此外，肿瘤细胞 MDR 的产生，直接导致细胞对化疗药物的敏感性降低，使化疗药物不能有效地抑制大肠癌耐药细胞的活力，对 MDR 所致的增殖能力异常不起作用。而本研究结果显示，EEHDW 对大肠癌 HCT-8/5-FU 耐药细胞具有很好的疗效，提示抑制 HCT-8/5-FU 细胞活力是 EEHDW 逆转大肠癌 MDR 的机制之一。

2）EEHDW 对 HCT-8/5-FU 细胞形态的影响：通过 EEHDW 对大肠癌 HCT-8/5-FU 细胞形态影响的观察，结果发现，不同浓度的 EEHDW 均有不同程度降低 HCT-8/5-FU 细胞密度的作用；当 EEHDW 浓度达到 1.0mg/ml 时，HCT-8/5-FU 细胞密度明显减少，出现部分细胞脱落和细胞固缩现象；当 EEHDW 浓度达到 2.0mg/ml 时，存活的贴壁细胞稀少，出现大量的漂浮细胞和细胞空泡，结果如图 6-1-7 所示。该研究结果进一步表明了 EEHDW

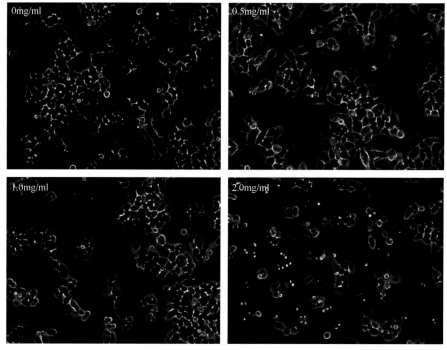

图 6-1-7 EEHDW 对 HCT-8/5-FU 细胞形态的影响（200×）

可显著抑制大肠癌 HCT-8/5-FU 耐药细胞的生长，具有明显的剂量依赖效应；且与 EEHDW 对 HCT-8/5-FU 细胞活力影响的结果相一致。

3）EEHDW 对 HCT-8/5-FU 细胞集落形成能力的影响：肿瘤 MDR 的产生除了细胞增殖发生改变外，同时伴随着肿瘤细胞存活能力的增强，而细胞集落形成实验是研究肿瘤细胞存活和细胞增殖能力的最常用方法之一，且结果呈现直观。因此，进一步采用集落形成实验研究 EEHDW 对 HCT-8/5-FU 细胞集落形成能力的影响。结果发现，HCT-8/5-FU 细胞经不同浓度的 EEHDW（0.5mg/ml、1.0mg/ml、2.0mg/ml）干预处理24h后，其形成的细胞集落数量与对照组比较明显减少，具有明显的剂量依赖作用，结果见图 6-1-8。该研究表明 EEHDW 对 HCT-8/5-FU 细胞的集落形成能力具有明显的抑制作用，进一步证实了 EEHDW 具有显著抑制大肠癌 HCT-8/5-FU 耐药细胞增殖的作用，提示通过抑制细胞增殖是 EEHDW 逆转大肠癌 MDR 另一重要作用机制。

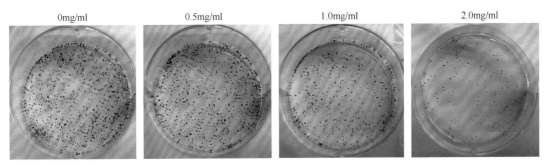

图 6-1-8　EEHDW 对 HCT-8/5-FU 细胞集落形成能力的影响

（5）EEHDW 对 HCT-8/5-FU 细胞凋亡的影响

1）Annexin V/PI 双染流式细胞分析 EEHDW 对 HCT-8/5-FU 细胞凋亡的影响：细胞一旦发生凋亡，磷脂酰丝氨酸（Phosphatidylserine，PS）就会立刻从细胞膜脂质双层的内侧外翻到细胞膜脂质双层的外侧，这一变化早于细胞皱缩、染色质聚集浓缩、DNA 片断化、线粒体膜电位丧失及细胞膜的通透性增加等凋亡现象，是反映细胞发生凋亡的标志性现象，可作为细胞凋亡检测的重要指标。其中，磷脂结合蛋白 Annexin V 与 PS 具有高度的亲和力。因此，根据这一特性及其原理，Annexin V 被广泛作为检测细胞早期凋亡的灵敏指标之一。碘化丙啶（propidium iodide，PI）细胞膜通透性差，在活细胞中由于细胞膜完整性好，其不能通过，只有当细胞死亡或细胞处于晚期凋亡时，因其细胞膜受损严重，通透性显著增强时方可通过。一旦 PI 通过细胞膜就能与细胞核中的 DNA 结合呈红色荧光。为了区分处于不同凋亡时期的细胞，常常将 PI 配合 Annexin V 使用。因此，本研究采用 Annexin V/PI 双染法检测 EEHDW 对 HCT-8/5-FU 细胞凋亡的影响。如图 6-1-9 所示，EEHDW（≥ 1.0mg/ml）干预能够显著增加细胞凋亡水平，与对照组比较差异显著（$P < 0.05$），其中 0.5mg/ml 的 EEHDW 对 HCT-8/5-FU 细胞凋亡与对照组比较没有显著差异；1.0mg/ml 的 EEHDW 干预24h后 HCT-8/5-FU 细胞主要处于早期凋亡水平，而晚期凋亡细胞没有显著差异；当 EEHDW 浓度为 2.0mg/ml 时，HCT-8/5-FU 细胞早期凋亡和晚期凋亡的细胞数量均显著增加，

细胞凋亡率达到了 59%。结果证实通过促进 HCT-8/5-FU 细胞凋亡是 EEHDW 逆转大肠癌耐药的机制之一。

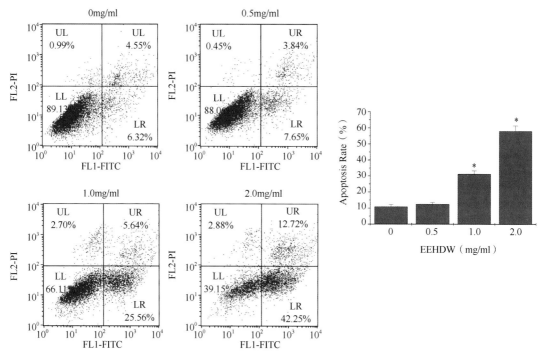

图 6-1-9　Annexin Ⅴ/PI 染色观察 EEHDW 对 HCT-8/5-FU 细胞凋亡的影响

与对照组比较，*$P < 0.01$

2）DAPI 染色检测 EEHDW 对 HCT-8/5-FU 细胞凋亡的影响：DAPI 为一种荧光染料，可以穿透细胞膜与细胞核中的双链 DNA 结合，在荧光显微镜紫外激发后呈现蓝色荧光，如果细胞发生凋亡，不仅可以使膜通透性增强，而且由于细胞染色质固缩，使 DAPI 随着细胞染色质的聚集而进一步在细胞蓄积浓缩，因此其发出的强荧光可与细胞凋亡情况成正比。故为了进一步研究证实 EEHDW 具有诱导大肠癌 HCT-8/5-FU 细胞凋亡的作用，采用 DAPI 染色进行 HCT-8/5-FU 细胞凋亡观察。结果如图 6-1-10 所示，倒置荧光显微镜观察发现，无 EEHDW 处理的对照组只有少量细胞的细胞核呈现较强荧光，而绝大部分细胞的细胞核呈现弱荧光状态；0.5mg/ml 的 EEHDW 干预后 HCT-8/5-FU 细胞核内的荧光信号与对照组没有明显差别，即没有诱导细胞凋亡的作用；当 EEHDW 的浓度达到 1.0mg/ml 及以上时，HCT-8/5-FU 细胞核内具有较强的荧光信号，同时细胞核发生明显固缩。该结果与 Annexin V/PI 染色检测细胞凋亡的结果一致，低浓度的 EEHDW 对 HCT-8/5-FU 细胞凋亡没有影响，当达到一定剂量浓度以上时，EEHDW 具有显著促进 HCT-8/5-FU 细胞凋亡的作用。本研究结果进一步证实了 EEHDW 具有显著诱导大肠癌耐药细胞凋亡的作用；同时肿瘤细胞 MDR 的产生也伴随着凋亡抵抗，因此该结果提示 EEHDW 通过诱导大肠癌耐药细胞凋亡可能是其逆转 MDR 的重要机制。

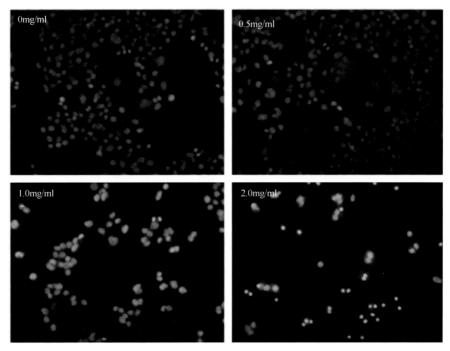

图 6-1-10　DAPI 染色观察 EEHDW 对 HCT-8/5-FU 细胞凋亡的影响（200×）

（6）EEHDW 对 HCT-8/5-FU 细胞转移能力的影响：肿瘤细胞转移能力的增强也是肿瘤细胞获得耐药特性之一。我们前期体外实验研究结果发现，HCT-8/5-FU 耐药细胞较其HCT-8 亲本细胞具有更强的转移能力。肿瘤细胞的迁移、侵袭和黏附能力直接反映肿瘤细胞的转移能力。采用经典 Transwell 实验研究发现，经 EEHDW 处理后，迁移的 HCT-8/5-FU 细胞与对照组比较明显减少，随着 EEHDW 剂量的增加对 HHCT-8/5-FU 细胞迁移的抑制作用也随之增强。结果表明，EEHDW 具有抑制结肠癌耐药细胞的迁移作用。结果见图 6-1-11。

肿瘤细胞穿透基底膜脱离原部位是肿瘤细胞发生转移的关键环节之一，为进一步观察EEHDW 对大肠癌 HCT-8/5-FU 耐药细胞穿透基底膜能力（即侵袭能力）的影响，本研究进一步采用基质胶铺在 Transwell 上面模拟基底膜，观察 EEHDW 对 HCT-8/5-FU 细胞侵袭的影响。结果如图 6-1-12 所示，与对照组比较，经 EEHDW 干预处理后细胞的侵袭能力受到显著抑制。对照组有大量的 HCT-8/5-FU 细胞穿透基质胶发生侵袭转移，而 0.5 ～ 2.0mg/ml不同浓度 EEHDW 均对 HCT-8/5-FU 细胞透过基质胶发生侵袭转移有明显的抑制作用，呈现明显的量效作用，当 EEHDW 达到 1.0mg/ml 及以上浓度时，只有少量的 HCT-8/5-FU 细胞发生侵袭转移。该研究结果进一步证实了 EEHDW 具有显著抑制 HCT-8/5-FU 耐药细胞转移的作用。

同时，细胞黏附实验结果显示，与对照组比较，EEHDW 能明显地降低 HCT-8/5-FU细胞的黏附能力，随着 EEHDW 浓度的增加对细胞黏附能力的抑制作用也逐渐增强，呈现显著剂量依赖作用，结果如图 6-1-13 所示。

EEHDW-0mg/ml　　　　　　　　　　　　EEHDW-0.5mg/ml

EEHDW-1.0mg/ml　　　　　　　　　　　　EEHDW-2.0mg/ml

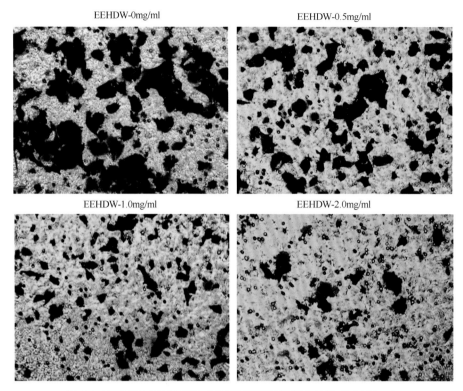

图 6-1-11　EEHDW 对 HCT-8/5-FU 细胞迁移能力的影响（200×）

EEHDW-0mg/ml　　　　　　　　　　　　EEHDW-0.5mg/ml

EEHDW-1.0mg/ml　　　　　　　　　　　　EEHDW-2.0mg/ml

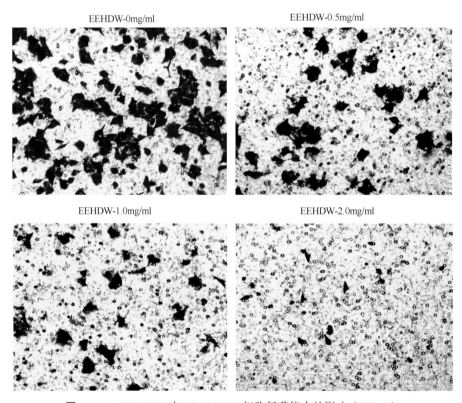

图 6-1-12　EEHDW 对 HCT-8/5-FU 细胞侵袭能力的影响（200×）

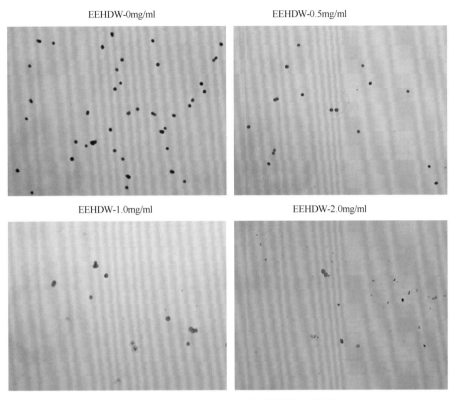

图 6-1-13　EEHDW 对 HCT-8/5-FU 细胞黏附能力的影响（200×）

　　总之，本实验研究结果表明，EEHDW 对 HCT-8/5-FU 耐药细胞转移能力有显著的抑制作用，提示 EEHDW 对大肠癌耐药细胞转移治疗可能具有显著的疗效。

　　（7）EEHDW 对 HCT-8/5-FU 细胞药物外排及其增殖、凋亡相关因子表达的影响：目前认为肿瘤细胞将进入胞内的化疗药物排出胞外是肿瘤细胞产生耐药的最重要机制，同时认为肿瘤细胞存活增殖能力增强及细胞产生凋亡抵抗也是肿瘤产生多药耐药的重要机制之一。ABC（ATP binding cassette transporter superfamily，ABC transporter superfamily）膜转运蛋白基因超家族中有许多成员广泛参与肿瘤多药耐药，其中 ABCC1 基因编码多药耐药相关蛋白（MRP1）、ABCB1/MDR1 基因编码的 P- 糖蛋白（P-gp）、ABCG2 基因编码乳腺癌耐药蛋白（BCRP）在大肠癌 MDR 中的作用尤为重要。为了更进一步深入揭示 EEHDW 逆转大肠癌 MDR 作用的分子机制，本研究分别采用 RT-PCR 和 Western Blot 检测 EEHDW 对 HCT-8/5-FU 细胞膜药物外排泵相关因子 mRNA 及其蛋白表达的影响。结果如图 6-1-14 所示，经不同剂量 EEHDW 干预处理后发现，EEHDW 均能显著下调 HCT-8/5-FU 细胞中 ABCC1/MRP1、ABCB1/P-gp、ABCG2/BCRP 的 mRNA 和蛋白表达水平，与对照组比较 $P < 0.01$，具有一定的剂量依赖效应。

　　细胞增殖周期调控因子 Cyclin D1 及其特异性结合因子 CDK4、p21（细胞周期抑制因子）表达异常，抗凋亡蛋白 Bcl-2 和促凋亡蛋白 Bax 表达异常在大肠癌耐药细胞增殖和凋亡方面发挥着关键调控作用，且 EEHDW 干预能够显著抑制细胞增殖、诱导细胞凋亡和抑制细胞存活，故本研究采用 RT-PCR 和 Western Blot 检测 EEHDW 对 Cyclin D1、CDK4、 p21、Bcl-2、Bax 的 mRNA 及其蛋白表达的影响。结果如图 6-1-15 所示，经不同浓度的 EEHDW 干预后，发现 EEHDW 均能够显著下调 HCT-8/5-FU 细胞中 Cyclin D1、CDK4、Bcl-2 的 mRNA 和蛋白表达，上调 p21、Bax 的 mRNA 和蛋白表达，与对照组比较，$P < 0.01$，均具有一定的剂量依赖作用。

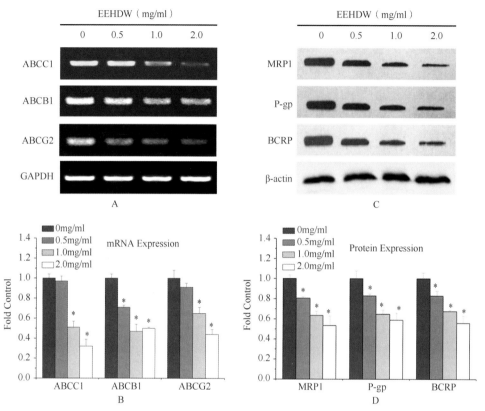

图 6-1-14　EEHDW 对 HCT-8/5-FU 细胞膜药物外排泵相关因子表达的影响

A 和 B 为 mRNA 表达；C 和 D 为蛋白表达；与对照组比较，*$P < 0.01$

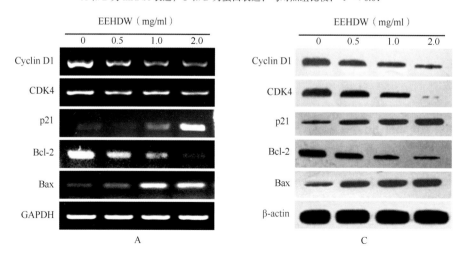

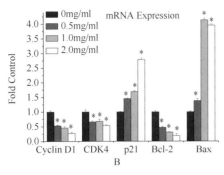
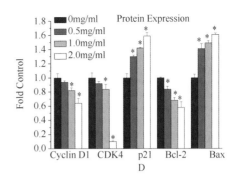

图 6-1-15　EEHDW 对 HCT-8/5-FU 细胞增殖、凋亡调控因子表达的影响

A 和 B 为 mRNA 表达；C 和 D 为蛋白表达；与对照组比较，*P < 0.01

该研究结果提示，通过调控大肠癌耐药细胞膜药物外排泵、细胞增殖与细胞凋亡调控相关因子的 mRNA 转录表达及其蛋白翻译表达，可能是 EEHDW 逆转大肠癌 MDR 的重要分子机制。

（8）EEHDW 对 HCT-8/5-FU 细胞相关信号转导通路的影响：肿瘤 MDR 的形成机制很复杂，除了与细胞内药物的蓄积和药物在细胞的分布有关外，越来越多的研究表明肿瘤耐药与细胞相关信号转导通路有关，其中 ERK1/2、JNK、p38、PI3K/AKT 等多条信号通路与大肠癌 MDR 密切相关。本研究采用 Western Blot 检测 EEHDW 对 HCT-8/5-FU 细胞 ERK1/2、JNK、p38、PI3K/AKT 等多条信号转导通路调控的影响。结果如图 6-1-16 所示，

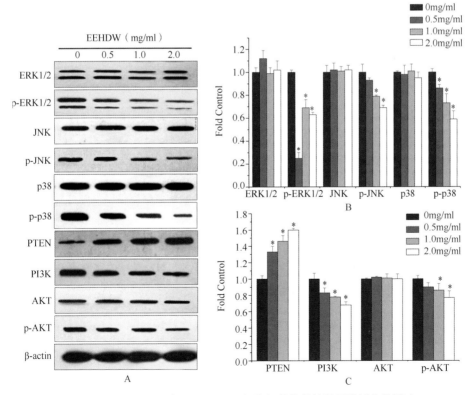

图 6-1-16　EEHDW 对 HCT-8/5-FU 细胞相关信号转导通路活化的影响

与对照组（即 0mg/ml 组）比较，*P < 0.05

EEHDW 干预能够显著抑制 p-ERK1/2、p-JNK、p-p38、p-AKT 的磷酸化水平,显著抑制 PI3K 的蛋白表达,显著上调 PI3K/AKT 通路负调控因子 PTEN 的蛋白表达,与对照组比较,$P < 0.05$;而对 ERK1/2、JNK、p38、AKT 总蛋白表达没有明显的影响,与对照组比较无统计学差异($P > 0.05$)。结果表明 EEHDW 对 HCT-8/5-FU 细胞 ERK1/2、JNK、p38、PI3K/AKT 等多条信号转导通路激活有显著的抑制作用。提示 EEHDW 是通过抑制 ERK1/2、JNK、p38、PI3K/AKT 通路的活化逆转大肠癌细胞耐药作用的。

(9)EEHDW 对 HCT-8/5-FU 细胞 microRNA(miRNA)表达的影响:miRNA 作为基因表达负调控因子,miRNA 通过在转录后水平调控特定蛋白的表达及参与相关信号通路调控,从而在肿瘤细胞 MDR 的形成与发展过程中起到广泛调控作用。本研究采用 miRNA 表达谱芯片分析和 Q-PCR 验证检测 EEHDW 对大肠癌 HCT-8/5-FU 耐药细胞 miRNA 表达的影响。miRNA 表达谱芯片检测及聚类分析结果如图 6-1-17 所示,EEHDW 可明显上调 HCT-8/5-FU 细胞中 23 个 miRNA 的表达,下调 34 个 miRNA 的表达。本研究进一步采用 Q-PCR 法对 miRNA 表达谱芯片部分结果进行验证 EEHDW 干预后对大肠癌 HCT-8/5-FU 耐药细胞中 miRNAs 表达的影响。Q-PCR 检测分析结果如图 6-1-18 所示,经 1mg/ml 的 EEHDW 干预处理后,进一步证实了 EEHDW 能显著上调 miR-92b、miR-1247、miR-4800-5p、miR-1224、miR-1260、miR-4669、miR-4298 的表达,显著下调 miR-582-5p、miR-4454、miR-222、miR-483-5p、miR-4443 的表达,与对照组比较具有显著的差异($P < 0.05$)。Q-PCR 检测验证结果与 miRNA 芯片检测结果相一致。结果表明通过调控多个 miRNA 表达可能是 EEHDW 逆转大肠癌 MDR 的另一重要机制。

4. 小结　大肠癌 HCT-8/5-FU 细胞具有多药耐药性,而 EEHDW 具有逆转大肠癌 MDR 的作用,通过调控 MDR 相关因子和细胞增殖凋亡相关因子表达、多条信号转导通路活化和多个 miRNAs 表达是 EEHDW 逆转大肠癌 MDR 的重要作用机制。

(二)体内研究

1. 材料

(1)细胞株:大肠癌耐药细胞 HCT-8/5-FU 和大肠癌细胞 HCT-8 购自南京凯基生物技术有限公司;保存于福建中医药大学医学实验中心液氮中。

(2)动物:SPF 级雄性 BALB/c 裸鼠 60 只,体重 20 ~ 22g,购自上海斯莱克(SLAC)实验动物中心,动物合格证号:SCXK(沪)2007-0005。

(3)试剂:同前。

2. 实验方法

(1)细胞培养。

(2)动物饲养与移植瘤模型建立。

(3)动物分组与给药处理。

(4)裸鼠观察、体重与移植瘤大小测量。

(5)样本采集。

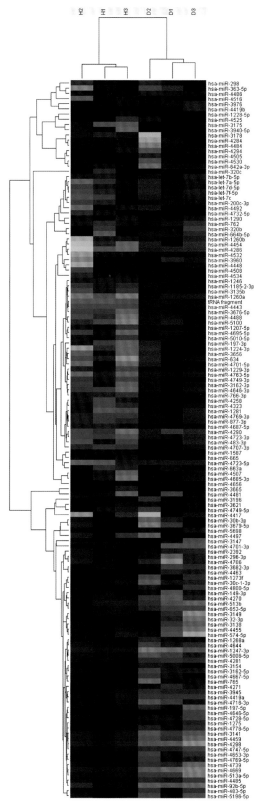

图 6-1-17 EEHDW 对 HCT-8/5-FU 细胞 miRNA 表达谱影响的聚类分析

H1-3 为 EEHDW 干预组；D1-3 为对照组

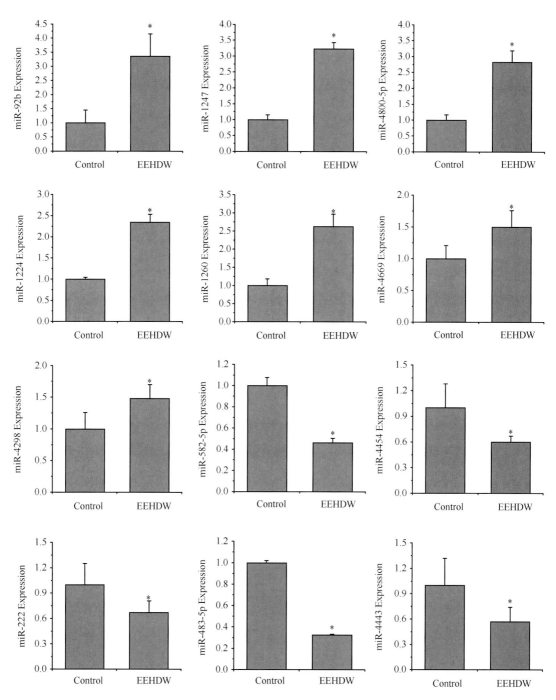

图 6-1-18　EEHDW 对 HCT-8/5-FU 细胞 miRNAs 表达的影响
与对照组（Control）比较，$*P < 0.05$

（6）免疫组化检测 EEHDW 对 HCT-8/5-FU 移植瘤组织增殖细胞核抗原（PCNA）、药物外排泵相关因子（MRP1、P-gp、BCRP）、细胞增殖周期调控因子（Cyclin D1、CDK4、p21）、细胞凋亡调控因子（Bcl-2、Bax）等蛋白表达的影响。

（7）TUNEL 法检测移植瘤细胞凋亡。

（8）RT-PCR 检测 EEHDW 对大肠癌 HCT-8/5-FU 细胞移植瘤组织中大肠癌细胞药物外排泵相关因子（ABCC1、ABCB1、ABCG2）、细胞增殖周期调控因子（Cyclin D1、CDK4、p21）、细胞凋亡调控因子（Bcl-2、Bax）等 mRNA 表达的影响。

（9）Western Blot 检测 EEHDW 对大肠癌 HCT-8/5-FU 细胞移植瘤组织相关细胞信号转导通路（ERK1/2、JNK、p38、PI3K/AKT）活化的影响。

（10）Q-PCR 检测 miRNAs 表达。

（11）数据统计分析：本课题研究获得的实验数据采用专业统计软件 SPSS 17.0 版进行统计学处理与分析。实验结果采用"均数 ± 标准差（$\overline{\chi}\pm S$）"表示，多组数据之间比较采用单因素方差（ANOVA）分析，两组数据之间比较采用 t 检验；以 $P < 0.05$ 为具有显著差异。

3. 结果

（1）大肠癌 5-FU 耐药移植瘤模型的建立与验证：本研究分别采用大肠癌 HCT-8/5-FU 耐药细胞和其亲本细胞 HCT-8 构建裸鼠皮下移植瘤模型。结果如图 6-1-19 所示，5-FU 对大肠癌非耐药 HCT-8 细胞裸鼠移植瘤的生长有显著抑制作用，5-FU 干预组的移植瘤体积和移植瘤重量明显减少，与对照组比较具有统计学差异（$P < 0.01$）。对照组的移植瘤体积为（2.47 ± 0.32）cm^3，5-FU 干预组的瘤体体积为（1.26 ± 0.23）cm^3，两组移植瘤体积比较，$P < 0.01$，有显著性差异；对照组的瘤体重量为（2.37 ± 0.22）g，5-FU 干预组的瘤体重量为（1.25 ± 0.21）g，两组移植瘤重量比较，$P < 0.01$，有显著性差异。

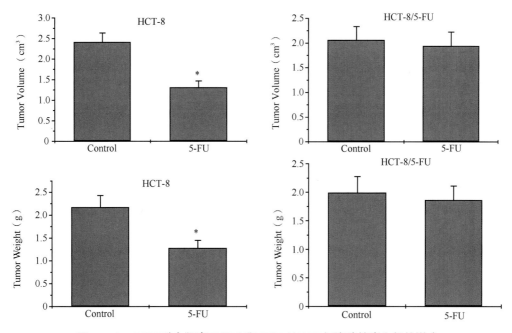

图 6-1-19　5-FU 对大肠癌 HCT-8 和 HCT-8/5-FU 细胞移植瘤生长的影响
与对照组（Control）比较，*$P < 0.05$

而 5-FU 对大肠癌耐药 HCT-8/5-FU 细胞裸鼠移植瘤的生长没有明显的抑制作用，5-FU 干预组的移植瘤体积和移植瘤重量与对照组比较均没有统计学差异（$P > 0.05$）。对照组的移植瘤体积为（2.06±0.28）cm³，5-FU 干预组的瘤体体积为（1.91±0.29）cm³，两组移植瘤体积比较，$P > 0.05$，无统计学差异；对照组的瘤体重量为（1.99±0.29）g，5-FU 干预组的瘤体重量为（1.85±0.25）g，两组移植瘤重量比较无统计学差异（$P > 0.05$）。结果表明构建的大肠癌 HCT-8/5-FU 细胞裸鼠移植瘤对 5-FU 具有耐药性，成功构建了大肠癌移植瘤耐药模型，可用于后续的相关实验研究。

（2）EEHDW 对大肠癌 HCT-8/5-FU 耐药细胞移植瘤生长的影响：为进一步研究 EEHDW 体内对大肠癌耐药细胞 HCT-8/5-FU 移植瘤的影响，本研究通过构建大肠癌 HCT-8/5-FU 耐药细胞移植瘤模型，经 EEHDW、5-FU 和 EEHDW 联合 5-FU 干预治疗。在实验过程中移植瘤裸鼠未发生死亡，移植瘤成功率为 100%，HCT-8/5-FU 细胞皮下接种 3 天后可见瘤体长出；各组实验动物的饮食、活动、精神状态及排泄等情况均未见异常。在 EEHDW 治疗过程中，动物的状态和体重未发生明显改变。对照组、EEHDW 干预组、5-FU 干预组、EEHDW 联合 5-FU 干预组的移植瘤体积分别为（2.06±0.28）cm³、（1.60±0.18）cm³、（1.91±0.29）cm³ 和（1.31±0.27）cm³；移植瘤的瘤体重量分别为（1.99±0.29）g、（1.64±0.17）g、（1.85±0.25）g 和（1.32±0.17）g。结果显示 5-FU 干预对移植瘤的生长无明显影响，与对照组比较，$P > 0.05$；EEHDW 干预及 EEHDW 联合 5-FU 干预治疗可显著抑制移植瘤的生长，与对照组比较，$P < 0.05$；EEHDW 联合 5-FU 干预治疗对移植瘤的生长抑制作用更为显著。见图 6-1-20。结果表明，EEHDW 在体内对大肠癌耐药移植瘤同样具有显著的抑制作用和一定的逆转耐药作用。

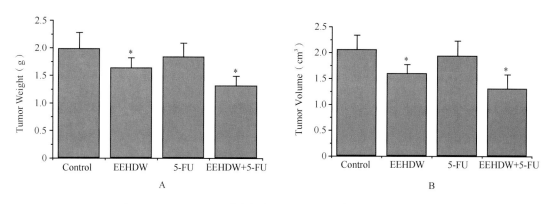

图 6-1-20 EEHDW 对大肠癌 HCT-8/5-FU 移植瘤生长的影响
A. 瘤体积；B. 瘤重量；与对照组（Control）比较，*$P < 0.05$

（3）EEHDW 对大肠癌 HCT-8/5-FU 移植瘤细胞增殖和凋亡的影响：增殖细胞核抗原（PCNA）是细胞增殖的标志性蛋白，其表达量的高低直接反映细胞增殖情况。本研究采用 IHC 检测移植瘤组织中的 PCNA 表达，研究 EEHDW 体内抗大肠癌耐药细胞移植瘤的增殖作用。结果如图 6-1-21 所示，EEHDW 干预组、EEHDW 联合 5-FU 干预组 PCNA 的阳性表达率较对照组明显降低，与对照组比较，$P < 0.01$，具有显著性差异；而 5-FU 干预组与对照组比较，PCNA 的阳性表达率无明显差异（$P > 0.05$）。移植瘤组织中各组 PCNA 阳性表达率分别为：对照组（36.83±4.17）%、EEHDW 干预组（22.25±2.71）%、5-FU 干预组（36.17±3.32）%、EEHDW 联合 5-FU 干预组（18.67±2.39）%。结果表明，

EEHDW 能够显著抑制移植瘤组织中 HCT-8/5-FU 细胞的增殖。

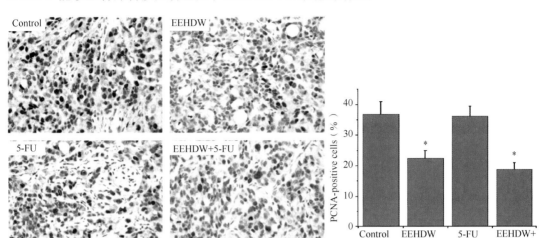

图 6-1-21　EEHDW 对大肠癌 HCT-8/5-FU 移植瘤细胞 PCNA 表达的影响（400×）

与对照组（Control）比较，*P < 0.01

　　DNA 内切酶在细胞发生凋亡时会被激活，激活后会将核小体内的基因组 DNA 切断，使 DNA 发生断裂。TUNEL 法可特异性检测细胞凋亡时产生的 DNA 断裂，是检测组织中细胞凋亡的最常用方法。本研究采用 TUNEL 染色法，观察 EEHDW 在体内诱导大肠癌 HCT-8/5-FU 移植瘤的细胞凋亡作用。结果如图 6-1-22 所示，EEHDW 干预组、EEHDW 联合 5-FU 干预组 TUNEL 的阳性表达率较对照组明显增加，与对照组比较具有显著性差异（P < 0.01）；而 5-FU 干预组与对照组比较，TUNEL 的阳性表达率无明显差异（P > 0.05）。TUNEL 阳性表达率各组分别为：对照组（19.33±2.47）%、EEHDW 干预组（29.25±2.65）%、5-FU 干预组（22.50±1.87）%、EEHDW 联合 5-FU 干预组（32.67±3.12）%。结果表明，EEHDW 能够显著诱导移植瘤组织中 HCT-8/5-FU 细胞凋亡。

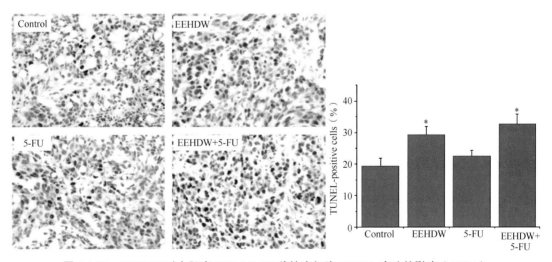

图 6-1-22　EEHDW 对大肠癌 HCT-8/5-FU 移植瘤细胞 TUNEL 表达的影响（400×）

与对照组（Control）比较，*P < 0.01

（4）EEHDW 对 HCT-8/5-FU 移植瘤细胞药物外排、增殖、凋亡相关因子表达的影响：RT-PCR 和 IHC 检测结果显示，EEHDW 干预、EEHDW 联合 5-FU 干预可显著下调 HCT-8/5-FU 移植瘤组织中 ABCC1/MRP1、ABCB1/P-gp、ABCG2/BCRP、Cyclin D1、CDK4、Bcl-2 的 mRNA 和蛋白表达，明显促进 p21、Bax 的 mRNA 和蛋白表达，与对照组比较具有统计学差异（$P < 0.05$）。5-FU 可促进 p21、Bax 的 mRNA 表达，而 5-FU 对上述其他因子表达无明显影响。RT-PCR 检测各组上述相关因子 mRNA 表达结果，如图 6-1-23 所示。IHC 检测结果显示，各组 MRP1 阳性表达率分别为：对照组（39.00±3.79）%、EEHDW 干预组（22.50±2.20）%、5-FU 干预组（34.67±3.33）%、EEHDW 联合 5-FU 干预组（18.67±1.67）%，见图 6-1-24；各组 P-gp 阳性表达率分别为：对照组（36.50±4.25）%、EEHDW 干预组（25.33±1.97）%、5-FU 干预组（33.33±3.43）%、EEHDW 联合 5-FU 干预组（21.67±2.04）%，见图 6-1-25；各组 BCRP 阳性表达率分别为：对照组（36.5±4.13）%、EEHDW 干预组（25.5±1.97）%、5-FU 干预组（31.75±2.43）%、EEHDW 联合 5-FU 干预组（24.80±2.01）%，见图 6-1-26；各组 Cyclin D1 阳性表达率分别为：对照组（36.25±3.88）%、EEHDW 干预组（23.25±2.32）%、5-FU 干预组（36.50±4.25）%、EEHDW 联合 5-FU 干预组（15.57±2.17）%，见图 6-1-27；各组 CDK4 阳性表达率分别为：对照组（29.83±2.75）%、EEHDW 干预组（17.45±2.36）%、5-FU 干预组（24.20±2.76）%、EEHDW 联合 5-FU 干预组（12.67±1.52）%，见图 6-1-28；各组 p21 阳性表达率分别为：对照组（10.25±1.43）%、EEHDW 干预组（28.6±3.07）%、5-FU 干预组（19.22±2.23）%、EEHDW 联合 5-FU 干预组（39.20±3.63）%，见图 6-1-29；各组 Bcl-2 阳性表达率分别为：对照组（36.71±2.93）%、EEHDW 干预组（26.67±2.72）%、5-FU 干预组（32.8±3.52）%、

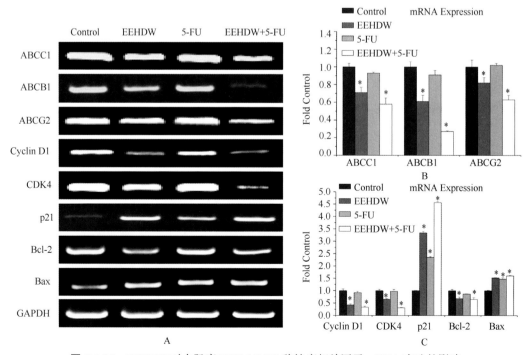

图 6-1-23 EEHDW 对大肠癌 HCT-8/5-FU 移植瘤相关因子 mRNA 表达的影响

A. mRNA 表达电泳条成像图；B 和 C. 灰度值分析统计结果；与对照组（Control）比较，*$P < 0.05$

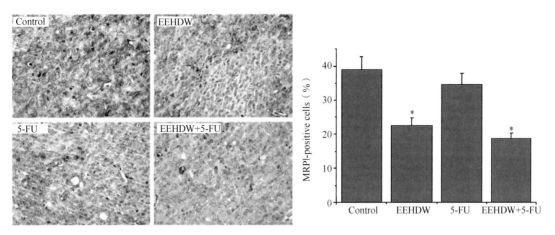

图 6-1-24 EEHDW 对大肠癌 HCT-8/5-FU 移植瘤细胞 MRP1 表达的影响（400×）

与对照组（Control）比较，*$P < 0.05$

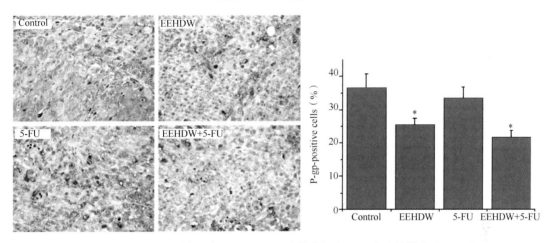

图 6-1-25 EEHDW 对大肠癌 HCT-8/5-FU 移植瘤细胞 P-gp 表达的影响（400×）

与对照组（Control）比较，*$P < 0.05$

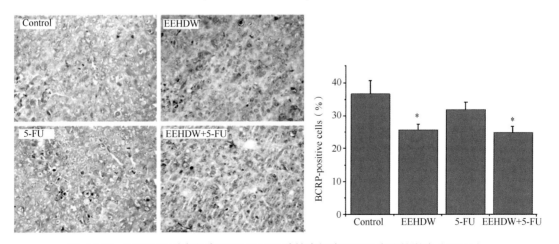

图 6-1-26 EEHDW 对大肠癌 HCT-8/5-FU 移植瘤细胞 BCRP 表达的影响（400×）

与对照组（Control）比较，*$P < 0.05$

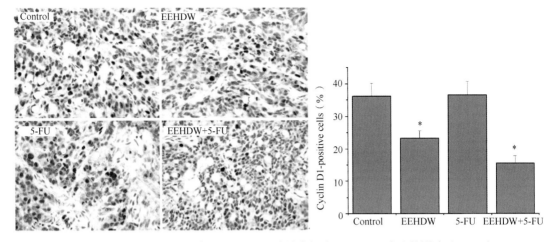

图 6-1-27 EEHDW 对大肠癌 HCT-8/5-FU 移植瘤细胞 Cyclin D1 表达的影响（400×）

与对照组（Control）比较，*$P < 0.05$

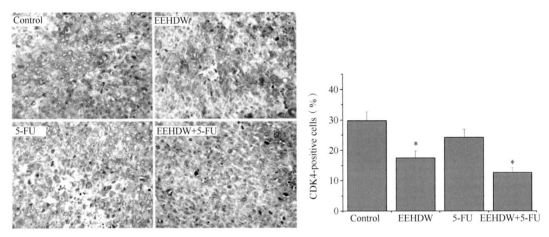

图 6-1-28 EEHDW 对大肠癌 HCT-8/5-FU 移植瘤细胞 CDK4 表达的影响（400×）

与对照组（Control）比较，*$P < 0.05$

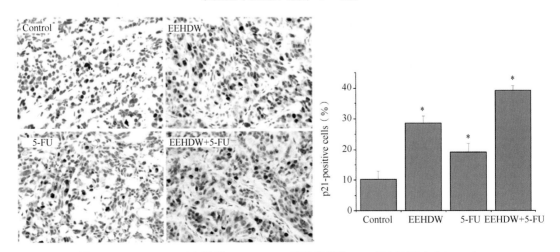

图 6-1-29 EEHDW 对大肠癌 HCT-8/5-FU 移植瘤细胞 p21 表达的影响（400×）

与对照组（Control）比较，*$P < 0.05$

EEHDW 联合 5-FU 干预组（23.6±2.78）%，见图 6-1-30；各组 Bax 阳性表达率分别为：对照组（11.67±1.21）%、EEHDW 干预组（29.2±3.57）%、5-FU 干预组（19.5±2.66）%、EEHDW 联合 5-FU 干预组（37.80±4.31）%，见图 6-1-31。结果提示，通过调控大肠癌耐药细胞膜药物外排泵、细胞增殖周期调控、细胞凋亡等相关基因表达可能是 EEHDW 逆转大肠癌多药耐药、抑制大肠癌移植瘤细胞增殖和诱导细胞凋亡的重要作用机制。

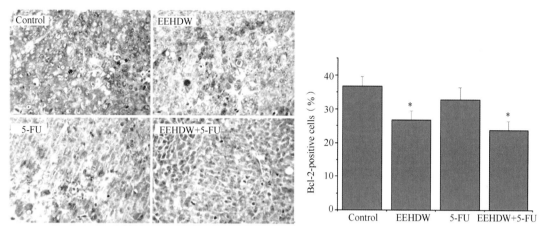

图 6-1-30　EEHDW 对大肠癌 HCT-8/5-FU 移植瘤细胞 Bcl-2 表达的影响（400×）

与对照组（Control）比较，*$P < 0.05$

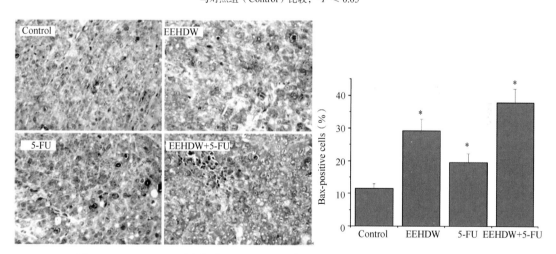

图 6-1-31　EEHDW 对大肠癌 HCT-8/5-FU 移植瘤细胞 Bax 表达的影响（400×）

与对照组（Control）比较，*$P < 0.05$

（5）EEHDW 对 HCT-8/5-FU 移植瘤相关细胞信号转导通路的影响：本研究采用 Western Blot 检测 EEHDW 对大肠癌 HCT-8/5-FU 细胞移植瘤组织中 ERK1/2、JNK、p38、PI3K/AKT 等多条信号转导通路调控的影响。结果如图 6-1-32 所示，EEHDW 干预及 EEHDW 联合 5-FU 干预均能够显著抑制 p-ERK1/2、p-JNK、p-p38、p-AKT 及 PI3K 的蛋白表达，显著上调 PI3K/AKT 通路负调控因子 PTEN 的蛋白表达；而对总的 ERK1/2、JNK、p38、AKT 蛋白表达未见明显的抑制作用。5-FU 干预对大肠癌 HCT-8/5-FU 移植瘤细胞

ERK1/2、JNK、p38、PI3K/AKT 等信号通路的活化（磷酸化活化）无明显抑制作用。结果表明，EEHDW 对 HCT-8/5-FU 细胞 ERK1/2、JNK、p38、PI3K/AKT 等多条信号转导通路激活有显著的抑制作用，并与细胞实验的结果相一致。提示 EEHDW 是通过抑制 ERK1/2、JNK、p38、PI3K/AKT 等信号通路的活化逆转大肠癌细胞耐药作用的。

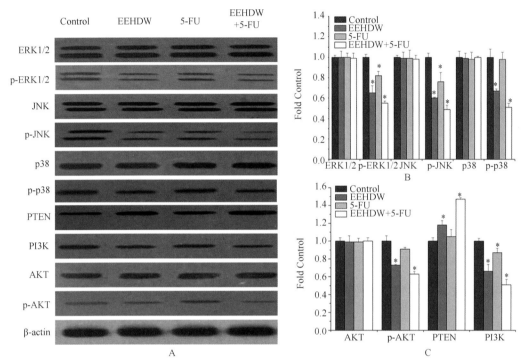

图 6-1-32　EEHDW 对大肠癌 HCT-8/5-FU 移植瘤相关信号转导通路的影响

A. Western Blot 成像结果；B 和 C. 灰度值分析统计结果；与对照组（Control）比较，$*P < 0.05$

（6）EEHDW 对 HCT-8/5-FU 移植瘤 miRNAs 表达的影响：采用 Q-PCR 检测探讨 EEHDW 对大肠癌 HCT-8/5-FU 移植瘤组织中相关 miRNA 表达的影响。研究结果如图 6-1-33 所示，EEHDW 及 EEHDW 联合 5-FU 均能显著上调大肠癌 HCT-8/5-FU 移植瘤组织中 miR-92b、miR-1247、miR-4800-5p、miR-1224、miR-1260、miR-4669 和 miR-4298 的表达，显著抑制 miR-582-5p、miR-4454、miR-222、miR-483-5p 和 miR-4443 的表达，与对照组比较具有显著性差异（$P < 0.05$）。通过构建大肠癌耐药移植瘤在体实验，进一步证实了 EEHDW 通过调控多个 miRNA 的表达可能是其逆转大肠癌耐药及抑制大肠癌移植瘤生长的重要分子机制。

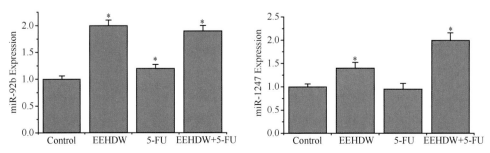

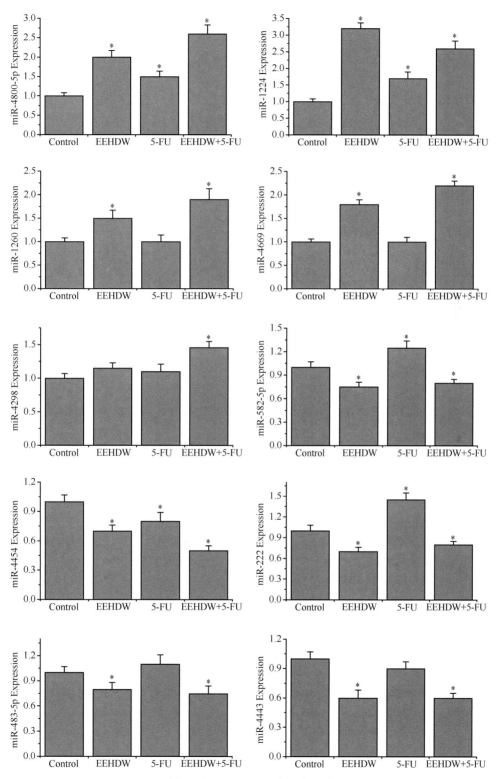

图 6-1-33　EEHDW 对大肠癌 HCT-8/5-FU 移植瘤相关 miRNAs 表达的影响

与对照组（Control）比较，*P < 0.05

4. 小结 我们成功构建了大肠癌耐药移植瘤的动物模型，发现 EEHDW 在体具有抑制大肠癌耐药移植瘤生长的作用，可增加移植瘤细胞对 5-FU 的敏感性，EEHDW 在体对大肠癌耐药移植瘤耐药相关因子和细胞增殖凋亡相关因子表达、相关信号转导通路活化和 miRNAs 表达有显著调控作用。

二、片仔癀大肠癌细胞耐药的逆转作用及其机制研究

（一）体外研究

1. 方法 通过 MTT 法检测细胞活力验证 HCT-8/5-FU 细胞的耐药性和研究片仔癀的逆转作用；采用 MTT 法检测细胞活力，显微镜观察细胞形态学改变，集落形成实验检测细胞存活能力，流式细胞仪检测细胞周期等研究片仔癀对 HCT-8/5-FU 细胞增殖的影响；通过 Hoechst 染色观察细胞凋亡情况和比色法检测 Caspase-9、Caspase-3 的活化研究片仔癀对 HCT-8/5-FU 细胞凋亡的影响；采用 Transwell 检测片仔癀对 HCT-8/5-FU 细胞迁移和侵袭能力的影响；通过流式细胞仪和 HPLC 分别检测罗丹明和 5-FU 在细胞内的蓄积探讨片仔癀对 HCT-8/5-FU 细胞药物外排功能的影响。采用 RT-PCR 和 Western Blot 检测片仔癀对 Bcl-2、Bax、Cyclin D1、CDK4 及 ABCG2 在 mRNA 和蛋白水平表达的影响。

2. 结果

（1）HCT-8/5-FU 细胞经 5-FU 和 ADM 干预 48h 后的 IC50 均显著大于 HCT-8 细胞，耐药指数（RI）分别为 34.59 和 4.22（RI ＞ 1.5 即认为对该药耐药），片仔癀干预后两者 IC50 未见显著差异，RI 小于 1.5。

（2）片仔癀分别联合 5-FU 和 ADM 干预可显著降低两者 IC50，其逆转倍数（RE）分别为 1.96 和 1.51（RE ＞ 1.5 即认为具有逆转作用）。

（3）片仔癀干预抑制 HCT-8/5-FU 细胞增殖：MTT 检测显示片仔癀干预能够显著降低 HCT-8/5-FU 细胞活力，并呈现一定的剂量依赖和时间依赖；细胞形态学观察和集落形成实验均表明片仔癀干预能够显著降低细胞密度和减少集落形成数量；细胞周期检测提示片仔癀干预能够显著增加 $G_{0/1}$ 期细胞的比例，降低 S 期细胞的比例。

（4）片仔癀干预诱导 HCT-8/5-FU 细胞凋亡：Hoechst 染色显示随片仔癀浓度增加，细胞核出现高染或核固缩变亮的细胞数增加；比色法检测 Caspase-9 和 Caspase-3 活化，结果显示，片仔癀干预能够显著增加 Caspase-9 和 Caspase-3 的活化水平，且呈现一定的剂量依赖。

（5）片仔癀干预能够显著增加罗丹明和 5-FU 在 HCT-8/5-FU 细胞内的蓄积。

（6）片仔癀干预显著降低 HCT-8/5-FU 细胞迁移和侵袭能力。

（7）RT-PCR 和 Western Blot 检测提示片仔癀能够显著下调抗凋亡蛋白 Bcl-2、细胞周期调控蛋白 Cyclin D1 和 CDK4、转运蛋白 ABCG2 的表达，上调促凋亡蛋白 Bax 的表达。

（二）体内实验

1. 方法 应用 BABL-c 裸鼠腋下接种 HCT-8/5-FU 细胞，建立耐药皮下移植瘤模型，并分别用 5-FU（20mg/kg）和片仔癀（234mg/kg）干预，通过瘤体体积和重量评价片仔

癀对 HCT-8/5-FU 细胞移植瘤生长的影响；通过 TUNEL 法检测片仔癀对移植瘤细胞凋亡的影响；免疫组化（IHC）检测 Ki-67 表达研究片仔癀对移植瘤细胞增殖的影响；采用 RT-PCR 和 Western Blot 技术检测片仔癀对 Bcl-2、Bax、Cyclin D1、CDK4 及 ABCG2 在 mRNA 和蛋白水平表达的影响。

2. 结果

（1）HCT-8/5-FU 细胞移植瘤的体积和重量检测结果提示片仔癀干预能够显著抑制移植瘤生长，而 5-FU 对移植瘤生长未见影响。

（2）TUNEL 检测细胞凋亡结果提示片仔癀干预能够显著促进移植瘤细胞凋亡，而 5-FU 干预对细胞凋亡未见影响。

（3）免疫组化检测 Ki-67 表达结果提示片仔癀干预能够显著抑制移植瘤细胞增殖，而 5-FU 干预对移植瘤细胞增殖未见影响。RT-PCR 和 Western Blot 检测提示片仔癀能够显著下调抗凋亡蛋白 Bcl-2、细胞周期调控蛋白 Cyclin D1 和 CDK4、转运蛋白 ABCG2 的表达，上调促凋亡蛋白 Bax 的表达；而 5-FU 干预对上述基因表达未见影响。

（三）小结

体内外实验证实片仔癀能够逆转大肠癌多药耐药，具有显著抑制细胞增殖、促进细胞凋亡、抑制细胞药物外排功能和细胞迁移侵袭能力的作用，且通过调控 Bcl-2、Cyclin D1、CDK4、Bax、ABCG2 多个基因的表达可能是其重要机制。

第二节　减毒作用

以 5-FU 为基础的化疗是临床实践中最广泛使用的治疗结直肠癌的处方。然而，正常的细胞、组织及其功能不可避免地被 5-FU 损伤，这会破坏人体自我调节系统的平衡。5-FU 的主要副作用包括肠道黏膜炎、骨髓抑制和免疫抑制。据报道，接受 5-FU 治疗的癌症患者中，约 80% 表现为肠黏膜炎的临床表现，如严重腹泻、吸收不良、呕吐和出血。副作用不仅迫使某些患者完全放弃治疗，而且严重影响患者的生活质量。5-FU 诱导的肠道黏膜炎的致病机制复杂多样，包括直接毒性、凋亡、低增殖、氧化应激和异常炎症。特别是，细胞凋亡在 5-FU 诱导的肠道黏膜炎中起着关键作用。临床研究和动物实验表明，经 5-FU 治疗后，在出现严重的黏膜破坏前，肠隐窝中观察到大量的凋亡细胞。细胞凋亡是由蛋白水解酶如半胱天冬酶（Caspases）触发的，半胱天冬酶是属于半胱氨酸蛋白酶家族，充当常见的死亡效应分子。半胱天冬酶的激活可通过两种信号途径启动，即内在（线粒体）途径和外在（死亡受体）途径。此外，有研究表明，5-FU 高剂量（130 ~ 200mg/kg）诱导的细胞凋亡伴随着 Bax 和 Bcl-2 表达的改变，表明内在凋亡途径的激活。

现代医学主要以对症治疗的手段来防治化疗药物给机体带来的毒副作用，如 5- 羟色胺拮抗剂、奥美拉唑制酸剂，此类药物起到一定效果，但具有一定局限性。中医作为一种重要的补充和替代医学，在中国和东南亚发展了数千年，形成了自己独特的理论体系、诊断体系和治疗体系。中医药有许多好处，如副作用相对较少，能够减少化疗的副作用，增强传统癌症治疗的效果，提高患者的生活质量和免疫功能。因此，中医药越来越多地与化疗结合使用，以改善癌症患者的临床管理。

一、清解扶正颗粒（复方白花蛇舌草）减轻大肠癌小鼠移植瘤 5-FU 治疗所致的毒副作用

1. 材料

（1）细胞株：结肠癌 CT26 细胞株（源于 BALB/c 小鼠，货号 TCM37），购买于中科院上海生科院细胞资源中心，保存于福建中西医结合研究院医学实验中心。

（2）动物：32 只雄性 BALB/c 小鼠，等级：SPF 级，鼠龄：4～6 周龄，体重：18～20g，购自上海斯莱克实验动物有限责任公司［许可证：SCXK（沪）2012-0002］。小鼠于福建中医药大学实验动物中心 SPF 级实验室进行饲养，饲养环境注重恒定温度与湿度，每天光照 12h，给予正常饮水饮食，为使小鼠适应，首先饲养 4 天，然后再用于相关实验研究。

（3）试剂：同前。

2. 方法

（1）清解扶正颗粒（QFG）的配制：称取清解扶正颗粒提取物粉末 200mg 于离心管中，加入 1ml 生理盐水配制成溶液，超声助溶，用于小鼠灌胃（按每只小鼠 20g 算，每只灌胃 0.2ml，计算出所需的复方用药量）。

（2）细胞培养：将 CT26 细胞株细胞置于 RPIM1640 完全培养基［含 10% 胎牛血清（FBS）、100U/ml 青霉素和 100 μg/ml 链霉素］中，放于二氧化碳培养箱中（37℃，5%CO$_2$ 饱和湿度）培养。当细胞密度达 80%～90% 时，用胰蛋白酶（0.25% 含 EDTA）消化，按所需比例传代培养。

（3）移植瘤模型：取 CT26 细胞（处于对数生长期的）将其消化计数，制备成单细胞悬液，以密度为 $2×10^6$ 个 /ml 与基质胶 1 ：1 混匀后（注意在冰上操作，操作过程中不能有气泡），每只取 0.1ml，皮下接种于 BALB/c 小鼠右前肢腋窝处。接种后每天观察 CT26 细胞皮下移植瘤的生长情况及小鼠状态。

（4）清解扶正颗粒对小鼠生活状态、体重、腹泻的影响：每天观察小鼠的活动状态、毛发光泽度、饮食情况，称量小鼠体重，测量瘤体体积，观察小鼠的腹泻情况并计算腹泻指数（腹泻指数 = 稀便率 × 稀便级）。稀便率：每只动物所排的稀便数与总便数的比值；稀便级：表示稀便程度，以稀便在滤纸上形成污迹的大小评判［评判标准：1 级（直径＜ 1cm）、2 级（直径 1～1.9cm）、3 级（直径 2～3cm）、4 级（直径＞ 3cm）］。

（5）清解扶正颗粒对小鼠胸腺和脾脏指数的影响：样本采集后，称量每只小鼠的胸腺重量和脾脏重量（每个样本称量前，天平要归零），参照计算公式：胸腺指数 =（胸腺重量 / 小鼠体重）×100%，脾脏指数 =（脾脏重量 / 小鼠体重）×100%，计算出每只小鼠的胸腺指数和脾脏指数（最终计算出该组小鼠的平均值），以评定复方白花蛇舌草对 5-FU 引起的小鼠胸腺和脾脏免疫抑制的影响。

（6）清解扶正颗粒对小鼠血液中红细胞、白细胞及血小板数量的影响：小鼠摘眼球取

血后，将小鼠血液（300～500μl）置于含有肝素的采血管中，随后在全自动血液分析仪上对小鼠血液中红细胞、白细胞及血小板的数量进行检测，以判断复方白花蛇舌草对 5-FU 引起的骨髓免疫抑制的影响情况。

（7）HE 染色观察清解扶正颗粒对各组小鼠空肠组织病理形态的影响：梯度脱水后，将载玻片置于苏木素溶液中染色 2min，超纯水冲洗 3 遍后，置于自来水中返蓝 10min。将载玻片置于伊红溶液中染色 20s（染色时间每次都要重新设置条件），超纯水冲洗 3 遍后，晾干（或者用吹风机吹干），用中性树胶封片。光镜下用 Leica DM4000B 显微镜采集图像（400×）。

（8）TUNEL 观察清解扶正颗粒对肠道细胞凋亡的影响：方法同第六章第一节。

（9）免疫组织化学检测清解扶正颗粒对各组小鼠空肠组织肠腺隐窝细胞中 PCNA、Bcl-2、Bax、Cyclin D1、CDK4、p21 表达的影响：方法同第六章第一节。

（10）统计学处理：方法同第六章第一节。

3. 结果

（1）清解扶正颗粒对小鼠一般情况及 5-FU 引起的小鼠体重减轻及瘤体体积的影响

1）清解扶正颗粒对小鼠一般情况的影响：对照组和清解扶正颗粒组的小鼠生长情况较好，活动度较好，皮毛光亮，饮食正常。而 5-FU 组小鼠皮毛暗淡，活动少。给予清解扶正颗粒干预后，联合组小鼠仍喜活动，动作灵敏度尚可，皮毛光泽度较好。说明清解扶正颗粒不会对小鼠的一般生活状态产生毒副作用，且能够对 5-FU 化疗小鼠的一般生活情况的不良影响起到一定程度的改善作用。该研究结果表明清解扶正颗粒联合 5-FU 治疗大肠癌具有提高生活质量的作用。

2）清解扶正颗粒对 5-FU 引起的小鼠体重变化的影响：通过每天对小鼠体重进行检测，结果如表 6-2-1 所示，与对照组比较，可以看到，在清解扶正颗粒组小鼠体重无明显变化（$P > 0.05$），表明清解扶正颗粒药物具有良好的安全性，从第 3 天开始，5-FU 组小鼠体重与对照组相比明显减轻，减轻范围在（1.91 ± 0.14）g，具有统计学差异（$P < 0.05$），实施清解扶正颗粒干预后，联合组小鼠体重 [（21.98 ± 1.12）g] 与 5-FU 组 [（22.36 ± 0.93）g] 相比，没有显著的统计学差异（$P > 0.05$），表明清解扶正颗粒对 5-FU 引起的小鼠体重减轻没有明显改善作用，考虑可能是由于复方的干预周期较短造成的。

表 6-2-1　清解扶正颗粒对 5-FU 化疗所致的小鼠体重的影响（$\bar{x}\pm S$）（$n=8$）　（单位：g）

组别 \ 天数	1	2	3	4
对照组	23.43 ± 0.65	23.96 ± 1.08	24.27 ± 1.07	24.56 ± 1.16
复方组	23.38 ± 1.07	23.71 ± 1.38	23.89 ± 1.26	24.74 ± 1.51
5-FU 组	23.25 ± 0.96	22.86 ± 1.00	$22.36\pm0.93^{*}$	$21.90\pm0.91^{*}$
复方 +5-FU 组	23.16 ± 0.65	$22.56\pm1.81^{*}$	$21.98\pm1.12^{*}$	$21.83\pm0.68^{*}$

与对照组比较，$*P < 0.05$

3）清解扶正颗粒对小鼠移植瘤瘤体体积的影响：通过每天测量小鼠皮下移植瘤的大小，计算瘤体体积，通过每组小鼠每天的平均体积观察清解扶正颗粒对 5-FU 引起小鼠移植瘤瘤体体积变化的影响，结果如表 6-2-2 所示。各组小鼠第一天和第二天瘤体体积没有统计学差异（$P > 0.05$），5-FU 组与联合组小鼠瘤体体积与对照组相比第 3 天开始呈现减小的趋势，有统计学差异（$P < 0.05$），但清解扶正颗粒干预后，联合组与 5-FU 对小鼠移植瘤瘤体生长的抑制作用没有明显的协同效应（$P > 0.05$），考虑可能是由于复方干预周期较短导致的。

表 6-2-2　清解扶正颗粒对小鼠移植瘤瘤体体积的影响（$\bar{\chi} \pm S$）（$n=8$）　　　（单位：mm^3）

天数 组别	1	2	3	4
对照组	367.24±111.08	490.57±114.51	665.49±168.30	866.33±71.05
复方组	336.58±142.41	362.63±144.83	440.20±156.22	542.36±191.07
5-FU 组	365.65±120.54	358.21±67.20	347.75±68.35*	327.19±52.50*
复方 +5-FU 组	329.00±98.76	347.23±107.06	297.98±93.21*	298.48±49.01*

　　与对照组比较，*$P < 0.05$

（2）清解扶正颗粒对 5-FU 引起小鼠腹泻症状的影响：腹泻指数（可对小鼠的腹泻程度进行全面综合的评价），作为评定小鼠腹泻情况的主要指标，亦是判断 5-FU 对小鼠肠道损伤的主要指标，我们对小鼠的腹泻情况每天都进行观察，且观察时间长达 6h。通过稀便率与稀便级的乘积结果（如表 6-2-3 所示）显示，各组小鼠的腹泻情况在前两天没有统计学差异（$P > 0.05$），小鼠腹泻指数从第 3 天开始，5-FU 组（0.60±0.08）相比于对照组（0.09±0.03）呈现明显升高趋势（$P < 0.05$），从侧面反映大剂量注射 5-FU 建立 5-FU 化疗所致胃肠道损伤的模型是成功的。且通过第 4 天的数据观测，相较于 5-FU 组（1.28±0.13），联合组（0.68±0.22）小鼠的腹泻指数明显降低（$P < 0.05$），表明清解扶正颗粒可对 5-FU 引起小鼠腹泻的情况有所改善。

表 6-2-3　清解扶正颗粒对 5-FU 引起小鼠腹泻症状的影响（$\bar{\chi} \pm S$）（$n=8$）

天数 组别	1	2	3	4
对照组	0.097±0.053	0.098±0.026	0.086±0.026	0.128±0.073
复方组	0.092±0.020	0.122±0.083	0.166±0.078	0.252±0.136
5-FU 组	0.101±0.046	0.110±0.116	0.598±0.085*	1.280±0.134*
复方 +5-FU 组	0.138±0.018	0.077±0.079	0.476±0.153*	0.679±0.217*#

　　与对照组比较，*$P < 0.05$；与 5-FU 组比较，#$P < 0.05$

（3）清解扶正颗粒对小鼠胸腺指数和脾脏指数的影响：小鼠胸腺指数和脾脏指数分析结果显示，小鼠的胸腺指数（0.007±0.001）和脾脏指数（0.03±0.004）在 5-FU 干预后可以显著降低（$P < 0.05$），提示 5-FU 可以引起免疫抑制，但联合组的胸腺指数（0.008±0.002）和脾脏指数（0.03±0.004）在清解扶正颗粒的干预后这种抑制并没有改善（$P > 0.05$），说明清解扶正颗粒对 5-FU 引起的胸腺和脾脏的免疫功能的减弱无明显改善作用。结果如

图 6-2-1 和图 6-2-2 所示。

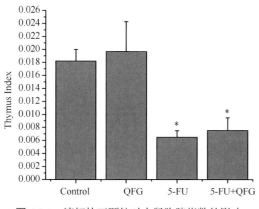

图 6-2-1　清解扶正颗粒对小鼠胸腺指数的影响

与对照组比较，*$P < 0.05$

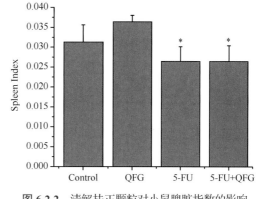

图 6-2-2　清解扶正颗粒对小鼠脾脏指数的影响

与对照组比较，*$P < 0.05$

（4）清解扶正颗粒对小鼠体内红细胞、白细胞及血小板数量的影响：通过采用全自动血液分析仪对小鼠血液进行检测，结果如图 6-2-3 ～图 6-2-5 所示，5-FU 干预后，小鼠体内红细胞数量并没有发生明显变化（$P > 0.05$），但 5-FU 组小鼠体内白细胞和血小板的数量明显降低，与对照组和复方组比较，具有统计学差异（$P < 0.05$），并且清解扶正颗粒的干预可抑制小鼠体内 5-FU 引起的白细胞数量减少，与 5-FU 组比较有统计学差异（$P < 0.05$），但是清解扶正颗粒的干预对 5-FU

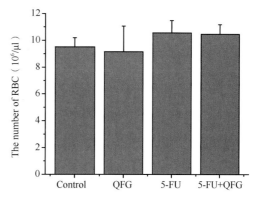

图 6-2-3　清解扶正颗粒对小鼠体内红细胞数量的影响

引起的血小板数量减少没有明显影响（$P > 0.05$），提示清解扶正颗粒可能通过改善白细胞的数量减少情况来缓解 5-FU 引起的骨髓抑制。

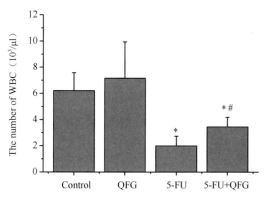

图 6-2-4　清解扶正颗粒对小鼠体内白细胞数量的影响

与对照组比较，*$P < 0.05$；与 5-FU 组比较，#$P < 0.05$

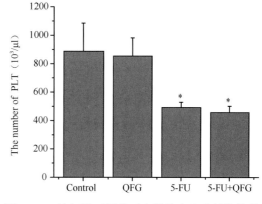

图 6-2-5　清解扶正颗粒对小鼠体内血小板数量的影响

与对照组比较，*$P < 0.05$

（5）清解扶正颗粒对 5-FU 引起的空肠组织损伤的影响：为了进一步观察清解扶正颗粒干预后对 5-FU 化疗后所造成的肠道损伤现象的影响，我们采用了 HE 染色来进行研究，见图 6-2-6，结果显示，清解扶正颗粒组小鼠空肠组织的组织形态与对照组的组织形态基本一致，并未有显著的病理学变化，呈现出肠绒毛形态较完整，肠道中的细胞轮廓清晰的状态。而在 5-FU 组中，我们可以明显地观察到肠绒毛显著变短，并且数量有所下降，形态呈现不规则样，组织损伤严重（可以直观看出 5-FU 化疗引起肠道损伤的模型）；同时，肠黏膜组织发现有炎性细胞浸润（图 6-2-6 中箭头所示）。而 5-FU+清解扶正颗粒组的染色结果显示，肠道损伤显著减轻，炎性细胞浸润现象得到较好的抑制，肠绒毛形态趋于完整，提示清解扶正颗粒可明显减轻 5-FU 化疗所致的肠道损伤。

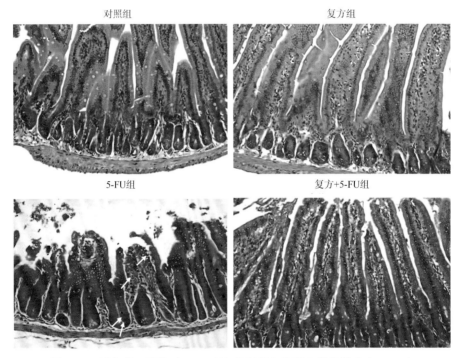

图 6-2-6 清解扶正颗粒对 5-FU 引起的肠道组织形态学的影响（400×）

（6）清解扶正颗粒对小鼠肠道细胞凋亡的影响：5-FU 的主要作用机制是阻断 DNA 的合成而发挥抗肿瘤作用，当 5-FU 引起肠道损伤，造成肠道细胞凋亡时，不仅 DNA 的合成受到抑制，而且 DNA 内切酶被激活并把 DNA 切割成片段，即 DNA 发生断裂。TUNEL 染色是用来检测细胞在凋亡过程中细胞核 DNA 断裂情况的常用方法，是用于检测和判断细胞凋亡的最经典方法。对于无 DNA 断裂的正常细胞或正在增殖细胞不被 TUNEL 染色法所染色，显示为阴性，故可区分凋亡细胞与正常细胞。本研究采用 TUNEL 染色结果如图 6-2-7 所示，观察到在对照组和清解扶正颗粒组中，小鼠空肠组织的阳性率分别为（11.18±1.84）% 和（14.39±2.20）%。而 5-FU 组小鼠空肠组织的阳性率为（31.68±2.28）%，其阳性表达率显著高于对照组和清解扶正颗粒组（$P < 0.05$）。清解扶正颗粒与 5-FU 联合组小鼠

空肠组织的阳性率为（21.12±0.45）%，其阳性率明显低于 5-FU 组，并具有统计学差异（*P* ＜ 0.05）。由此可见，清解扶正颗粒对 5-FU 肠道损伤所致的空肠黏膜细胞凋亡具有显著的保护作用。

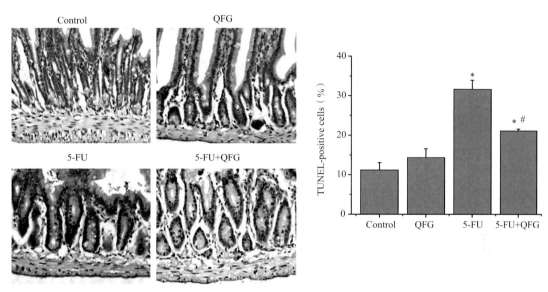

图 6-2-7　清解扶正颗粒对肠道细胞凋亡的影响（400×）

与对照组比较，*P* ＜ 0.05；与 5-FU 组比较，# *P* ＜ 0.05

（7）清解扶正颗粒对各组小鼠空肠组织肠腺隐窝细胞中凋亡蛋白 Bcl-2、Bax 表达的影响：抗凋亡和促凋亡的重要调控因子 Bcl-2 和 Bax，通常情况下，这两类功能相反的蛋白表达量在细胞内处于相对稳定状态，当 5-FU 化疗引起肠道细胞损伤，细胞接收到凋亡等信号的刺激，就会导致细胞内的促凋亡蛋白表达量显著增加，如此一来就打破促凋亡与抗凋亡之间蛋白表达的平衡（两者表达失衡与细胞凋亡抵抗或促进密切相关）。因此本课题采用 IHC 检测各组小鼠空肠组织中 Bcl-2（结果如图 6-2-8）和 Bax 表达（结果如图 6-2-9）情况，各组小鼠空肠组织中 Bcl-2 的阳性表达率分别为对照组（34.50±1.23）%、清解扶正颗粒组（35.89±1.90）%、5-FU 组（11.55±2.19）%、5-FU+ 清解扶正颗粒组（21.84±0.93）%。而各组中 Bax 的阳性表达率分别为对照组（9.84±1.81）%、清解扶正颗粒组（10.26±2.78）%、5-FU 组（34.16±3.99）%、5-FU+ 清解扶正颗粒组（23.26±2.75）%。从而得出结论，对照组和清解扶正颗粒组 Bcl-2 的表达明显高于 5-FU 组（*P* ＜ 0.05），而 Bax 的表达明显低于 5-FU 组（*P* ＜ 0.05）。小鼠空肠组织中的 Bcl-2、Bax 蛋白表达水平在清解扶正颗粒组与对照组之间并无无明显统计学差异（*P* ＞ 0.05）。5-FU+ 清解扶正颗粒组小鼠空肠组织中 Bcl-2 表达显著高于 5-FU 组（*P* ＜ 0.05）；而 Bax 表达水平较 5-FU 组低，具有统计学差异（*P* ＜ 0.05）。该结果表明了清解扶正颗粒干预对 5-FU 肠道损伤所致 Bcl-2 表达下调及 Bax 表达的上调具有显著的改善作用，并揭示其引起肠道细胞凋亡可能的作用机制。

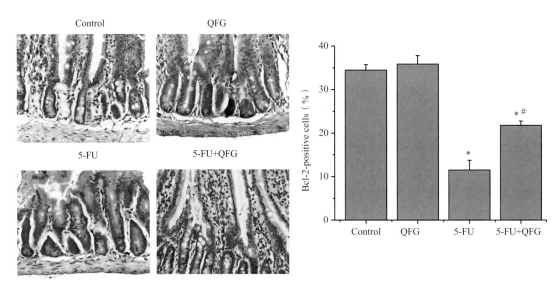

图 6-2-8　清解扶正颗粒对肠道细胞 Bcl-2 表达的影响（400×）

与对照组比较，* $P < 0.05$；与 5-FU 组比较，# $P < 0.05$

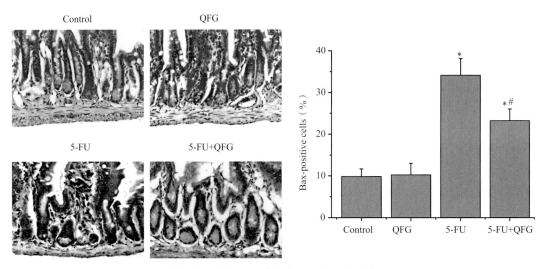

图 6-2-9　清解扶正颗粒对肠道细胞 Bax 表达的影响（400×）

与对照组比较，* $P < 0.05$；与 5-FU 组比较，# $P < 0.05$

（8）清解扶正颗粒对小鼠空肠组织中增殖相关蛋白（PCNA、Cyclin D1、CDK4、p21）表达的影响：5-FU 化疗后所引起的肠道毒性机制不仅与其导致肠道黏膜细胞凋亡增加有关，它还能使肠道细胞的增殖受到抑制。增殖细胞核抗原（proliferating cell nuclear antigen，PCNA）在细胞核内合成，并存在于细胞核内，为 DNA 聚合酶 δ 的辅助蛋白，参与细胞增殖周期调控；PCNA 的表达在 G_1 期逐渐增加，S 期达最高峰，而 G_2/M 期则减少；肿瘤细胞具有旺盛的增殖活性，PCNA 表达可作为 DNA 多倍体形式表达的一个标记，因此检测 PCNA 表达可作为评价肿瘤细胞增殖状态的一个指标。因此，本研究采用 IHC 检测小鼠空肠组织中 PCNA 的表达来反映其增殖状况，结果如图 6-2-10 所示，PCNA 的阳性表达率分别为对照组（24.12±2.33）%、清解扶正颗粒组（21.36±1.06）%、5-FU 组（11.91±2.99）%、5-FU+ 清解扶正颗粒组（16.30±2.08）%。与对照组和复方组比较，5-FU 和 5-FU+ 清解扶正颗粒组的阳性表达率显著偏低（$P < 0.05$），5-FU+ 清解扶正颗粒组中的棕褐色阳性表达率相对于 5-FU 组来说，又有明显升高趋势（$P < 0.05$），提示 5-FU 引起的肠道细胞增殖低下的现象在给予清解扶正颗粒后得到显著改善。

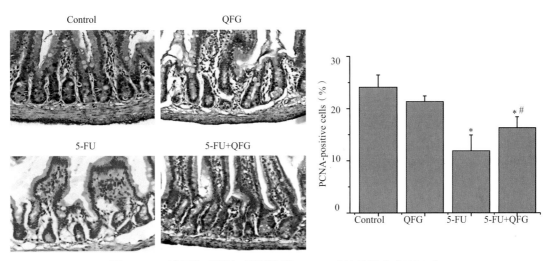

图 6-2-10 清解扶正颗粒对肠道细胞 PCNA 表达的影响（400×）

与对照组比较，*$P < 0.05$；与 5-FU 组比较，#$P < 0.05$

　　另外，细胞增殖周期进程的调控途径有很多（受到多种细胞周期调节因子的调控），其中 Cyclin D1 及其特异性配体 CDK4 结合形成复合体从而发挥生物学效应，促进细胞通过 G_1/S 卡点（checkpoint）。p21（由于其作为一种增殖抑制剂）可以针对细胞增殖起到抑制作用，竞争性地抑制了 CDK 与 Cyclin 结合形成复合体，p21 阻滞细胞进程并抑制细胞增殖主要是因为其能够使细胞停滞于 G_1 期。因此本研究通过 IHC 检测 Cyclin D1、CDK4、p21 的表达来进一步研究小鼠空肠组织中细胞的增殖情况。结果如图 6-2-11 ～图 6-2-13 所示，Cyclin D1 的阳性表达率分别为对照组（36.17±6.20）%、清解扶正颗粒组（38.44±7.50）%、5-FU 组（17.84±9.64）%、5-FU+ 清解扶正颗粒组（30.56±5.30）%；CDK4 的阳性表达率分别为对照组（66.02±5.35）%、清解扶正颗粒组（64.77±4.49）%、5-FU 组（49.97±8.55）%、5-FU+ 清解扶正颗粒组（55.95±7.02）%；而各组中 p21 的阳性表达率分别为对照组（43.03±5.60）%、清解扶正颗粒组（44.16±3.07）%、5-FU 组（66.25±7.37）%、5-FU+ 清解扶正颗粒组（50.85±6.80）%。从而得出 Cyclin D1、CDK4 的表达在对照组和清解扶正颗粒组中明显高于 5-FU 组（$P < 0.05$），而 p21 的表达明显低于 5-FU 组（$P < 0.05$），与 5-FU 组相比，5-FU+ 清解扶正颗粒组 Cyclin D1、CDK4 的表达明显升高（$P < 0.05$），而 p21 的表达明显降低（$P < 0.05$）。对照组和清解扶正颗粒组间并未呈现出明显的统计学差异（$P > 0.05$）。该实验结果进一步表明了清解扶正颗粒干预能够通过调节 Cyclin D1、CDK4、p21 的蛋白表达情况来改善肠道细胞中5-FU 对肠道细胞增殖抑制的现象。

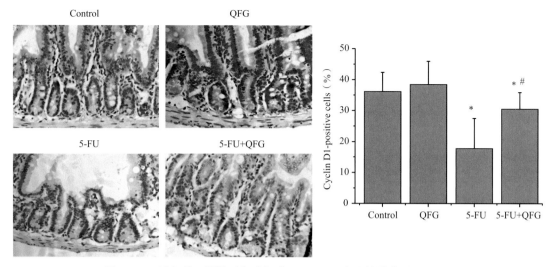

图 6-2-11　清解扶正颗粒对肠道细胞 Cyclin D1 表达的影响（400×）

与对照组比较，*P < 0.05；与 5-FU 组比较，#P < 0.05

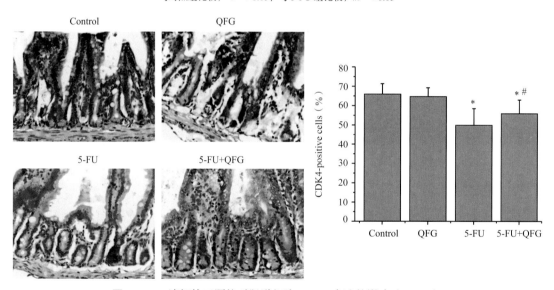

图 6-2-12　清解扶正颗粒对肠道细胞 CDK4 表达的影响（400×）

与对照组比较，*P < 0.05；与 5-FU 组比较，#P < 0.05

（9）清解扶正颗粒对小鼠血清中炎症相关因子表达的影响：5-FU 引起肠道损伤的机制除了造成增殖低下与细胞凋亡外，还引起炎症因子的分泌，进一步加重肠道黏膜的损伤。除此之外，有研究报道，5-FU 可能直接通过 TNF-α 诱导细胞凋亡，抑制肠道细胞增殖，介导炎症因子发生继发性炎症，从而导致肠上皮屏障的降解，另外在临床研究中，常见的血清促炎因子有 TNF-α、IL-1β、IL-6，其主要作用是可以调节内源性细胞，参与机体组织内的介导炎症反应，在一定程度上指示相关组织和器官的损害程度；而 IL-10 属于抗炎细胞因子，抗炎因子的作用主要是控制免疫抑制过程，主要参与抑制淋巴细胞增殖的反应，对于拮抗炎症性细胞能够起到一定的抑制作用，当促炎因子的水平在组织内不断升高时，会引起抗炎症介质的释放。因此，本实验采用 ELISA 实验检测小鼠血清中炎症因子 TNF-α、

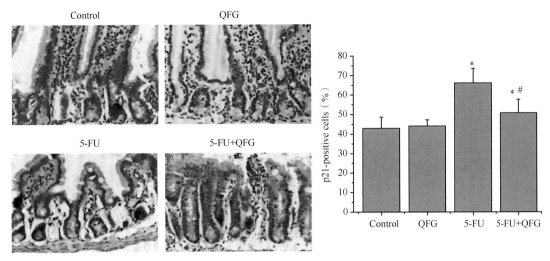

图 6-2-13　清解扶正颗粒对肠道细胞 p21 表达的影响（400×）

与对照组比较，*$P < 0.05$；与 5-FU 组比较，#$P < 0.05$

IL-1β、IL-6、IL-10 的水平来验证清解扶正颗粒对肠道炎症反应的影响，结果如图 6-2-14～图 6-2-17 所示，与对照组（TNF-α 浓度 101.43 ± 2.07pg/ml、IL-1β 浓度 124.59 ± 9.77pg/ml、IL-6 浓度 418.70 ± 41.51pg/ml、IL-10 浓度 842.69 ± 66.44pg/ml）和复方组（TNF-α 浓度 106.26 ± 3.86pg/ml、IL-1β 浓度 131.90 ± 3.56pg/ml、IL-6 浓度 405.67 ± 36.32pg/ml、IL-10 浓度 865.79 ± 77.97pg/ml）比较，5-FU 干预后，小鼠血清中 TNF-α（202.18 ± 31.55pg/ml）、IL-1β（187.85 ± 12.66pg/ml）、IL-6（568.54 ± 77.85pg/ml）浓度明显升高（$P < 0.05$），给予清解扶正颗粒干预后，5-FU+ 清解扶正颗粒组血清中 TNF-α（120.04 ± 3.71pg/ml）、IL-1β（145.59 ± 8.10pg/ml）、IL-6（443.07 ± 35.91pg/ml）浓度显著降低（$P < 0.05$）；而 5-FU 组血清中，IL-10（573.92 ± 80.28pg/ml）浓度明显受到抑制（$P < 0.05$），在给予清解扶正颗粒干预后，5-FU+ 清解扶正颗粒组血清中 IL-10（742.85 ± 11.74pg/ml）的水平又明显升高（$P < 0.05$），提示 5-FU 引起的肠道炎症损伤情况，可通过清解扶正颗粒调节血清中炎症因子水平得到改善。

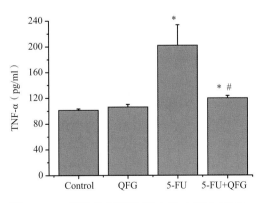

图 6-2-14　清解扶正颗粒对小鼠血清中 TNF-α 含量的影响

与对照组比较，*$P < 0.05$；与 5-FU 组比较，#$P < 0.05$

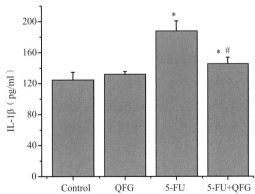

图 6-2-15　清解扶正颗粒对小鼠血清中 IL-1β 含量的影响

与对照组比较，*$P < 0.05$；与 5-FU 组比较，#$P < 0.05$

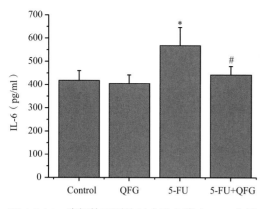

图 6-2-16　清解扶正颗粒对小鼠血清中 IL-6 含量
　　　　　的影响

与对照组比较，*$P < 0.05$；与 5-FU 组比较，#$P < 0.05$

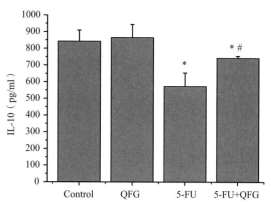

图 6-2-17　清解扶正颗粒对小鼠血清中 IL-10 含量
　　　　　的影响

与对照组比较，*$P < 0.05$；与 5-FU 组比较，#$P < 0.05$

4. 小结　在体实验表明，清解扶正颗粒对 5-FU 引起小鼠腹泻情况有所改善，可能通过改善白细胞的数量来缓解 5-FU 引起的骨髓抑制，可明显减轻 5-FU 化疗所致的肠道损伤。一方面，清解扶正颗粒干预对 5-FU 肠道损伤所致 Bcl-2 表达的下调及 Bax 表达的上调具有显著的改善作用。另一方面，清解扶正颗粒干预能够通过调节 Cyclin D1、CDK4、p21 的蛋白表达情况来改善肠道细胞中 5-FU 对肠道细胞增殖抑制的现象。此外，清解扶正颗粒通过调节血清中炎症因子水平使 5-FU 引起的肠道炎症损伤情况得到改善。

二、红藤复方减轻 5-FU 化疗所致大肠癌移植瘤小鼠的肠道损伤

1. 材料

（1）实验动物：BALB/c 小鼠，4～6 周龄，SPF 级，雄性，体重 18±22g，购自海斯莱克动物实验中心，许可证号为［SCXK（沪）2008-0016］。饲养于福建中医药大学动物实验中心 SPF 级别实验室，人工饲养，恒湿、恒温、每天 12h 光照、全天通风。适应性喂养 2 天后，进行后续的实验。在实验期间为小鼠按时提供食物水。

（2）实验细胞：结肠癌细胞株 CT26 源于 BALB/c 小鼠（目录号 TCM37），购自中国科学院上海生科院细胞资源中心。

（3）主要试剂：实验药物红藤复方（红藤，批号 TCM-2561631，陕西；女贞子，批号 TCM-5684912，浙江；黄芪，批号 TCM-6478110，福建）；5-FU（上海市旭东海普药场，药品规格：250mg/10ml）；RPMI-1640 培养基、0.25% 胰蛋白酶、胎牛血清（FBS）、青链霉素双抗溶液（美国 Thermo Fisher Scientific 公司）；基质胶（Becton，Dickinson and Company）；无水乙醇、多聚甲醛粉末、二甲苯（国药集团化学试剂有限公司）；生理盐水（福州海王福药制药有限公司）；磷酸盐缓冲剂（PBS）、枸橼酸钠粉剂型抗原修复液、DAB 染色液、中性树胶封片剂（福州迈新生物技术开发有限公司）；苏木素 / 伊红染色液（中国索莱宝科技有限公司）；TUNEL 细胞凋亡检测试剂盒（南京凯基生物技术有限公司）。

2. 方法

（1）红藤复方（HT）溶液制备：将红藤、黄芪、女贞子分别打碎成药粉，过筛，按 2 : 1 : 1 比例混合，置于蒸馏瓶中浸泡 30min，冷凝回流 1 小时 / 次，共 2 次。纱布过滤、去渣，离心 5000r/min，20min，旋转蒸发，恒温水浴锅蒸浸膏，真空干燥成颗粒剂备用。用生理盐水溶解颗粒剂配制成浓度为 1240mg/ml 的药液，超声溶解后高压灭菌，恢复室温后备用。

（2）细胞培养：将 CT26 细胞培养于含有 10%FBS、100μg/ml 链霉素和 100U/ml 青霉素的 RPIM-1640 培养基中，置于 5%CO$_2$、37℃饱和湿度的培养箱中培养。待细胞单层贴壁长至 80% ～ 90% 汇合度时，用 0.25% 含 EDTA 胰蛋白酶进行消化，按 1 : 3 传代于培养瓶中。

（3）建立动物移植瘤模型、动物分组及给药：待鼠源性结肠癌 CT26 细胞处于对数生长期时制备成单细胞悬液，以 2×10^6/ml 细胞浓度与基质胶进行 1 : 1 混合，按每只 0.2ml 的细胞数，于 BALB/c 小鼠右侧腋窝皮下处接种。待瘤体体积增至 200 ～ 300mm^3，按瘤体体积大小随机分为对照组、HT（红藤复方）组、5-FU 组、HT+5-FU 组，每组 10 只。5-FU 注射液按小鼠体重 100mg/kg 腹腔注射给药；HT185 溶液按小鼠体重 12.4g/kg 灌胃给药（按临床成人剂量换算）；对照组小鼠分别给予等量的生理盐水灌胃和腹腔注射。各组于分组当天开始给药进行干预，HT 溶液灌胃 1 次 / 日（0.1ml/10g），连续给药 18 天，5-FU 于分组后第 1、8、15 天腹腔各注射 1 次。

（4）标本采集：小鼠于最后 1 次给药后禁食不禁水 12h，予颈椎脱臼法处死，在距离幽门下端 15cm 处取 2cm 长度空肠组织，置于 4% 多聚甲醛中固定 24h 后，更换 70% 无水乙醇，进一步梯度脱水、透明，石蜡包埋备用。

（5）观察指标

1）小鼠一般生活状态：给药期间每天观察小鼠活动状况、毛发的光泽度等一般生长状况，并对小鼠体重进行称量。

2）小鼠腹泻情况及等级评分：每天观察小鼠粪便质地并及时记录，进行小鼠的腹泻情况等级评分——0 分，正常（正常或无稀便）；1 分，轻微（轻度湿软大便）；2 分，中度（湿大便和未成形大便，外皮中度肛周染红）；3 分，重度（稀便，严重肛周染红）。

（6）肠黏膜损伤程度观察：苏木素 - 伊红染色法镜下观察各组小鼠肠组织病理形态学改变，用 Leica DM4000B 显微镜对病理图像进行采集分析，并根据 Macpherson and Pfeiffer 肠组织病理学评分标准，进行小鼠空肠组织损伤程度的等级评分。

（7）肠腺隐窝细胞凋亡分析：TUNEL 法检测各组小鼠空肠组织肠腺隐窝细胞凋亡情况。用 Leica DM4000B 显微镜进行病理图像采集，采用阳性率指标进行半定量分析。

（8）Bax 和 Bcl-2 表达：采用免疫组化（IHC）观察 Bax 和 Bcl-2 在各组空肠组织中表达的变化。用 Leica DM4000B 显微镜进行病理图像采集，采用阳性率指标进行半定量分析。

（9）统计分析：数据用 SPSS 18.0 软件进行统计分析，符合正态分布的计量资料用（$\bar{\chi} \pm S$）表示，两组间的数据比较采用 t 检验，多组间的数据比较采用单因素方差分析检验；计数资料采用确切概率法进行检验分析。

3. 结果

（1）小鼠一般生活状况比较：对照组、HT组小鼠生长情况较好，均喜活动，活动敏捷，皮毛光亮。较对照组相比，5-FU组小鼠皮毛枯槁，活动少，经常群聚，动作比较迟钝。较5-FU组小鼠相比，5-FU+HT组小鼠仍喜活动，动作灵敏度尚可，皮毛光泽度较好。实验结果表明，HT药物对小鼠的一般生活状态无毒副作用，但明显能够改善大肠癌5-FU化疗小鼠的生活质量。但HT对接受5-FU化疗的荷瘤小鼠体重减轻无明显改善作用，见表6-2-4。

表 6-2-4　各组小鼠体质量变化比较

分组	n	体重变化（%）
对照组	10	1.76±0.18
HT 组	10	2.13±0.37
5-FU 组	10	8.80±1.36[1]
5-FU+HT 组	10	7.48±1.44[1]

与对照组比较，1）$P < 0.05$

（2）小鼠腹泻症状评分比较：较对照组和单独HT药物组比，5-FU组小鼠腹泻次数明显增多，联合组小鼠腹泻次数较5-FU组明显减少。HT对5-FU所致的腹泻有明显的改善作用，见表6-2-5。

表 6-2-5　各组小鼠腹泻症状评分比较

分组	n	腹泻发生率（%）				腹泻评分
		0 分	1 分	2 分	3 分	
对照组	10	100	0	0	0	0
HT 组	10	100	0	0	0	0
5-FU 组	10	0	10	50	40	2.58±0.46[1]
5-FU+HT 组	10	30	50	20	0	1.34±0.34[1）2]

与对照组比较，1）$P < 0.05$；与5-FU组比较，2）$P < 0.05$

（3）HT对5-FU引起空肠组织损伤的影响：采用HE染色观察小鼠空肠组织病理形态学表现及损伤程度评分的影响，与对照组、HT组相比，5-FU组小鼠空肠组织肠绒毛断裂、长度变短，肠细胞、固有层水肿。较5-FU组相比，5-FU+HT组小鼠空肠组织肠绒毛完整性、绒毛长度，肠细胞、固有层水肿等情况明显改善（图6-2-18和表6-2-6）。

（4）HT减少了5-FU引起空肠组织细胞凋亡，促进细胞的增殖：5-FU干预后，肠腺隐窝细胞发生大量凋亡，且抗凋亡蛋白Bcl-2的表达明显下降，促凋亡蛋白Bax的表达明显升高。较5-FU组比较，精制补中益气颗粒干预后，肠腺隐窝细胞的大量凋亡情况明显得到改善，且能够明显地上调Bcl-2的表达和下调Bax的表达（图6-2-19～图6-2-21）。

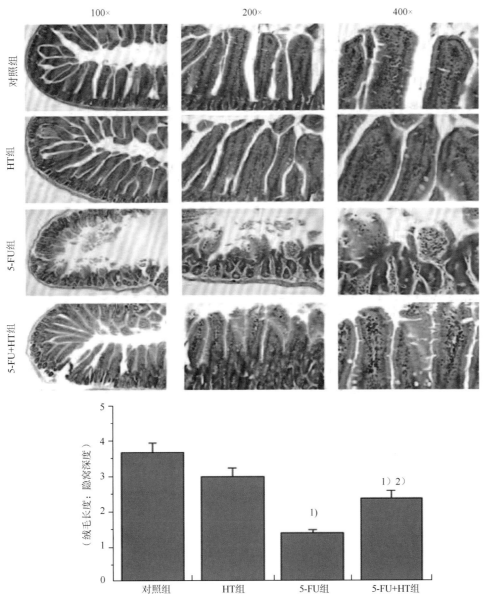

图 6-2-18 HT 对 5-FU 引起空肠组织损伤的影响

与对照组比较，1）$P < 0.05$；与 5-FU 组比较，2）$P < 0.05$

表 6-2-6 HT 对 5-FU 引起空肠组织损伤病理学评分的影响

分组	n	评分情况（n，%）				病理学评分 / 分
		0 分	1 分	2 分	3 分	
对照组	10	10（100）	0（0）	0（0）	0（0）	0
HT 组	10	10（100）	0（0）	0（0）	0（0）	0
5-FU 组	10	0	2（20）	4（40）	4（40）	$2.40 \pm 0.56^{1)}$
5-FU+HT 组	10	0	7（70）	3（30）	0（0）	$1.52 + 0.26^{1) 2)}$

与对照组比较，1）$P < 0.05$；与 5-FU 组比较，2）$P < 0.05$

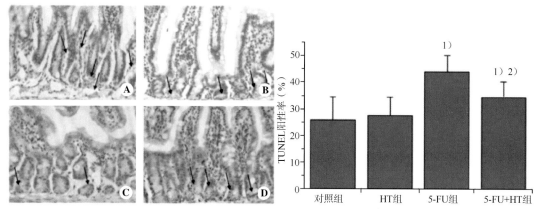

图 6-2-19 HT 改善 5-FU 引起空肠组织细胞凋亡（400×）

A. 对照组；B. HT 组；C. 5-FU 组；D. 5-FU+HT 组

与对照组比较，1）$P < 0.05$；与 5-FU 组比较，2）$P < 0.05$

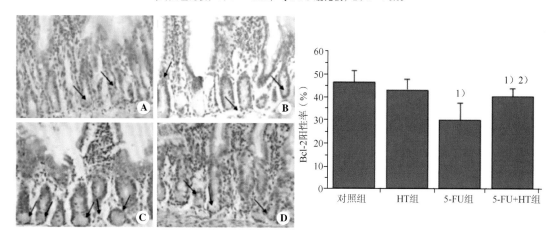

图 6-2-20 HT 对 5-FU 引起空肠组织 Bcl-2 表达降低的抑制作用（400×）

A. 对照组；B. HT 组；C. 5-FU 组；D. 5-FU+HT 组

与对照组比较，1）$P < 0.05$；与 5-FU 组比较，2）$P < 0.05$

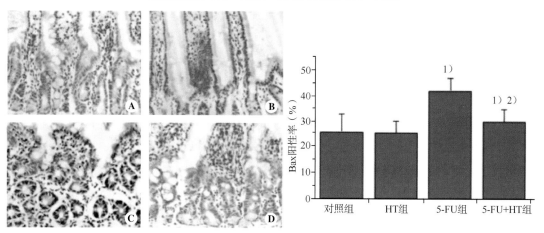

图 6-2-21 HT 对 5-FU 引起空肠组织 Bax 表达升高的抑制作用（400×）

A. 对照组；B. HT 组；C. 5-FU 组；D. 5-FU+HT 组

与对照组比较，1）$P < 0.05$；与 5-FU 组比较，2）$P < 0.05$

4. 小结　通过体内实验表明，红藤复方能够明显改善大肠癌 5-FU 化疗小鼠的生活质量，明显改善 5-FU 引起的肠道损伤。同时能够明显上调 Bcl-2 的表达和下调 Bax 的表达，即抑制空肠组织细胞凋亡，促进细胞的增殖。

三、片仔癀减轻大肠癌小鼠移植瘤 5-FU 治疗所致的毒副作用

1. 材料

（1）实验动物：BALB/c 小鼠，SPF 级，雄性，4～6 周龄，体质量 18±20g，购自上海斯莱克实验动物中心，许可证号为 SCXK（沪）2008-0016。置福建中医药大学实验动物中心 SPF 级实验室中正常喂养，恒温、恒湿、每日 12h 光照。适应性喂养 2 天后，进行后续实验。实验期间小鼠自由摄食、饮水。

（2）实验细胞：细胞株 BALB/c 小鼠来源的 CT-26 结肠癌细胞株（目录号 TCM37），购自中国科学院上海生命科学研究院细胞资源中心。

（3）主要试剂：片仔癀（PZH）粉末（漳州片仔癀药业股份有限公司，生产批号：1009039）；5-FU 注射液（上海旭东海普药业有限公司生产，规格：250mg/10ml）。RPMI-1640 培养基、0.25% 胰蛋白酶、胎牛血清（FBS）、Penicillin-Streptomycin（美国 Thermo Fisher Scientific 公司）；基质胶（美国 BD 公司）；0.9% 氯化钠注射液（福州海王福药制药有限公司）；多聚甲醛粉末、无水乙醇、二甲苯（国药集团化学试剂有限公司）；苏木素 / 伊红染色液（中国索莱宝科技有限公司）；中性树胶（福州迈新生物技术开发有限公司）；Bcl-2（cat. no. ART1069）和 Bax（cat. no. ARE6007）的抗体购自 Antibody Revolution Inc.（San Diego，CA，USA）；Matrigel 购自 BD Biosciences（San Jose，CA，USA）；与辣根过氧化物酶（HRP）结合二抗由 Maixin Corp.（Fuzhou，Fujian，China）提供；细胞凋亡（TUNEL）检测试剂盒购自 Keygen Biotech（中国南京）。

2. 方法

（1）药物的配制：①片仔癀溶液的配制，配制前将片仔癀研磨成细粉，用生理盐水配制成浓度为 25mg/ml 的溶液，超声溶解 30min 后高压灭菌，恢复至室温备用，现用现配。② 5-FU 注射液的配制，用生理盐水配制成浓度为 15mg/ml 的溶液，充分混匀后备用，现用现配。

（2）细胞培养：将鼠源性结肠癌细胞株 CT26 细胞培养于含 10% 热灭活胎牛血清（FBS）、100U/ml 青霉素和 100μg/ml 链霉素的 RPIM-1640 培养基中，置 37℃、5%CO$_2$ 饱和湿度培养箱中培养。细胞单层贴壁生长，至 80%～90% 汇合度时，以 0.25% 含 EDTA 胰蛋白酶消化，按 1：3 传代培养。

（3）移植瘤模型建立、动物分组及给药：取对数生长期的鼠源性结肠癌 CT26 细胞制备成单细胞悬液后，以 2×10^6 个 /ml 与基质胶 1：1 混合后，按每只 0.2ml，于 32 只 BALB/c 雄性鼠右前肢腋窝处皮下接种。待瘤体长至 300～350mm^3 时按照瘤体大小随机分为对照组、片仔癀组、5-FU 组、PZH+5-FU 组（联合组），每组 8 只。片仔癀按小鼠体重 250mg/kg 灌胃给药；5-FU 按小鼠体重 150mg/kg 腹腔注射给药；对照组给予等量生理盐水灌胃和腹腔注射。各组均于分组当天开始给药，其中片仔癀每天灌胃 1 次（0.1ml/10g

体重），连续给药 4 天，5-FU 只于分组当天腹腔注射 1 次。

（4）指标观察

1）小鼠一般生活状态观察。给药期间每天观察小鼠的一般生长状况，并记录其摄食量及体重。

2）小鼠腹泻症状的观察及评分。每天观察小鼠的粪便情况，对小鼠的腹泻症状进行等级评分——0 分，正常（正常或无稀便）；1 分，轻微（轻度湿软大便）；2 分，中度（湿大便和未成形大便，外皮中度肛周染红）；3 分，重度（稀便，严重肛周染红）。

（5）标本采集：各组小鼠于末次给药后禁食不禁水 12h，次日眼眶取血，将血液置于肝素钠抗凝管中，用于后续血常规检测。采用颈椎脱臼法处死小鼠后，距幽门下端 15cm 处取 2cm 完整空肠组织，距回盲瓣 5cm 处取 2cm 完整回肠组织，盲肠后端取 2cm 完整结肠组织，置于 4% 多聚甲醛中固定 24h，嵌入石蜡中，在 4μm 切片，并用苏木精和伊红（HE）染色。

（6）肠黏膜损伤程度观察：采用 HE 染色观察各组小鼠肠组织病理形态学变化。用 Leica DM4000B 显微镜进行病理图像采集，通过光学显微镜测量空肠绒毛高度（从绒毛顶部到绒毛 - 隐窝交界处）和隐窝深度（定义为相邻绒毛间的内陷深度）的变化来进行形态学评估，并在放大倍率为 ×100 和 ×400 的条件下拍摄图像。以绒毛与隐窝的平均比率评价绒毛的缩短。在每个样本的纵向组织切片中测量和平均 10 个完整且定向良好的绒毛和隐窝。根据 Macpherson and Pfeiffer 肠组织病理学评分标准对小鼠肠组织的损伤程度进行评分，分级如下：0 分，正常组织学表现；1 分，黏膜，绒毛变钝，隐窝结构消失，炎性细胞浸润稀疏，空泡化和水肿，但肌层正常；2 分，黏膜，绒毛变钝，细胞肥大、空泡化，隐窝坏死，炎性细胞强浸润，空泡化、水肿，但肌层正常；3 分，黏膜：绒毛变钝，细胞肥大、空泡化，隐窝坏死，炎性细胞强浸润，空泡化、水肿，肌层：水肿、空泡化，且有中性粒细胞浸润稀疏。

（7）TUNEL 染色：利用原位细胞凋亡检测试剂盒进行 TUNEL 染色分析空肠样品的 4μm 厚切片中肠道细胞的凋亡情况。在光学显微镜下放大 400×，在 5 个任意选择的视野下计数，凋亡细胞为二氨基联苯胺（DAB）阳性细胞（棕色染色）。

（8）免疫组化（IHC）检测：使用 Bcl-2 和 Bax 的 IHC 染色用于评估细胞凋亡情况。空肠样品用 4% 多聚甲醛固定 24h，嵌入石蜡中并切割成 4μm 厚切片。阻断非特异性蛋白后，在 4℃ 条件下用抗 Bcl-2（1 : 400 稀释）和 Bax（1 : 400 稀释）的单克隆抗体分别对切片孵育过夜。用 PBS 洗涤后，用结合有 HRP 的二级抗体对切片进行染色，再用 PBS 洗涤。之后用 DAB 孵育切片，再用稀释后的苏木精复染。染色后，随机选择 5 个高倍视野（400×放大），使用真彩色多功能细胞图像分析管理系统（Image Pro Plus；Media Cybernetics，Rockville，MD，USA）计算每个视野中 Bcl-2 和 Bax 阳性细胞的平均比例。

（9）外周血白细胞和淋巴细胞分析：眼眶取血，将血液置于肝素钠抗凝管中，用全自动动物血液分析仪检测其外周血白细胞数和淋巴细胞数量。

（10）统计学处理：实验数据用 SPSS 18.0 进行统计分析。符合正态分布的计量资料用 $\bar{\chi} \pm S$ 表示多组间的比较采用单因素方差分析，两组比较采用 t 检验；计数资料采用确切概率法检验。

3. 结果

（1）PZH对小鼠一般生活状态的影响：对照组和PZH组小鼠生长状况良好，均喜活动，反应灵敏，毛发光滑。与对照组比较，5-FU组小鼠毛无光泽，少动，喜群聚，反应迟钝。与5-FU组比较，PZH+5-FU组小鼠仍喜活动，反应尚灵敏，毛发尚光泽。5-FU干预后，小鼠的饮食摄入量和体重均明显降低（与对照组相比，$P < 0.05$），PZH辅助5-FU干预后可显著改善小鼠的饮食摄入量和体重减轻情况（与5-FU组相比，$P < 0.05$），但摄入量和体重仍未完全恢复（与对照组相比，$P < 0.05$）（表6-2-7和表6-2-8）。结果表明，PZH单独使用对小鼠的一般生活状态无影响，但能够显著改善5-FU化疗后小鼠的生活状态。

表 6-2-7 各组小鼠每日平均摄食量比较

分组	n	每日平均摄食量（g）
对照组	8	30.97 ± 0.25
PZH组	8	29.43 ± 1.05
5-FU组	8	18.00 ± 5.46 [1]
PZH+5-FU组	8	24.47 ± 3.56 [1][2]

与对照组比较，1）$P < 0.05$；与5-FU组比较，2）$P < 0.05$

表 6-2-8 各组小鼠体重变化比较

分组	n	体重变化（%）
对照组	8	1.83
PZH组	8	3.13
5-FU组	8	8.80 [1]
PZH+5-FU组	8	5.23 [1][2]

与对照组比较，1）$P < 0.05$；与5-FU组比较，2）$P < 0.05$

（2）PZH可显著改善5-FU化疗导致的小鼠胃肠道损伤、白细胞淋巴细胞抑制等毒副作用：腹泻是评估5-FU诱导的肠道黏膜炎最常见的临床症状。5-FU干预后，小鼠出现明显的腹泻情况（与对照组比较，$P < 0.05$），当辅助以PZH后，联合给药组的小鼠腹泻情况明显改善（与5-FU组比较，$P < 0.05$），在实验过程中，单用PZH不会导致体重减轻和腹泻（表6-2-9）。

表 6-2-9 各组小鼠腹泻情况比较

分组	n	腹泻发生率（%）				腹泻评分
		0分	1分	2分	3分	
对照组	8	100	0	0	0	0
PZH组	8	100	0	0	0	0
5-FU组	8	0	12.5	50	37.5	2.28 ± 0.71 [1]
PZH+5-FU组	8	25	50	25	0	1.00 ± 0.76 [1][2]

与对照组比较，1）$P < 0.05$；与5-FU组比较，2）$P < 0.05$

　　HE 染色结果显示，5-FU 干预后小鼠空肠内壁肠绒毛变短、丢失，肠细胞、固有层水肿、空泡化，隐窝变浅且隐窝间隔加大，并出现明显的炎症细胞浸润，出现明显的肠组织病变。PZH 和 5-FU 联合给药后，小鼠的空肠 HE 染色未见明显病变，说明 PZH 可显著改善 5-FU 所导致的肠道损伤（图 6-2-22）。

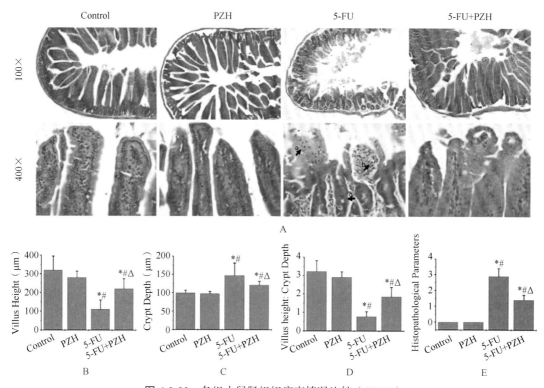

图 6-2-22　各组小鼠肠组织病变情况比较（400×）

与对照组（Control）比较，*$P < 0.05$；与 PZH 组比较，#$P < 0.05$；与 5-FU 组比较，Δ$P < 0.05$

　　细胞凋亡是 5-FU 诱导的肠黏膜炎发生的关键因素。本研究还发现，PZH 通过调控 Bcl-2 和 Bax 蛋白的表达，抑制 CT-26 荷瘤小鼠肠隐窝中由 5-FU 诱导所导致的细胞凋亡。TUNEL 分析显示，与对照组或仅 PZH 组相比，5-FU 干预显著增加了异种移植小鼠 TUNEL 阳性肠隐窝细胞的百分比，但辅助以 PZH 干预后，细胞凋亡的比例显著降低（图 6-2-23）。此外，IHC 染色显示 5-FU 干预显著降低了肠隐窝细胞中抗凋亡蛋白 Bcl-2 的水平，并导致促凋亡蛋白 Bax 水平的显著增加。然而，5-FU 诱导的 Bcl-2/Bax 比率失衡被 PZH 的干预有效逆转（图 6-2-24）。

　　同时，5-FU 干预后，小鼠出现明显的白细胞和淋巴细胞抑制（与对照组比较，$P < 0.05$），当辅助以 PZH 后，联合给药组的白细胞和淋巴细胞抑制情况得到明显改善（与 5-FU 组比较，$P < 0.05$）（图 6-3-25）。

　　4. 小结　实验研究结果显示，PZH 对 5-FU 化疗所致的不良反应具有显著的改善作用，可改善 5-FU 所致的小鼠体重减轻，显著改善 5-FU 化疗导致的小鼠肠道损伤、白细胞与淋巴细胞抑制等毒副作用。同时，PZH 对 5-FU 导致的肠道黏膜细胞凋亡和细胞增殖抑制具有显著的改善作用。研究结果表明 PZH 与化疗药物联合使用可明显减轻化疗药物的毒副作用。

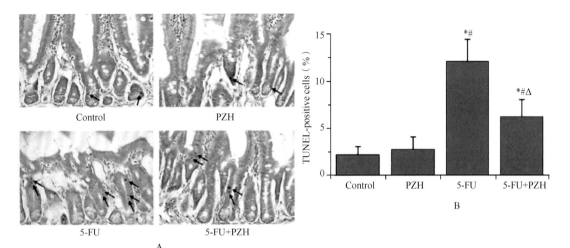

图 6-2-23　PZH 对 5-FU 诱导肠隐窝细胞凋亡的影响（400×）

与对照组（Control）比较，*P < 0.05；与 PZH 组比较，#P < 0.05；与 5-FU 组比较，ΔP < 0.05

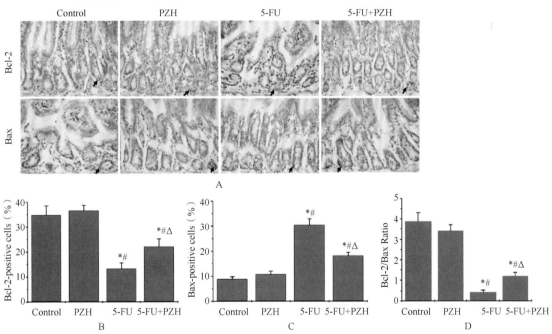

图 6-2-24　PZH 对 5-FU 诱导肠隐窝细胞 Bcl-2 和 Bax 表达的影响（400×）

与对照组（Control）比较，*P < 0.05；与 PZH 组比较，#P < 0.05；与 5-FU 组比较，ΔP < 0.05

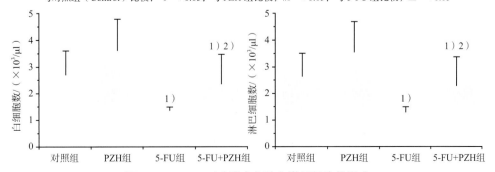

图 6-2-25　PZH 对小鼠白细胞和淋巴细胞的影响

与对照组比较，1）P < 0.05；与 5-FU 组比较，2）P < 0.05

第三节 免疫调节

机体的免疫（immunity）分为细胞免疫和体液免疫，即非特异性免疫和特异性免疫。免疫是人体一种保护性反应，用于识别与排除"异己"，维护人体的平衡与稳定。肿瘤的发生发展和转归与机体免疫功能异常息息相关。祖国医学对于肿瘤的病因素有"正气不足，而后邪气踞之"的认识，所谓"邪之所凑，其气必虚"，正是由于机体的正气先虚，六淫之邪趁机而入，才引起脏腑气血阴阳失调而致病变。"正气"一定程度包括了现代医学的免疫防御功能，而免疫监视功能的失调是肿瘤发生发展的重要条件。当宿主免疫功能低下或受抑制时，肿瘤发生率增高，而在肿瘤进行性生长时肿瘤患者的免疫功能受抑制，两者也互为因果。研究证实，肿瘤细胞可通过多种机制逃逸机体免疫应答的监视，导致肿瘤的发生发展：①肿瘤细胞缺乏 MHC 分子、黏附分子及共刺激因子等，其免疫原性减弱或缺失；②抗原调变，抗肿瘤抗原的抗体诱导抗原的细胞内化和降解；③肿瘤细胞表面"抗原覆盖"或被封闭；④肿瘤抗原诱导免疫耐受；⑤肿瘤细胞表面 Fas 表达缺陷或 FasL 高表达，导致肿瘤细胞抗凋亡和诱导免疫细胞凋亡；⑥肿瘤细胞通过分泌免疫抑制性分子的产生，诱导免疫抑制作用。这些逃逸机制并不是孤立存在的，同一肿瘤可有多种免疫逃逸方式，不同肿瘤、肿瘤的不同分化阶段，其免疫逃逸的方式亦不相同。正由于肿瘤相关免疫耐受和免疫逃逸机制的存在，导致机体免疫系统无法对肿瘤细胞进行有效的识别和杀伤。这也成为临床上肿瘤免疫治疗效果欠佳的一个重要原因。中医药调节肿瘤免疫的机制主要包括增加 NK 细胞的杀伤功能；提高肿瘤的抗原性来增强机体的抗瘤作用；调控肿瘤细胞 Fas/FasL 系统，逆转肿瘤细胞的免疫逃逸；调控免疫抑制因子（如 IL-10、TGF-β、PGE$_2$、IDO、NO、肿瘤代谢产物腺苷等）的表达；干预和调节肿瘤患者 DC 的抗原递呈功能；抑制调节性 T 细胞的功能；改善免疫微环境等。中医药在调节机体内环境，提高机体免疫功能，抑制肿瘤细胞，打破机体的免疫耐受和免疫逃逸方面，具有多层次、多途径的整体调控优势和潜在靶点优势，研发具有广泛应用前景和良好临床疗效的中药肿瘤免疫逃逸调节剂将成为医学科研工作者的终极目标。

一、白花蛇舌草的免疫调节作用

白花蛇舌草多糖类与总黄酮类成分是其发挥免疫作用的主要活性成分，均具有增强机体免疫功能的作用，且其多糖的增强免疫功能效果优于黄酮类成分。通过研究白花蛇舌草多糖对体外培养的小鼠胸腺和脾脏淋巴细胞的代谢及其与 Con A 或 LPS 协同诱导的转化作用、小鼠胸腺和脾脏巨噬细胞吞噬活性及自然杀伤细胞活性的影响。结果发现，白花蛇舌草多糖可显著提高脾脏巨噬细胞吞噬功能，促进脾脏淋巴细胞代谢及其与 Con A 或 LPS 协同诱导的转化作用，但对小鼠胸腺淋巴细胞代谢及其与 Con A 或 LPS 协同诱导的转化作用、小鼠胸腺巨噬细胞吞噬功能无显著性影响；白花蛇舌草多糖能够显著增强小鼠胸腺和脾脏 NK 细胞活性，并呈现明显的量效双向作用关系。研究结果表明，白花蛇舌草多糖可提高小鼠脾脏和胸腺淋巴细胞、巨噬细胞和 NK 细胞的体外免疫活性。白花蛇舌草单一多糖组分 ODP-1（相对分子质量 20.88 kDa；组成为甘露糖 - 鼠李糖 - 半乳糖醛酸 - 葡萄糖 - 半乳糖 - 阿拉伯糖，摩尔比 0.005 ∶ 0.033 ∶ 0.575 ∶ 1.000 ∶ 0.144 ∶ 0.143）可升高环磷酰胺致免疫低下小鼠廓清指数、吞噬指数、胸腺指数和脾指数，具有免疫增强活性。白花蛇舌草总黄酮（FOD）可明显抗 DSS 所致的小鼠急性溃疡性结肠炎（UC）作用，可通过抑制 NF-κB p65 激活，从而减少促炎因子 IL-8、TNF-α 的表达，增加抗炎因子 IL-10 表达起作用。此外，白花蛇舌草注射液可提高免疫细胞活性发挥其抗肿瘤作用。总之，白花蛇舌草可促进免疫细胞增殖，增强 T 细胞的细胞毒活性和 B 细胞的抗体产生，通过刺激机体的免疫系统发挥其抗肿瘤作用。

二、半枝莲的免疫调节作用

半枝莲多糖对小鼠移植瘤细胞生长和免疫器官胸腺、脾及 T 细胞阳性率的影响研究发现其具有抗肿瘤作用和免疫增强作用。半枝莲多糖能提高荷瘤小鼠免疫器官重量、血清 IL-2 的活性及增强单核吞噬细胞功能来实现其抗肿瘤活性。此外，半枝莲多糖对荷瘤小鼠 T 细胞免疫功能的影响研究发现，半枝莲多糖可升高外周血 T 淋巴细胞总数，提高外周血 T 淋巴细胞亚群中的 CD4$^+$T 细胞、CD8$^+$T 细胞，增加 CD4$^+$/CD8$^+$ 值，降低外周血 CD8$^+$CD28$^-$T 细胞含量，提高外周血血清中 IL-2 和 IFN-γ 的含量，从而提高机体的免疫功能使其趋于稳态，发挥抗肿瘤作用。

三、夏枯草的免疫调节作用

夏枯草多糖对环磷酰胺所致免疫低下模型小鼠免疫功能的调节作用研究，结果显示夏枯草多糖能显著提高免疫功能低下小鼠的脏器指数，增强腹腔巨噬细胞吞噬功能，促进溶血素水平及溶血空斑的形成，表明夏枯草多糖具有良好的免疫增强活性。此外，夏枯草复方（复方白毛夏枯草）对小鼠的胸腺指数及脾脏指数无明显影响，但可明显增加腹腔巨噬细胞的数量和增强巨噬细胞的吞噬能力，升高血清中免疫球蛋白 IgG 的含量，提高脾脏淋巴细胞的增殖能力，表明复方白毛夏枯草具有增强小鼠免疫功能效应。

四、败酱草的免疫调节作用

败酱草能有效提高体液免疫及细胞免疫功能。败酱草多糖的免疫调节作用研究发现其可升高小鼠血清溶血素、抗体生成细胞水平及单核 - 巨噬细胞吞噬功能，升高小鼠脾脏指数、胸腺指数及血清白蛋白水平，升高血清 TNF-α、IL-2、GSH-Px、CAT 及 SOD 水平，降低血清 VEGF、MDA 水平，结果表明败酱草多糖具有调节小鼠免疫功能及抑制荷瘤小鼠肿瘤生长的作用。

五、片仔癀的免疫调节作用

在片仔癀组方中，三七、蛇胆、牛黄、麝香均具有提高细胞免疫的作用，能提高 NK 和 CD4 细胞数量及 CD4/CD8 的值，表明片仔癀具有较强的免疫增强作用，能够提高患者的机体抵抗力。片仔癀在体内有明显增强小鼠脾淋巴细胞对有丝分裂原 ConA 的刺激反应，在体外也有微弱的促进淋巴细胞转移作用；以及片仔癀有增强巨噬细胞、中性粒细胞的吞噬功能，提高血清溶菌酶水平等作用。此外，研究发现片仔癀对大肠癌移植瘤小鼠 5-FU 治疗引起的肠道损伤及外周血白细胞和淋巴细胞减少等不良反应具有显著的改善作用，表明片仔癀具有减轻化疗所致的免疫抑制作用。

六、清解扶正方（颗粒）的免疫调节作用

清解扶正方联合 mFOLFOX4 方案治疗晚期肠癌，结果发现清解扶正方可提高 CD3、CD4 的阳性百分率和 CD4/CD8 值，增强 NK 细胞的活性，改善患者的生存质量等作用，表明清解扶正方联合 mFOLFOX4 治疗晚期肠癌，能提高肿瘤缓解率，改善免疫功能，提高体能状态且安全。清解扶正颗粒具有明显减轻大肠癌 5-FU 化疗所致的白细胞、中性粒细胞和淋巴细胞减少的作用；但清解扶正方未能显著改善 5-FU 引起的小鼠胸腺和脾脏指数下降；清解扶正方干预可明显减少血清中 TNF-α、IL-1β、IL-6 的含量，升高 IL-10 含量；结果表明清解扶正方可通过调节细胞免疫和体液免疫起到减轻 5-FU 所致的肠道损伤作用。

七、结　语

总之，中药含有多种活性成分，他们可能相互协调或抑制，其免疫调节功效是多种成分的综合效应，体现中医理论的整体观。中药的免疫机制是复杂的，受量效关系、中药种类与构效关系、给药途径及机体因素（免疫状态）等多因素的影响。因此，怎样从传统中药中提取中药有效成分，组成增效减毒和作用稳定的中药免疫调节剂就成为目前中药免疫药理学研究领域亟待解决的问题。

目前，中医药免疫调节作用的实验和临床研究在中国、日本等国家开展较广泛，并取得了相当大的进展，中外学者从提高人体免疫功能、免疫调节、基因修复、细胞保护、预防肿瘤、调节神经—内分泌—免疫网络的平衡、保护内脏功能、抗氧化、抗感染等方面做了大量研究，初步揭示了一些药物的免疫调节机制，为临床更好地应用中药提供了理论基础。但从整体来看，仍存在一些问题，如研究水平参差不齐，复方研究落后于单味中药的研究。对临床方药缺乏统一筛选，实验的选择缺乏统一标准，有的甚至有相反的报道。因而今后的研究任重而道远。中药治病以复方辨证论治为特色，但目前就中草药的实验研究而言，阐明中药复方的药理作用、作用机制及其药效的物质基础是中药现代化的关键问题，也是目前药理学工作者所面临的一个难题。单味中药的提取物就具有多种化学成分，其药理学研究极具难度；中药复方就更加大了药理药效学研究的困难；近年来的研究还表明，

与复方相比单味中药的成分常常具有不同、甚至相反的免疫调节作用。故对中药复方作用机制的研究还应加强力度和深度，尤其是其免疫调节的确切环节，尚有待进一步研究。

关于中药免疫药理学的研究，作者认为，将中医理论与西医理论相结合，充分利用现代生物组学技术平台，从基因组学、蛋白组学、代谢组学等不同层次、不同水平和不同角度系统地研究中药的免疫调节作用机制、药效基础和作用靶点。应充分运用现代研究方法对药物的有效成分、有效部位或复方的有效部位群进行更深入的研究。研究由整体水平向细胞水平、分子水平和基因水平延伸，特别要对中药免疫双向调节的作用机制、作用规律、作用靶点等进行深入研究，在使用过程中应根据中医治疗疾病的特点和实际情况，选择适当的药物，合理用药，用其利而避其不利，调整紊乱的脏腑气机，平衡免疫功能等，最大限度地发挥中药的免疫调节作用。

参 考 文 献

符彩选，刘雪东，彭军，等，2016. 片仔癀减轻对大肠癌小鼠移植瘤 5- 氟尿嘧啶治疗所致毒副作用的研究. 福建中医药，47（4）：31-33.

华杭菊，林久茂，任丽萍，等，2019. 清解扶正方联合 mFOLFOX4 方案治疗晚期大肠癌的疗效观察. 福建中医药，50（1）：20-21，24.

靳祎祎，2018. 复方白花蛇舌草减轻大肠癌 5-FU 化疗肠道损伤的作用机制研究. 福州：福建中医药大学.

靳祎祎，李琼瑜，赖子君，等，2016. 白花蛇舌草通过调控 Hedgehog 通路增加大肠癌耐药细胞的药物蓄积研究. 康复学报，26（3）：34-39.

靳祎祎，林久茂，2019. 中医药对肿瘤化疗药物增效减毒作用的研究进展. 福建中医药，50（1）：85-88.

靳祎祎，严兆坤，赖子君，等，2017. 白花蛇舌草对大肠癌耐药移植瘤细胞凋亡的影响. 现代中西医结合杂志，26（12）：1255-1258，1328.

赖子君，严兆坤，靳祎祎，等，2017. 白花蛇舌草对大肠癌耐药移植瘤 ABC 转运蛋白表达的影响. 现代中西医结合杂志，26（9）：913-916，1020.

兰波，杨雪，胡荣，等，2011. 半枝莲抗肿瘤和免疫调节作用研究进展. 重庆中草药研究，64（2）：49-52.

林久茂，李琼瑜，严兆坤，等，2017. 白花蛇舌草对大肠癌耐药细胞 microRNAs 表达的影响. 世界中医药，12（11）：2771-2774.

林久茂，詹友知，魏丽慧，等，2013. 白花蛇舌草提取物逆转结肠癌细胞 5-FU 耐药的作用. 福建中医药，44（1）：53-55.

林素文，刘延深，林宜衍，等，1985. 片仔癀对实验动物免疫功能的影响. 福建医学院学报，17（1）：11-15.

刘建璇，李会影，苗光新，等，2008. 白花蛇舌草注射液抗肿瘤和免疫调节作用实验研究. 中国中医药信息杂志，（S1）：22-23.

刘雪东，2017. 红藤芪扶正颗粒对 5-FU 化疗大肠癌小鼠空肠损伤的保护作用研究. 福州：福建中医药大学.

刘雪东，刘丽雅，沈阿灵，等，2017. 精制补中益气颗粒对 5-FU 化疗大肠癌移植瘤小鼠肠道损伤研究作用. 福建中医药，48（3）：54-57，60.

罗世英，周乐，吕小华，等，2014. 白花蛇舌草总黄酮对实验性溃疡性结肠炎的作用及免疫学机制研究. 中国中药杂志，39（5）：896-900.

罗先钦，兰波，杨雪，等，2011. 白花蛇舌草抗肿瘤和免疫调节作用研究进展. 重庆中草药研究，64（1）：35-37.

吕品田，孙颖光，刘斌，2017. 败酱草多糖的免疫调节作用及对 S180 荷瘤小鼠的影响研究. 中药材，40（1）：212-215.

马河，程艳琳，张金杰，等，2014. 白花蛇舌草总多糖的分离纯化、结构鉴定及初步免疫活性分析. 中国实验方剂学杂志，20（22）：37-40.

马天舒，葛迎春，任慧君，等，2010. 白花蛇舌草注射液对荷瘤小鼠免疫功能影响的研究. 特产研究，32（3）：5-7，12.

孟丽萍，顾雪峰，2008. 片仔癀联合 TACE 治疗毒热瘀结型原发性肝癌免疫指标变化的临床观察. 九江医学，23（1）：31，37.

瞿俊勇，田梦，贺建华，等，2015. 白花蛇舌草多糖对免疫抑制小鼠的免疫调节作用研究. 中药材，38（9）：1942-1945.

瞿俊勇，田梦，贺建华，等，2015. 白花蛇舌草多糖体外免疫活性研究. 中兽医医药杂志，34（3）：17-20.

宋高臣，于英君，王喜军，2011. 半枝莲多糖的抗肿瘤作用及其调节免疫的实验研究. 世界科学技术（中医药现代化），13（4）：641-643.

王洪鸽，汤承，王航，等，2013. 白花蛇舌草多糖对小鼠免疫功能和生长发育的影响. 中国畜牧兽医，40（10）：140-143.

王露瑶，梁凌玲，莫小强，等，2017. 白花蛇舌草注射液抗肿瘤和免疫调节作用实验分析. 世界最新医学信息文摘，17（21）：1-2, 6.

王文佳，李海峰，欧江琴，等，2010. 复方白毛夏枯草免疫调节作用的实验研究. 时珍国医国药，21（1）：107-108.

严兆坤，赖子君，靳祎祎，等，2016. 白花蛇舌草抑制大肠癌耐药裸鼠移植瘤多条信号通路的活化. 肿瘤药学，6（4）：256-260.

杨姗姗，张秀娟. 2014. 半枝莲多糖对荷瘤小鼠 T 细胞免疫功能的影响. 河南农业科学，43（6）：145-148.

张秀娟，杨姗姗，2008. 半枝莲多糖体内抗肿瘤及其免疫调节作用的实验研究. 亚太传统医药，（2）：54-56.

Fu C，Chu J，Shen A，et al，2017. Pien Tze Huang alleviates 5-fluorouracil-induced intestinal mucositis in CT-26 tumor-bearing mice. Exp Ther Med，14（3）：2291-2297.

Lai Z，Yan Z，Chen W，et al，2017. Hedyotis Diffusa Willd suppresses metastasis in 5-fluorouracil-resistant colorectal cancer cells by regulating the TGF-β signaling pathway. Mol Med Rep，16（5）：7752-7758.

Li Q，Lai Z，Yan Z，et al，2018. Hedyotis Diffusa Willd inhibits proliferation and induces apoptosis of 5 FU resistant colorectal cancer cells by regulating the PI3K/AKT signaling pathway. Mol Med Rep，17（1）：358-365.

Lin J，Feng J，Yang H，et al，2017. Scutellaria barbata D. Don inhibits 5-fluorouracil resistance in colorectal cancer by regulating PI3K/AKT pathway. Oncol Rep，38（4）：2293-2300.

Zhang L，Jin Y Y，Peng J，et al，2019. Qingjie Fuzheng Granule attenuates 5-fluorouracil-induced intestinal mucosal damage. Biomed Pharmacother，18（3）：3274-3282.